Médecins, climat et épidémies à la fin du XVIIIe siècle

ÉCOLE PRATIQUE DES HAUTES ÉTUDES - SORBONNE
SIXIÈME SECTION : SCIENCES ÉCONOMIQUES ET SOCIALES

Civilisations et Sociétés

29

PARIS . MOUTON . LA HAYE

JEAN-PAUL DESAIVE, JEAN-PIERRE GOUBERT
EMMANUEL LE ROY LADURIE, JEAN MEYER
OTTO MULLER, JEAN-PIERRE PETER

MÉDECINS, CLIMAT ET ÉPIDÉMIES A LA FIN DU XVIIIe SIÈCLE

PARIS . MOUTON . LA HAYE

CET OUVRAGE A ÉTÉ PUBLIÉ
AVEC LE CONCOURS DU
CENTRE NATIONAL DE LA
RECHERCHE SCIENTIFIQUE

L'illustration de la couverture a été reproduite avec l'aimable autorisation de la Bibliothèque Nationale de Paris.

Library of Congress Catalog Card Number : 74-151326.

AVANT-PROPOS

UNE ENQUÊTE SUR UNE ENQUÊTE

C'est en 1965 que Jean Meyer m'a fait connaître l'enquête de Vicq d'Azyr sur les épidémies et le climat (1776-1792), organisée sous les auspices de la *Société royale de médecine*, et dont les cartons sont conservés aujourd'hui encore dans les archives de l'Académie de médecine. Avec l'appui total de M. Fernand Braudel, professeur au Collège de France et président de la VIe section de l'École Pratique des Hautes Études, nous décidâmes dès lors, Meyer et moi, de procéder à une recherche approfondie sur ces vieux dossiers, recherche qu'à vrai dire le découvreur du gisement avait déjà engagée pour sa part, et pour une grande part... De notre commune décision est sorti ce livre.

En un chapitre initial, d'introduction, Jean Meyer présente ici même les sources de notre travail : celles-ci sont constituées par les rapports et lettres des médecins qui, très nombreux, répondirent pendant des années à l'appel et aux questionnaires que leur envoyait de Paris l'anatomiste Vicq d'Azyr, animateur de l'entreprise.

Dans une première partie, notre ouvrage développe ensuite certaines conclusions relatives au climat : nous formulons celles-ci à partir d'une étude systématique de l'immense amas d'observations météorologiques, réalisées par nos médecins dans le cadre des instructions de Vicq d'Azyr et de Cotte[1]. J'ai assumé, avec l'aide de Mme Françoise Baudry qui collabora de façon efficace au dépouillement de ces séries, puis avec le concours précieux de Jean-Paul Desaive, la préparation de cette partie de notre enquête. Grâce à l'ordinateur, nous pûmes élaborer, puis sélectionner un matériel documentaire, dans lequel se mêlaient inextricablement à l'origine, le bon et le moins bon, l'excellent et l'exécrable. Nous n'aurions pu parvenir à cet objectif ni séparer le bon grain de l'ivraie, inexpérimentés que nous étions, si nous n'avions bénéficié de l'assistance technique que nous consentirent, avec sollicitude, MM. Arléry, Brochet et Garnier de la Météorologie nationale et MM. Jaulin et Muller, du Centre de Calcul de la Maison des Sciences de l'Homme : Otto Muller, qui fut dans toute cette affaire et d'un bout à l'autre notre calculateur et notre

1. Nous avons utilisé essentiellement le fonds de l'Académie de médecine qui forme l'objet proprement dit de notre travail. Il existe d'autre part un fonds Cotte à la bibliothèque municipale de Laon, sur lequel M. Pueyo, élève du professeur Costabel, prépare une thèse. Ce fonds contient également des observations météorologiques dont un assez grand nombre sont antérieures à la période que nous étudions.

programmeur, indique, au chapitre premier de ce livre, comment il a mis, en ce domaine précis, l'informatique au service de l'histoire; l'écriture difficile de son essai risque peut-être de rebuter certains... mais cette technicité s'avère indispensable, à qui veut tester jusqu'au bout, la solidité de notre démarche : il nous fallait bien, de toute évidence, emmener nos lecteurs éventuels, afin de mieux les convaincre, jusque dans l'officine, où se sont effectuées nos préparations.

Parvenus à ce stade de l'enquête, et débarrassés de la partie « climat », nous n'avions ni l'ambition ni la possibilité de tirer au clair, une fois pour toutes, le formidable et fascinant fatras des données de l'histoire épidémique et sociale, contenues dans les 150 cartons des archives de la Société Royale de Médecine. Jean-Pierre Peter, cependant, s'est chargé avec finesse et compétence, de cet achèvement souhaitable. Sa contribution (largement annoncée dans l'article qu'il a donné au présent ouvrage) fera l'objet d'un livre ultérieur. Elle est d'autant plus attendue que cet historien, lui aussi, entreprend d'atteler l'ordinateur à la gigantesque entreprise qu'est cette élucidation globale des dossiers d'épidémie de la Société Royale de Médecine[1].

Quant à nous, dans l'espace plus restreint de ce volume initial, nous soulignons volontairement le cas — il est vrai pédagogique et passionnant — d'une grande région : la Bretagne, à laquelle est consacrée la deuxième partie, épidémique et « médico-sociale » de notre recueil. Des deux chapitres que comprend cette seconde partie, l'un, dû à Jean Meyer, traite surtout des médecins bretons du XVIIIe siècle, envisagés quant à leur niveau social, activité professionnelle et production scientifique. L'autre rédigé par Jean-Pierre Goubert est davantage concerné par l'impact des épidémies sur la grande péninsule sous-développée. Dans les recherches qui ont précédé la mise au point de leur texte, ces deux auteurs ont du reste combiné avec bonheur, d'une part les dépouillements parisiens, issus du fonds Vicq d'Azyr, et d'autre part, les données qui proviennent des archives mêmes de la vieille province, conservées aujourd'hui dans les dépôts des départements.

Cette recherche socio-médico-épidémique, dont on aperçoit ici les résultats, est donc, de par sa conception, très loin d'être terminée. Avec l'achèvement des recherches de Jean-Pierre Peter, en revanche, le cadre régional, qui nous fut accueillant au démarrage, sera définitivement dépassé. Notre collègue, avons-nous dit, annonce en effet un travail d'ensemble qui devrait prolonger les réalisations collectives accomplies dans ce premier volume par notre équipe. Le rapport qu'il a déjà donné à ce propos, lors de la conférence d'histoire économique et sociale de Léningrad (1970) avance en tout cas, dès maintenant, quelques thèses neuves et illuminantes :

« Nous sommes arrivés », écrit dans ce texte Jean-Pierre Peter, « à des résultats positifs (positivistes...) sur la morbidité en France à la fin du XVIIIe siècle : on perçoit quatre grandes épidémies dont l'impact démogra-

1. *Cf. infra*, chap. II, pp. 135-170.

phique est sensible et que les dernières sorties de cartes et leur traitement vont encore préciser :

— grippe à extension européenne de 1775-1776;

— dysenterie grave de 1779, frappant surtout (mais pas seulement) les régions du Nord et du Nord-Ouest (Bretagne comprise);

— suette miliaire du Languedoc de 1782, peu mortelle mais immobilisant la population laborieuse;

— épidémie meurtrière de pneumonie à pneumocoques, dont les parcours et les reprises, de 1781 à 1785 permettent une cartographie des contagions extrêmement intéressante.

D'autre part, les épidémies annuelles de variole, diphtérie, typhoïde et même typhus laissent apparaître des cycles d'immunité et de réapparitions successives propres à chaque localité, et qui interfèrent, dans les courbes de mortalité, avec les cycles qu'on attribuait jusqu'ici de façon univoque aux aléas économiques.

Restent enfin les épidémies régulières (mais inégales selon les régions) des fièvres paludéennes et de la tuberculose paysanne. »

Ces prémisses d'une recherche en cours de finition, et dont le contenu total sera bientôt dévoilé, donnent, je crois, au présent ouvrage, sa vraie signification. Ce livre est un jalon, un résultat déjà concret, factuel : quant à l'histoire du climat, et quant à l'approche régionale d'une géographie des médecins et des infections. Il est aussi la promesse d'un accomplissement ultérieur. Ainsi portera finalement ses fruits, — des fruits d'arrière-saison —, l'immense enquête oubliée de Vicq d'Azyr, demeurée en son temps sans résultats immédiats [1].

E. Le Roy Ladurie

1. Nous remercions les revues *Annales E.S.C.* et *Études rurales* qui nous ont autorisé à reproduire les contributions de J. Meyer (*Annales*, juill.-août 1966 et *Études rurales*, avr.-juin 1969), J.-P. Peter (*Annales*, juill.-août 1967) et J.-P. Goubert (*Annales* ,nov.-déc. 1969).

INTRODUCTION

L'ENQUÊTE DE L'ACADÉMIE DE MÉDECINE SUR LES ÉPIDÉMIES 1774-1794*

par J. MEYER

Le 29 avril 1776, un arrêt du Conseil d'État créait « une commission de Médecine à Paris pour tenir une correspondance avec les médecins de province, pour tout ce qui peut être relatif aux maladies épidémiques et épizootiques » [1]. Vicq d'Azyr en devenait le secrétaire général et la Société Royale de Médecine fondée la même année par François de Lassonne, premier médecin du roi, se voyait fixer un objectif précis. Ainsi prenait corps, sous les auspices de Turgot et de Joly de Fleury, la plus importante de toutes les enquêtes administratives du XVIIIe siècle. La plus importante, mais aussi la plus méconnue, car l'histoire a jusqu'à présent tiré bien peu de conclusions de l'immense documentation qui sommeille à la Bibliothèque de l'Académie de Médecine à Paris [2].

Certes Vicq d'Azyr n'est pas un inconnu. Spécialiste de l'anatomie (en particulier du cerveau), chargé par l'arrêt du conseil de faire un cours d'anatomie comparée, auteur de l'article de l'Encyclopédie sur l'anatomie pathologique, ses œuvres ont été publiées dès 1805 par Jacques-Louis Moreau [3]. Sous le IIe Empire, on publie ses « Éloges des membres correspondants de l'Académie de Médecine décédés entre 1776 et 1793 » [4]. Quelques années plus tard Verneuil fait paraître quelques extraits de l'Académie de Chirurgie [5]. F. Dubois esquisse

* Extrait de l'article publié dans *Annales E.S.C.*, juill.-août 1966, pp. 729-749.

1. A.D.I.-V., C 1323 : arrêt imprimé et lettre de Vicq d'Azyr à Petiet, 21 sept. 1776. On retrouve ces lettres-patentes, accompagnées de recommandations diverses, dans tous les dossiers médicaux des diverses intendances de France. M. FOUCAULT, *Naissance de la clinique. Une archéologie du regard médical*, Paris, P.U.F., 1963, pp. 25-28.

2. La correspondance devait être obligatoirement adressée à Vicq d'Azyr « commissaire général pour les Épidémies, chargé des détails de la Correspondance », sous l'enveloppe de « M. le Contrôleur général ». Chaque lettre devait être accompagnée de deux enveloppes supplémentaires, l'une à l'adresse de Vicq d'Azyr (rue des Petits-Augustins), l'autre à Joly de Fleury.

3. Bibliothèque de la Faculté de Médecine de Paris, n° 31008, *Œuvres de Vicq d'Azyr*, Paris, 1805, Duprat-Duverger. Sur Vicq d'Azyr : LAIGNEL-LAVASTINE, *Histoire générale de la Médecine, de la Pharmacie et de l'art vétérinaire*, 3 vol., Paris, 1949, t. II, pp. 305, 540 et 647; t. III, pp. 332-495-666 et 727.

4. F. DUBOIS, *Éloges lus dans les séances publiques de l'Académie Royale de Médecine*, avec une introduction et des notes, Paris, J.-B. Baillière, 1859. Sur ces éloges : P. ASTRUC, « Éloges prononcés à la Société Royale de Médecine par Vicq d'Azyr », *Progrès Médical*, n°s 15-16, 1951. Les manuscrits de Vicq d'Azyr se trouvent à la Bibliothèque de l'Académie de Médecine sous la cote A.R.M., cartons n°s 101-170. Nous avons adopté dans le présent ouvrage les initiales S.R.M.

5. A. VERNEUIL, « Documents inédits pris dans les Archives de l'ancienne Académie de Chirurgie », publiés sous les auspices de F. Dubois, Secrétaire perpétuel de l'Académie de Médecine, *Gazette hebdomadaire de Médecine et de Chirurgie*, 1860, n°s 23-24, 27-29, 33-34. J.-M. GUARDIA, « Les archives de l'Académie Royale de Chirurgie », *Gazette Médicale de Paris*, 1868, pp. 307-323. Rappe-

même une biographie sur Vicq d'Azyr [1]. Puis, le silence retombe [2]. Tout récemment, la faculté de médecine de Rennes, sous la direction de M. le professeur Huard [3], a repris ces recherches, centrées d'ailleurs beaucoup plus sur l'Académie de Chirurgie que sur celle de Médecine, principalement sous forme de thèses de médecine [4].

De son côté, A. Angot a, en 1895, opéré le relevé de tous les documents météorologiques imprimés dans les Mémoires de la Société Royale de Médecine (et qui ne sont d'ailleurs que des résumés) [5]. Cet inventaire d'Angot — combien précieux — a fourni l'une des bases essentielles aux recherches sur les changements climatiques [6].

lons que l'Académie de Chirurgie a été fondée dès 1731 par Gigot de la Peyronnie, chirurgien de Louis XV, mais ses archives ont été fondues au XIXe siècle avec celles de l'Académie de Médecine sous les cotes A.R.C.

1. F. Dubois, « Recherches historiques sur les dernières années de Louis et de Vicq d'Azyr », *Gazette hebdomadaire de Médecine et de Chirurgie*, 1866, nos 625, 644 et 689.

2. Signalons cependant l'ouvrage de Landuzy et Noé Legrand, *Les collections artistiques de la Faculté de Médecine de Paris*, Paris, 1911, livre, il est vrai, assez éloigné de notre sujet.

3. Huard, « L'émergence de la médecine sociale au XVIIIe siècle », *Concours Médical*, 1958.

4. H. Chatelin, *Contribution à l'étude de la chirurgie dans l'Ouest de la France au XVIIIe siècle, et principalement à Rennes*, d'après les travaux du professeur Hardouin, Rennes, 1957, dactylographié.

J. Bourakhowitch, *Contribution à la bio-bibliographie d'Antoine Louis, secrétaire perpétuel de l'Académie Royale de Chirurgie*, Rennes, 1958.

J.-F. Le Fur, *Étienne Chardon de Courcelles et le service de Santé de la Marine à Brest au XVIIIe siècle*, Rennes, 1959.

J. Boissard, *Les membres parisiens de l'Académie Royale de Chirurgie*, Rennes, 1962.

Y. Dourdain, *La Chirurgie provinciale française au XVIIIe siècle, son niveau technique d'après les membres non résidents de l'Académie Royale de Chirurgie*, Rennes, 1962.

J.-H. le Gaudichon, *Bio-bibliographie de Pierre-Paul Broca*, Rennes, 1962.

J. Bodinaud, *L'enseignement et la diffusion de la Médecine au XVIIIe siècle*, Paris, 1963.

Mme M.-C. Dordain, *Les Membres non résidents étrangers de l'Académie Royale de Chirurgie*, 2 vol., Rennes, 1966.

5. A. Angot, *Annales du Bureau Central Météorologique*, Paris, 1895, t. I, *Premier catalogue des observations météorologiques faites en France depuis l'origine jusqu'en 1850*, pp. B 89 à B 146. Les documents utilisés se trouvent partiellement consultables à la Bibliothèque de l'O.N.M., 2, avenue Rapp, Paris.

6. Pour les recherches climatiques non fondées sur les observations météorologiques chiffrées, on consultera les articles de E. Le Roy Ladurie, « Histoire et Climat », *Annales E.S.C.*, 1959, pp. 3-34; « Aspects historiques de la nouvelle Climatologie », *Revue Historique*, t. CCXXV, 1961, pp. 1-20; « La conférence d'Aspen sur le climat des XIe et XVIe siècles », *Annales E.S.C.*, 1963, pp. 764-766. J.-P. Barry et E. Le Roy Ladurie, « Histoire agricole et phytogéographie », *Annales E.S.C.*, 1962, pp. 434-447 avec leur bibliographie. Parmi les ouvrages étrangers citons, parmi tant d'autres : W. Lenke, *Klimadaten des Landgrafen Herrmann IV von Hessen*, Bericht des deutschen Wetterdienst, 1960, t. IX, n° 63, p. 52 et suiv. (résumé en anglais); et surtout : H. H. Lamb et A. A. I. Johnson, « Climatic variation and Observed Changes in the general Circulation », *Geografiska Annaler* (Svenska Sällskapet för Antropologi och Geografi), Stockholm, vol. XLI, 1959, nos 2-3, pp. 94-134 (voir en particulier la bibliographie, pp. 133-134); des mêmes auteurs (du Meteorological Office d'Angleterre), *ibidem*, vol. XLIII, 1961, nos 3-4, pp. 363-400 (bibliographie complémentaire, pp. 399-400, et pour l'évolution climatique, la note : « Chronology suggested by the course of the summer wetness and winter severity indices for Europe near 50° N », pp. 398-399, à comparer avec l'article de E. Le Roy Ladurie, « Histoire et climat », de 1959. Relevons à propos des deux articles de Lamb l'inconvénient de l'absence des références précises, que la bibliographie finale ne peut compenser. La publication annoncée des séries justificatives n'a pas, à notre connaissance, eu lieu jusqu'à ce jour. La bibliographie française ne semble pas très familière aux deux météorologues anglais, et on remarquera l'absence de toute référence à A. Angot. Les cartes de pressions des

Quelle que soit l'importance de ces divers travaux, ils n'ont fait qu'effleurer le sujet. Il ne semble pas qu'Angot ait pu consulter la documentation manuscrite de l'Académie de Médecine. Et il ne peut être question de traiter en un article l'énorme ensemble de problèmes que soulève cette immense documentation. Esquisser le climat intellectuel et administratif d'où procède l'enquête, démonter les mécanismes — inattendus — des méthodes scientifiques utilisées, faire surgir (aussi peu que ce soit) ce milieu, tant ignoré, des médecins provinciaux de la deuxième moitié du XVIIIe siècle [1], fournir une idée, combien insuffisante! des conclusions que l'histoire peut, un jour, espérer en tirer; marquer enfin les inévitables limites que tracent, nécessairement, les hypothèses de recherche sur lesquelles l'enquête de 1776 a été lancée et l'insuffisance de l'instrumentation scientifique employée : propos, certes trop ambitieux, qui auront peut-être le mérite d'attirer l'attention sur la richesse documentaire des archives médicales de la fin de l'Ancien Régime.

Les buts que l'Académie Royale de Médecine se propose d'atteindre, sont étroitement utilitaires. Rompre l'isolement des médecins de province en leur fournissant des listes de signes cliniques, de diagnostics, de types de médicamentation susceptibles d'arrêter épidémies et épizooties : tel est l'objectif immédiat. Et pour cela, établir une correspondance étroitement suivie entre les médecins de province et les 7 correspondants nommés à cet effet (Vicq d'Azyr lui-même, de Jussieu, Calle, Paulet de Montpellier, De Lalouette, Jeannin et Thouret), de manière à enrayer les épidémies dès leur apparition. Ensuite, en cette époque « où les progrès de la médecine n'ont jamais été si rapides », réunir « en un corps de Doctrine » les observations des confrères de province, souligne Vicq d'Azyr. Aux membres parisiens de l'Académie « qui doivent en être le centre », d'étudier « l'histoire et la nature des différentes épidémies », tant des hommes que des animaux domestiques. En un mot « rompre l'isolement des savants, s'occuper des maladies générales » et non des cas extraordi-

pages 108 (en particulier de la décennie 1780-1789), 365, 367, 368 demanderont donc à être soigneusement confrontées aux résultats fournis par la Bibliothèque de l'Académie de Médecine. Par contre, l'étude est menée d'après les données les plus récentes de la météorologie contemporaine.

1. Citons les histoires générales de la médecine en particulier A. CASTIGLIONI, *Histoire de la médecine*, nouvelle édition, Paris, 1945, et LAIGNEL-LAVASTINE, *op. cit.*, note 1. La recherche historique médicale s'est plutôt intéressée aux organismes d'assistance. M. FOSSEYEUX, *L'Hôtel-Dieu aux XVIIe et XVIIIe siècles*, Paris, 1912, ou au développement de la presse médicale (E. GUITARD : *Deux siècles de presse au service de la pharmacie (1665-1860)*, Paris, 1913, qu'il est indispensable de compléter par l'ouvrage — ancien — de CHEREAU : *Essai sur les origines du journalisme médical*, Paris, 1867). Il n'existe aucune étude générale sur la hiérarchie sociale, si changeante du XVIIe au XVIIIe siècle, des médecins par rapport aux chirurgiens et aux apothicaires. Voir à ce sujet : A. DOUCET, *Les apothicaires nantais sous l'Ancien Régime*, Fontenay-le-Comte, 1959. On dispose par ailleurs de quelques biographies de valeur très inégale. Citons pour l'Ouest, outre celle du docteur Gallot (L. MERLE, *La vie et l'œuvre du docteur Jean-Gabriel Gallot (1744-1794)*, Poitiers, Société des Antiquaires de l'Ouest, 1962), celle de R. Boissier, *La Mettrie, médecin pamphlétaire et philosophe (1709-1751)*, Paris, 1931, qui vaut surtout pour le rôle, si discuté, de l'ex-janséniste devenu athée. Il faut donc glaner les renseignements, combien incertains, à travers les monographies régionales. Même Vicq d'Azyr reste inconnu : pourquoi, par exemple, s'est-il révélé l'adversaire de l'inoculation ?

naires, « classer les maladies » sociales : l'étude scientifique est inséparable de l'application pratique [1].

Ce programme d'action serait cependant de piètre efficacité s'il n'était sous-tendu par une doctrine plus générale, par une « problématique » théorique, qu'il s'agit de vérifier. Trois hypothèses complémentaires sont recommandées par l'arrêt du Conseil : d'abord, rechercher la liaison qui peut exister entre la succession des saisons et les épidémies; établir ensuite un catalogue des particularités géographiques, qui pourra un jour servir à établir une cartographie pathologique; trouver enfin dans quelle mesure « les épidémies semblent quelquefois respecter une classe de citoyens », ou même des nations entières. Il faut en arriver à préciser quelles règles sanitaires doivent régir hôpitaux, prisons, camps, marine militaire, marine de commerce.

Les moyens administratifs utilisés dans toute cette procédure ne peuvent manquer de frapper l'historien. L'enquête est mise en place et étroitement surveillée par le Contrôle général. Une partie de la correspondance s'effectue par son intermédiaire. La naissance de l'Académie de Médecine est communiquée à toutes les intendances, ou, plus exactement, aux subdélégués généraux ou à ceux qui en tiennent lieu [2]. Question d'hommes et de préférences idéologiques, sans doute. Mais le Contrôle général ne tient pas à voir s'établir en dehors de lui un organisme statistique qui pourrait lui échapper. Tant il est vrai qu'à toutes les époques les Finances ont tendance à accaparer l'appareil statistique — ce qui explique aussi la méfiance des contribuables unanimes à s'opposer à la bureaucratie statisticienne de l'Ancien Régime. De ce fait, l'Académie de Médecine se révèle, dès les premières impressions de lecture, comme un véritable rouage gouvernemental qui s'inspire d'un profond changement de l'idéologie administrative. Le « Bien public » : le mot d'ordre est de Vicq d'Azyr et pourrait, tout autant, être celui d'un intendant comme Bertrand de Molleville [3]. L'intendance, plus ou moins paralysée dans certaines provinces, et surtout en cette Bretagne frémissante dont les soubresauts passionnent la France, préfigurant l'avenir, devient, de plus en plus, un instrument de renseignements. Au moment où Lavoisier transforme la vieille alchimie en science par l'introduction des mesures quantitatives, ces renseignements se doivent d'être statistiques. Or Lavoisier est l'un des correspondants de l'Aca-

1. Pour les idées générales : A.D.I.-V. : C 1323; pour la liaison médecine-météorologie : Bibliothèque de l'Académie de Médecine : S.R.M. carton n° 131, mémoire : « Nécessité des observations météorologiques ».

2. En Bretagne, par exemple, à Petiet. Sur Petiet, *cf.* H. Fréville, *L'intendance de Bretagne*, Rennes, Plihon, 1953, III, pp. 16-20. Petiet, en tant que secrétaire de l'intendant, a été dès ses débuts (1774) spécialisé dans les questions de bienfaisance; il aura, très tôt, le rôle du subdélégué général sans en avoir le titre. Signalons son activité dans la lutte contre l'épidémie survenue dans les camps de prisonniers anglais pendant la guerre d'Indépendance américaine à Dinan. Petiet lui-même tomba malade; *ibid.*, p. 133.

3. H. Fréville, *op. cit.*, III, p. 272 (A.N., H 418 : lettre du 21 janv. 1787 de Bertrand de Molleville au Contrôle général); *cf.* surtout pp. 280-283 (relations de l'intendant et des médecins) et 293. Certaines enquêtes de l'intendance sont étroitement apparentées à celles de l'Académie de Médecine; *cf.* en particulier A.D.I.-V., C 1325.

démie de Médecine et ami, semble-t-il au ton de certaines lettres, de Vicq d'Azyr. Police, justice et finances : au triptyque traditionnel s'ajoute le souci du bien-être collectif. L'administration s'imprègne de l'utilitarisme des philosophes, mais avec combien plus de souci de l'homme, de tous les hommes. Au vrai, on le verra, c'est une esquisse de « sciences humaines ». Intendances et Académie de Médecine s'interpénètrent : en cas de danger, subdélégués, intendants et médecins coopèrent étroitement avec l'Académie de Médecine, court-circuitant les relais administratifs classiques. L'action est plus rapide, l'identification des maladies plus précise, les soins plus efficaces et mieux adaptés. Comme le Contrôle général coiffe le tout, il n'y a nul danger de voir l'Académie se transformer en organisme rival. On ne peut donc isoler les documents administratifs et l'enquête médicale de 1776. Les correspondances des subdélégués et des intendants ont leur pendant, moins au Contrôle général qu'à la Bibliothèque de l'Académie de Médecine. Restera à mesurer l'ampleur réelle du phénomène. Nous la croyons considérable. N'y aurait-il pas là l'une des multiples raisons de la croissance démographique française de la fin de l'Ancien Régime ?

Permettons-nous une deuxième remarque. Contrairement à un préjugé communément répandu, les grandes découvertes ne s'expliquent pas nécessairement par une vue nouvelle des problèmes. L'enquête météorologique de 1778 à 1794 découle de l'une des théories médicales les plus anciennes qui soient. L'arrêt du Conseil du 29 avril 1776 se réfère expressément à l'œuvre de Sydenham, dont il fournit jusqu'à la référence précise de la classification des épidémies en printanières et automnales [1]. Or Sydenham est le représentant le plus en vue du courant néo-hippocratique qui se développa en Hollande au XVIIe siècle. Toute l'enquête météorolo-médicale de la fin du XVIIIe siècle se justifie par une longue analyse de l'opinion des Anciens sur les conséquences des saisons. Vicq d'Azyr (car il semble probable qu'il soit le véritable rédacteur de l'arrêt du Conseil) invoque surtout Galien et Hippocrate [2]. Non sans que pointe parfois une nuance de scepticisme : on « convient que la température de l'air, le chaud et le sec n'ont pas autant d'influence qu'on le croit ordinairement ». Mais enfin, on dispose désormais, en ce dernier quart du XVIIIe siècle, d'instruments de mesure plus précis. On croit pouvoir affirmer que « si le ciel est sec et que le baromètre est très haut, la saignée devient plus utile et souvent même nécessaire » [3]. Peut-être y aurait-il moyen de déceler des « cycles d'épidémies », que l'on croit pouvoir soupçonner [4].

Face à ces hypothèses, combien théoriques, aux doutes individuels, l'Académie de Médecine apporte la possibilité de réaliser une enquête généralisée, au moment précis où les lents progrès de la technique de construction du baro-

1. SYDENHAM, *Opera*, Amsterdam, t. I, pp. 23-24.
2. A.D.I.-V. : C 1323, arrêt du conseil cité, imprimé, pp. 17-24.
3. *Ibid.*, pp. 15-17 et p. 26.
4. *Ibid.*, p. 27.

mètre et du thermomètre permettaient de la mener avec quelque apparence de succès. Que cette enquête répondît à un besoin, l'afflux, inattendu, de réponses précises, détaillées, si touchantes en leur naïve foi dans le progrès médical, est là pour le démontrer...

En ce qui concerne les moyens utilisés, l'Académie de Médecine n'avait nul besoin d'innover. Cette tard venue, si longtemps écartée par la féroce jalousie de la Faculté de Médecine de Paris, se devait de suivre méthodes et programmes des plus précoces académies provinciales. Le questionnaire que Vicq d'Azyr envoie à ses futurs correspondants provinciaux est celui du secrétaire perpétuel de l'Académie royale de Dijon, Maret. Système de correspondances, mises au concours annuel de sujets de dissertation précis, couronnés de médailles ou de jetons d'or et d'argent, publications des mémoires jugés les plus utiles : procédés de toutes les académies de l'époque [1].

Ce questionnaire de Maret, plus ou moins revu par Vicq d'Azyr, était valable tant pour les hommes que pour les animaux : « La médecine est une. » Première série de questions : quelle est la situation de la ville ou du village, la nature du sol, la qualité des eaux, des sources, des puits et des abreuvoirs, celle des pâturages; la durée des pluies, des inondations, des sécheresses; le temps qu'il a fait au moment de la « fauchaison »; les signes cliniques des épidémies et des épizooties, le résultat des autopsies, les remèdes utilisés, le régime des convalescents, etc. ? Permettons-nous un rapprochement : dès 1753, la direction du Vingtième avait lancé une grande enquête « sur le temps qu'il a fait pendant les semences, l'hiver, la floraison, la moisson » [2]. Recherche avortée, semble-t-il, du moins en Bretagne; mais préoccupations identiques, en 1753 comme en 1776. Comme au seul souci de la tenue des prix et aux supputations des rentrées fiscales s'ajoute celui de la santé publique, n'y aurait-il pas là de la part du Contrôle général un moyen détourné d'obtenir, par le truchement des médecins, des réponses aux questions auxquelles les subdélégués de 1753 ont opposé la loi du silence et la force d'inertie ? L'hypothèse est d'autant plus tentante qu'elle répondrait à deux curieuses observations. D'une part, les renseignements des médecins sont fournis sur des états imprimés d'avance sur un modèle uniforme, très ressemblant à celui des états de prévision des

1. D. Mornet, *Les origines intellectuelles de la Révolution française (1755-1787)*, Paris, 1947, p. 146. Sur les autres académies provinciales, *ibidem*, pp. 145-149 et 298-303. Rappelons que Vicq d'Azyr fait partie, avec Buffon et de Jussieu, de la Société Académique de Bayeux (1784), *ibid.*, p. 299.

2. A.D.I.-V., C 1651 : « État des remarques que le Contrôleur du vingtième a fait dans son département sur les demandes qui luy ont été faites par Monsieur son Directeur. » L'enquête est menée en Bretagne par Laurent, remarquable fonctionnaire venu de l'Orléanais. Nous n'avons pu retrouver les réponses, s'il y en eut. Le premier soin des États de Bretagne fut en 1756, lorsqu'ils eurent recouvert la gestion du Vingtième, de renvoyer Laurent. Sur les enquêtes administratives, *cf.* B. Gille, *Les sources statistiques de l'histoire de France. Des enquêtes du XVIIe siècle à 1870*, Paris, S.E.V.P.E.N., 1965.

récoltes; ce qui suppose une inspiration commune et... des revenus précis. De quels fonds disposait Vicq d'Azyr et quelle est leur provenance ? Autant de questions auxquelles il est, pour l'instant, impossible de répondre. D'autre part, les renseignements non météorologiques sont soigneusement minimisés en fin de tableau — ce qui a d'ailleurs eu pour résultat l'absence quasi totale de réponses [1]. S'il y a eu manœuvre, elle a fait long feu.

La deuxième série de questions est de loin la plus intéressante. Laissons la parole à Vicq d'Azyr : « Outre les observations que fournissent les maladies elles-mêmes, il en est de très importantes et qui peuvent jeter le plus grand jour sur les premiers : ce sont celles que l'on peut faire sur la température de l'air, l'état du ciel et sur celui des saisons et que l'on a coutume d'appeler du nom de Météorologiques... elles sont utiles si les observations sont multipliées. »

Ce fut un raz de marée. Des centaines de médecins répondirent, remplissant plus ou moins, mois par mois, les tableaux qu'on leur envoyait. Il en est des consciencieux qui remplissent tout : trois relevés de température à l'intérieur de bâtiments non chauffés, trois relevés de températures extérieures, trois relevés de pressions, des variations hygrométriques, des descriptions du ciel; trois fois par jour, des années durant. Le tout accompagné de l'énumération des maladies, occupant tout le verso de l'énorme tableau, y ajoutant quelquefois le relevé mensuel des baptêmes, des mariages, des sépultures. Et cela, compte non tenu des mémoires de toute espèce, volumineux, souvent précis, comme à Pontarlier une histoire de l'inoculation avec des listes d'inoculés [2]; des relevés d'expériences médicales électriques, si à la mode entre 1780 et 1795 [3]; des jugements sur le développement du mesmérisme [4]; des « tables générales des poids et des mesures considérées principalement selon leur rapport à la médecine, à la chymie et la pharmacie » [5]; d'innombrables mémoires sur la folie [6], sur le cidre de Normandie [7], sur les maladies des Noirs à bord des navires négriers [8]; un tableau agricole sur les activités des paysans artésiens [9] — remarquable document phénologique —, pour ne point citer les mémoires particuliers sur les types les plus divers de maladies (et les plus inattendus). Une prodigieuse variété de tâtonnements, somme immense d'expériences, atteignant des densités locales incroyables, comme dans ce coin perdu du

1. En fait, les médecins les donnent souvent involontairement dans les tableaux médicaux du verso. Au surplus, l'état des récoltes peut indirectement se déduire à partir des séries météorologiques chiffrées. D'aucuns précisent cependant les dates de floraison, du chant du rossignol, etc.

2. S.R.M., 151.

3. *Ibid.*, 118 et 153. *Cf.* notre article « Le Bouvier des Mortiers (1739-1827), le premier historien de Charette », *Revue du Bas-Poitou et des Provinces de l'Ouest*, 1963, 4, juill.-août, pp. 125-156; et R. Darnton, *Mesmerism and the end of the Enlightenment in France*, Cambridge (Mass.), Harvard University Press, 1968.

4. S.R.M., 139 (Aubry; Vannes). Il en est bien d'autres.

5. *Ibid.*, 167.

6. *Ibid.*, 127.

7. *Ibid.*, 130.

8. *Ibid.*, 132.

9. *Ibid.*, 167.

Vivarais où l'un des médecins a fait le décompte de tout le mouvement démographique de sa ville de 1715 à 1789 [1]! Non, Balzac n'a pas eu tort d'élever au médecin de campagne son incomparable monument de gloire. Mais il existe bien avant la première moitié du XIXe siècle en cette Bourgogne [2], en cette Provence [3], en cette Alsace [4], en ce Languedoc [5], où il n'est guère de ville de moyenne importance qui n'ait son médecin correspondant de l'Académie de Médecine. Qu'il parte, il continue ses observations pendant ses voyages, où qu'il soit, tel ce médecin alsacien, donnant des séries complètes sur la Normandie, puis sur Ratisbonne [6]! Ou encore les documents météorologiques de Saint-Domingue [7], de New York [8], ou ceux relatifs à un voyage en Amérique du Nord du 17° au 9° de latitude nord en 1783 [9]. Le tout évidemment dispersé par fragments d'années et qui demanderait à être systématiquement regroupé.

Dans cette avalanche de statistiques s'intercalent des enquêtes spécifiques sur : la qualité des farines de l'année 1789 [10], les dossiers météorologiques purement descriptifs des années 1772-1778, avant que l'enquête numérique ne démarre vraiment [11], les éloges des médecins correspondants défunts [12], les vues générales sur l'ensemble de l'hiver 1778-1779 pour la totalité de la France [13]. L'énumération est loin d'être exhaustive : simple aperçu de la somme de richesses dormantes...

Quelle valeur peut-on accorder à ces chiffres disparates, relevés par des hommes de formation intellectuelle inégale, avec des instruments défectueux ? Somme immense sans doute, mais sans valeur, qui aboutit à un échec total. Objections partiellement valables, de portée somme toute réduite. Que l'enquête, lancée dès 1776, démarre seulement en 1778, n'est-ce pas le signe de l'esprit méthodique de Vicq d'Azyr ? Et s'il a prévu toutes les objections des météorologues du XXe siècle, ce n'est pas un hasard. L'évolution, si lente et si longue, du baromètre et du thermomètre est à peu près achevée vers 1775 [14]. Les *Observations physiques* de janvier 1772 décrivent le baromètre classique dérivé du baromètre à mercure cuit de Du Fay (1772), généralisé vers 1750, doté vers 1770 de sa graduation en pouces [15]. Paradoxalement, les observations

1. *Ibid.*, 149.
2. *Ibid.*, 154, 156, 157, 161, 170, 171, etc.
3. *Ibid.*, 156, etc.
4. *Ibid.*, 149 (Strasbourg), 160 (Obernai), 162, 166 (Mulhouse), etc.
5. *Ibid.*, 160, 167, etc.
6. *Ibid.*, 146 (Vienne et Ratisbonne).
7. *Ibid.*, 160 (incomplet).
8. *Ibid.*, 167 (janvier 1782 à juillet 1784).
9. *Ibid.*, 169 (sans chiffres, purement qualitatif).
10. *Ibid.*, 164.
11. *Ibid.*, 172 (citons pour leur valeur le dossier n° 6 : Saint-Brieuc, Dr Bagot ; et le n° 25 : Touraine).
12. *Ibid.*, 158 (surtout pour les médecins étrangers).
13. *Ibid.*, 158.
14. M. DAUMAS, *Les instruments scientifiques aux XVIIe et XVIIIe siècles*, Paris, 1953, pp. 271-281 ; l'évolution des instruments de physique, baromètre, pp. 272-276 ; thermomètre, pp. 276-281.
15. *Observations physiques*, Paris, 1772, janv., p. 509. La description du baromètre est complétée dans le supplément au même journal de 1780 et surtout en 1781 : I, p. 108, et II, p. 391.

barométriques paraissent alors les plus sûres. Vicq d'Azyr précise d'ailleurs : thermomètres et baromètres ne doivent être achetés qu'à Paris ou à Londres : « On se gardera de s'en rapporter à ceux que vendent les ouvriers. » Construits avec trop peu de soins, « il est inutile et même dangereux de se servir » de ces derniers. On étalonnera les baromètres sur ceux de « M. Messier, astronome de la marine à Paris ». S'il y a des difficultés, il suffit de prévenir Vicq d'Azyr. Et surtout, que la cuvette de mercure soit grande!

Quant au thermomètre, il ne peut être question d'autres instruments que gradués d'après la méthode dite de Réaumur. Si Vicq d'Azyr admet l'emploi « de l'esprit de vin », il préfère le thermomètre à mercure [1]. L'étalon est fourni par l'Académie des Sciences, à la demande de l'Académie de Médecine. Tout est donc théoriquement prévu.

Bien des médecins se sont cependant sentis incapables de remplir les questionnaires et se sont contentés de demander à l'Académie de Médecine des consultations sur des points précis [2]. En 1785, Goguelin, de Montcontour, avoue à Vicq d'Azyr : « Je ne puis entreprendre ce travail avec autant d'exactitude que vous le désirez. » Il prétexte certes ses fréquentes tournées à la campagne [3]. Il semble cependant que ce protégé du marquis de Catuélan [4] soit en vérité incapable d'opérer le relevé barométrique. Toute la lettre du 19 octobre 1784 du docteur Aubry de Vannes serait à citer. Extrayons-en ce passage : « Depuis le mois d'août, j'observe les variations d'un baromètre que je crois assez juste : il est à tube, plongé dans une cuvette... Outre les divisions par pouces et lignes, j'ai joint des douzièmes de ligne; mais je n'ai osé en hasarder le calcul pour l'élévation uniforme [5] ». Baudry, à Vieillevigne (comté nantais), déclare avec fierté avoir acquis les « instruments nécessaires pour les observations météorologiques » en 1787 [6].

En vérité, Vicq d'Azyr avait joué la difficulté. Répondre d'une manière satisfaisante n'était pas à la portée de n'importe qui : être capable de répondre classait dans l'élite de la profession. Élite au demeurant singulièrement modeste, parfaitement consciente des faiblesses de la médecine de l'époque, et de celles de ses instruments. Bougourd, élève de la Faculté de Montpellier, chef des hôpitaux de Saint-Malo, type d'homme admirable, récompensé en 1783 d'une médaille d'or de l'Académie, déclare : « Nous sommes encore peu avancés dans

1. On sait que l'utilisation du baromètre à alcool posait de nombreux problèmes dus principalement aux variations considérables des proportions du mélange eau-alcool, ainsi qu'à l'ignorance à peu près totale sur les qualités thermiques de l'alcool. Les difficultés de graduation s'en trouvaient considérablement accrues. M. DAUMAS, *op. cit.*, pp. 279-281.

2. Tel le Dr Boucher à Guérande. Nous prendrons principalement des exemples bretons (S.R.M., 134).

3. *Ibid.*, 135.

4. Ainsi Bagot faisait, lui aussi, de fréquentes visites en campagne, ce qui ne l'a jamais empêché de faire ses relevés météorologiques. Le marquis de Catuélan est président du Parlement de Bretagne (et traducteur de Shakespeare).

5. S.R.M., 147.

6. *Ibid.*, 144 : lettre à Vicq d'Azyr du 5 novembre 1787.

la connaissance des causes des épidémies [1]. » Dans une émouvante lettre adressée à Petiet, subdélégué général de l'intendance de Bretagne, écrite en 1783, le docteur de La Boujardière (Paimpont) avoue son impuissance à apporter des conclusions sur les causes des épidémies [2].

Qu'en dépit de cette foi dans le progrès, de ce désir de connaissance, les séries météorologiques soient souvent difficilement comparables, qui voudrait s'en déclarer surpris ? Que la première tentative, lancée au moment même où le progrès des instruments de mesure le permettait, eût été parfaite, relèverait du miracle. Mais ces différences ne sont pas des obstacles irrémédiables. Voici longtemps que F. Simiand écrivait sa phrase célèbre, qui a tant choqué historiens et économistes de l'époque : « Faire des pesées justes avec des balances fausses [3]. » Elle s'applique ici. Car Vicq d'Azyr a imposé des conditions strictes d'observation. Baromètres et thermomètres doivent être lus « les yeux vis-à-vis de l'extrémité » de l'instrument après avoir donné au préalable un petit coup sur la planche de support [4]. Le thermomètre extérieur doit être placé « *au nord;* s'il se peut, isolé », éloigné de tout mur. Températures, pressions, direction des vents, état du ciel sont lus trois fois par jour : au lever du soleil, entre 14 et 15 heures, entre 21 et 22 heures. Les copies des relevés doivent être transmises à Vicq d'Azyr tous les trois mois. Quant à la rédaction des textes explicatifs et médicaux, on recommande la méthode du Père Cotte, un oratorien, curé de Montmorency [5].

Ce schéma idéal proposé par Vicq d'Azyr montre d'emblée les difficultés de comparaison avec les séries météorologiques régulières de la fin du XIXe siècle. A l'imprécision des instruments, limitée mais réelle, viennent s'ajouter les différences des horaires d'observation (qui sont loin d'être catastrophiques, la plus gênante étant la variabilité saisonnière de l'heure du lever du soleil), et pour les températures extérieures l'orientation du thermomètre au nord sans abri. Seule une étude minutieuse, nécessairement longue, des spécialistes pourra permettre de déterminer les marges d'imprécision de chaque observateur par rapport aux mesures contemporaines. Du moins peut-on sans gêne lire d'emblée le sens général de l'évolution climatique de chaque station, tant des températures que des pressions, les comparer entre elles et les confronter, enfin, aux connaissances que nous possédons par ailleurs.

Vicq d'Azyr recommande encore d'autres observations, qu'il ne tient cependant pas pour essentielles. Dans la majorité des cas, les médecins les ont donc

1. *Ibid.*, 144. Sur « l'épidémiologie », si l'on peut dire, de l'époque, *cf. Histoire générale de la médecine;* III : *Histoire de l'épidémiologie*, pp. 105-110 (Prof. J. Dopter). Les idées courantes sont bien représentées par celles du Dr Bagot (*cf.* A.D.C.-d.-N., ms. 2366, ff. 209-210), analysées par J.-P. GOUBERT, *Essai sur la mortalité en Bretagne à la fin du XVIIIe siècle (1770-1789)*, D.E.S., Faculté de Rennes, 1964, pp. 159-162.

2. S.R.M., 144.

3. G. LEFEBVRE, « Le mouvement des prix et les origines de la Révolution française », *Annales d'Histoire économique et sociale*, 1937, 44, pp. 139-170.

4. A.D.I.-V., C 1323.

5. P. COTTE, *Traité de météorologie*, Paris, Pankouke, s.d., p. 427 (cité dans A.D.I.-V., C 1323).

négligées. La quantité des pluies tombées doit être mesurée par un « udomètre », placé de préférence sur un toit ou dans un jardin isolé. C'est une simple cuvette de fer-blanc peinte, « d'au moins un pied de surface, avec des rebords de 4 pouces percé[e] dans son centre ». Un tuyau part de ce réceptacle pour aboutir à un deuxième vase plus petit. La quantité de pluie tombée est mesurée en « pieds du roi, plongé dans la petite cuvette » — dont il convient, naturellement, de connaître exactement la contenance. On le voit, cet ancêtre du pluviomètre est déjà assez perfectionné. Pour les vents, « on peut se passer de machines » : les girouettes, ou, à défaut, l'observation des fumées des cheminées suffiront.

On dispose donc d'une documentation surabondante, de maniement certes délicat, d'utilisation souvent difficile, nécessitant la mise au point de procédés de comparaison précis, et qui, pour être entièrement valable, devra être précédée de l'étude interne de chaque série, qui ne s'isole pas de la connaissance de leur auteur et de son milieu social. Autour de ces séries, il n'est presque pas de cas qui ne s'accompagne de la description géographique sommaire des lieux, de l'étude approfondie des épidémies, d'indications précieuses sur l'ensemble de la société, de constatations phénologiques.

Un programme précis, minutieusement réfléchi, appuyé sur une bonne connaissance de l'évolution des idées scientifiques du moment, venant à l'heure exacte où la mise au point des instruments permet pour la première fois dans l'histoire française de lancer une campagne d'observations météorologiques et médicales; un homme capable d'assurer les liaisons et d'insuffler une âme aux moins convaincus; une vague gigantesque de bonne volonté persévérante; l'appui discret, mais réel et efficace, des autorités politiques et surtout administratives : toutes les conditions du succès étaient réunies. Et pourtant, si l'on connaît si mal, ou si peu, la grande enquête de 1778, c'est qu'elle fut vite oubliée, qu'elle se solda, en définitive, par un échec. L'immense documentation réunie n'aboutit à aucune synthèse. La première géographie pathologique régionale, celle de Joseph Jean François Fuster (1801-1876), ne vit le jour qu'en 1840 à Montpellier [1]. De prime abord, il ne paraît pas que Fuster — pas plus d'ailleurs que les autres médecins du XIXe siècle — ait utilisé les données amassées par Vicq d'Azyr [2]. On ne s'intéressa à Vicq d'Azyr que comme à un précurseur dans le domaine anatomique.

Ce plaidoyer appelle un programme. Les quelques faits que l'on vient d'énumérer dispensent de revenir sur l'intérêt évident des dossiers de l'Académie de Médecine pour la connaissance de l'histoire du XVIIIe siècle. Ils offrent

1. M.-P. Grmek (« Géographie médicale et histoire des civilisations », *Annales E.S.C.*, 1963, pp. 1071-1097) ne fait aucune allusion à l'enquête de l'Académie de Médecine.

2. Mais seule une comparaison médicale minutieuse entre le livre de Fuster et les dossiers languedociens de l'Académie de Médecine permettrait de répondre d'une manière définitive à cette interrogation.

un complément indispensable aux recherches démographiques; ils sont l'un des éléments explicatifs des évaluations du volume des récoltes.

Mais il est certain que cette documentation demande une étude d'ensemble et non l'attaque, en ordre parfaitement dispersé, de spécialistes isolés. Seule une équipe cohérente, réunissant en un faisceau l'ensemble de ses connaissances particulières, faisant périodiquement le point de ses travaux de manière à les confronter entre eux, à accorder les méthodes, à mesurer les ambiguïtés des vocabulaires du XVIIIe et du XXe siècles, soumise à un programme à la fois précis et suffisamment souple pour conserver l'originalité des points de vue respectifs, pourra songer à résoudre quelques-uns des problèmes soulevés. Médecins, météorologues, géographes, historiens doivent travailler en commun.

En attendant, une double démarche s'imposait. La première s'inscrivait logiquement dans le courant des travaux récents sur la climatologie historique de E. Le Roy Ladurie. Certes la période recouverte par nos chiffres est bien trop courte pour pouvoir apporter beaucoup de neuf. En revanche, l'extension géographique de la documentation est telle, que l'on pourra pour la première fois tracer avec assez d'exactitude les cartes d'évolution des grands centres d'action atmosphériques pendant une quinzaine d'années sur l'Europe occidentale. Un simple relevé des moyennes mensuelles de températures et des pressions (très souvent calculées par les médecins) permettra d'aboutir, en un laps de temps raisonnable, à un premier résultat.

En deuxième lieu, on peut penser à aborder la question sous un angle plus limité, provincial par exemple. Les conditions de travail sont plus faciles, d'autant que, parfois, les originaux existent encore en province, comme dans le cas de Bagot [1]. Surtout, des études locales, appuyées sur les dossiers bien connus des intendances, sont seules en mesure de dégager progressivement la composition sociale du groupe médical. Il existe enfin fréquemment des séries d'études érudites, trop souvent oubliées, parce que trop fragmentaires ou trop techniques. Il est possible, il est souhaitable de les regrouper, de les intégrer dans la recherche nouvelle, élargie par l'apport de l'Académie de Médecine.

1. *Cf. infra*, pp. 195-201.

Première partie

LES ARCHIVES DES AÉRISTES

CHAPITRE PREMIER

ÉTUDE PAR ORDINATEUR DES DONNÉES MÉTÉOROLOGIQUES CONSTITUÉES PAR LES CORRESPONDANTS DE LA SOCIÉTÉ ROYALE DE MÉDECINE (1776-1792)

A. LE CLIMAT DE LA FRANCE (1776-1792) : SÉRIES THERMIQUES

par E. Le Roy Ladurie et J.-P. Desaive

En 1774, l'importation, dit-on, de quelques cuirs infectés dans le Sud-Ouest français, déclenchait, au détriment du cheptel local, une impressionnante épizootie [1]. Dans les deux années 1774-1775, près d'un cinquième du troupeau gascon et languedocien était anéanti... Est-ce vraiment, comme l'ont écrit de bons historiens [2], cet épisode, qui au début de 1776, incita Turgot à créer, par arrêt du Conseil (29 avr. 1776), la Commission médicale, dont devaient sortir et la Société Royale de Médecine, et par contrecoup le premier Office de météorologie nationale ? La réponse précise à une telle question, quant au fléau particulier qui fut initiateur de l'affaire, importe assez peu. Le fait capital, c'est que des contagions nombreuses, effroyables, éclatent dans la décennie 1770. Épizooties, elles appauvrissent la nation, dont elles déciment les bestiaux. Épidémies, elles la saignent, en tuant ses hommes; et elles parviennent même à modérer l'essor démographique, un moment déchaîné, du quart du siècle précédent [3]. Indépendamment de tel ou tel paroxysme, l'ensemble de ces fléaux, pris globalement, suffit à fournir, pour une part, les justifications dont s'inspire la décision du ministre. Du côté du gouvernement, se révèle en effet, dans l'acte du 29 avril 1776, la volonté têtue d'un politicien modernisateur, Turgot, qu'épouvante la mauvaise santé du peuple et la diffusion incontrôlée des contagions. A travers cette démarche ministérielle, on devine aussi le souhait

1. E. Faure, *La disgrâce de Turgot*, Paris, Gallimard, coll. « Trente journées qui ont fait la France », 1961, p. 110.

2. M. Foucault, *Naissance de la clinique : une archéologie du regard médical*, Paris, P.U.F., 1963, p. 26.

3. Y. Blayo et L. Henry, « Données démographiques sur la Bretagne et l'Anjou de 1740 à 1829 », *Annales de Démographie historique*, 1967, p. 102; M. Reinhard, A. Armengaud et J. Dupâquier, *Histoire générale de la population mondiale*, Paris, Montchrestien, 1968, p. 67.

du Contrôle général, qui veut garder sous sa coupe la gestion des enquêtes statistiques. Du côté des savants, d'autre part, l'Académie des Sciences réagit contre l'obscurantisme des Facultés médicales : elle encourage la création de la commission spécialisée, qui deviendra la S.R.M. [1]. Vicq d'Azyr est le secrétaire de cette organisation débutante. Fort heureux, sans doute, de réaliser, grâce à celle-ci, un vieux projet personnel, il lance, dès le début de 1776, son enquête en partie double sur les épidémies et le climat.

Le plus étonnant, pour un esprit « rationnel » du XXe siècle, est en effet de constater que les préoccupations médicales, justifiées par les hécatombes d'hommes et d'animaux, débouchent, comme en plein ciel, sur la mise au point, fil à fil, du premier écheveau de séries météorologiques, qu'un groupe de chercheurs ait jamais édifié, dans les différentes régions de la France. Le secret de cette corrélation bizarre, que les hommes de 1775 établissent entre l'infection et le climat, c'est, on le sait mieux depuis quelques travaux [2], la théorie aériste : reprise de Sydenham, et, par-delà ce vieil auteur, de Galien et d'Hippocrate [3], cette conception venue du fond des âges, assignait aux épidémies des causes écologiques, liées au climat. Les raisons profondes de telle ou telle épidémie sont en effet déterminées, si l'on en croit l'aérisme, par les « constitutions », c'est-à-dire *hic et nunc* par le temps et le lieu. La « *constitution* » générative du mal, ce peut être « cet air *vif*, *piquant*, *subtil*, *pénétrant*, qui est celui de Nîmes pendant l'hiver; cet autre *poisseux*, *épais*, *putride*, que l'on connaît à Paris lorsque l'été est long et lourd » [4]. Passant de la maladie au remède, mais toujours fidèle à l'aérisme le plus strict, l'arrêt du conseil [5], précité, n'hésite même pas à écrire que « si le ciel est sec et le baromètre est très haut, la saignée est utile et même nécessaire ». Les médecins, qui s'inspirent de cette problématique sont contemporains des « Lumières »; pourtant, ils se comportent, dans les faits, comme des paysans de la thérapeutique. Ils sont à l'image des agriculteurs d'autrefois, qui lisaient dans les fluctuations de la pluie et des saisons, dans les alternances de la lune, le secret de la récolte à venir. Les correspondants de Vicq d'Azyr, à l'instar de celui-ci, pensent que le microcosme est sous la dépendance du macrocosme. Et qu'il est sensible, tel une plante, aux influences changeantes des constitutions climatiques.

Ce lien étrange, établi entre l'air et le mal, n'a plus aujourd'hui, scientifiquement d'existence reconnue. On aurait tort pourtant de tourner en ridicule l'équipe Vicq d'Azyr, parce qu'elle s'est inspirée d'un postulat climatologique : celui-ci était faux... mais stimulant. Il a conduit à la collecte, pendant une quinzaine d'années, d'une double série de documents inestimables. Les méde-

1. S.R.M. : Société Royale de Médecine.
2. M. Foucault, *op. cit.*; J. Meyer, « L'enquête de l'Académie de Médecine sur les épidémies », *supra*, p. 13; J.-P. Peter, « Une enquête de la Société Royale de Médecine : Malades et maladies à la fin du XVIIIe siècle », *infra*, p. 138.
3. J. Meyer, *ibid.*
4. M. Foucault, *op. cit.*, p. 23.
5. Cité par Meyer, *ibid.*

cins de province, qui formaient le réseau des correspondants de la S.R.M. ont envoyé, mois par mois, au secrétariat parisien de Vicq d'Azyr, des rapports circonstanciés, qui concernaient, simultanément, et les épidémies, et les éléments du climat, au sens scientifique de ce terme (autrement dit, températures, précipitations, pressions, etc).

Deux masses documentaires, l'une concernant la morbidité, l'autre la météorologie, sont ainsi venues au monde, au terme de gestations parallèles. Le lien, si fragile, qui, dans la logique de l'époque, unissait ces deux ensembles, s'est aujourd'hui rompu. Chacun d'eux mène maintenant sa vie à part, comme un corpus distinct, et comme source autonome d'information, pour l'historiographie contemporaine. C'est la seconde source, celle qui concerne le climat, que nous comptons exploiter dans cet article. A vrai dire, elle est immense : la mise en œuvre, qui en sera faite ici, ne sera que partielle.

En outre, il serait inexact de penser, qu'aux termes du paragraphe qui précède, l'enquête de la S.R.M. est entièrement dominée par les postulats de l'aérisme, — la finalité médicale, en fin de compte, aboutissant alors à biaiser les recherches climatiques. Dans les intentions de Vicq d'Azyr, animateur de l'entreprise, il est possible que cette finalité ait prévalu, quoique avec bien des nuances. Mais Vicq d'Azyr ne remplit, quant aux observations météorologiques à proprement parler, qu'une fonction d'impresario lointain, suprême. Le vrai chef d'orchestre qui oriente d'un bout à l'autre, avec minutie, les observations instrumentales, quant aux variations des éléments du climat, c'est le Père Cotte. Or Cotte est l'un des fondateurs de la météorologie contemporaine. C'est un spécialiste, un pur savant, qui vise à développer les séries thermométriques ou barométriques pour elles-mêmes; les méthodes employées étant exemptes de préoccupations extérieures au climat proprement dit. Sans doute Cotte mentionne-t-il, au passage, en des termes assez vagues, que ses travaux pourraient servir à détecter telle ou telle influence « sur l'économie animale et sur les productions de la terre », voire même « intéresser aussi l'astronomie pour l'aider à connaître les lois de la réfraction de l'atmosphère » [1]. Mais il ne s'agit pour lui, par rapport au centre de son œuvre, que de retombées marginales. Le seul et vrai souci de Cotte, c'est d'organiser pour elles-mêmes dans leur rigueur expérimentale, les observations météorologiques; indépendamment de leurs applications, immédiates ou supposées, pour le bien-être des hommes.

Soulignons donc que Cotte a été, dès l'origine, le secrétaire scientifique de la partie de l'enquête qui concernait le climat; enquête à laquelle Vicq d'Azyr n'a donné que l'impulsion initiale, et l'appui administratif d'un secrétariat. En veut-on la preuve ? Dans un texte inédit, rédigé en l'an III de la République, Cotte raconte que la S.R.M. lui faisait passer chaque mois, au fur et à mesure

1. Début d'un manuscrit intitulé : *Plan d'un cours d'observations météorologiques par le citoyen Cotte, observateur météorologiste, membre de plusieurs sociétés savantes, à Mont-Émile (Montmorency)*, S.R.M., 154.

qu'elle les recevait de ses correspondants de province, les fiches dûment remplies par ceux-ci. Il transcrivait alors tous les chiffres ainsi collectés, puis les reportait à la fin de l'année sur de nouvelles tables statistiques « où les lieux des observations étaient rangés suivant l'ordre des latitudes » [1]. Ces tables étaient ensuite publiées dans les Mémoires de la S.R.M. D'autre part, dès l'origine de l'enquête, les méthodes d'observation du Père Cotte, telles qu'il les a judicieusement préconisées dans son *Traité de météorologie* [2], sont présentées aux correspondants de la S.R.M. comme des règles à suivre [3] : c'est bien, dans de telles conditions, *tout* le déroulement de l'investigation, depuis l'observation initiale jusqu'à la publication partielle, qui s'opère sous l'œil vigilant d'un météorologiste authentique. L'aérisme a joué, certes, le rôle d'excitateur que lui ont reconnu Foucault, Meyer et Peter. Mais ses conceptions irrationnelles n'ont nullement faussé les relevés du climat, qui, Cotte aidant, sont constamment marqués de l'objectivité la plus stricte.

Il est possible de pousser plus loin encore cette mise en évidence de la rigueur scientifique des enquêtes sur le climat, effectuées par la S.R.M. Cotte écrit en l'an III [4] que « son observatoire de Montmorency est depuis trente-six ans le centre où sont venues se réunir toutes les observations faites sur la surface du globe ». Cotte a donc commencé à centraliser des données de provenance nationale ou internationale, depuis 1760 au plus tard. En ce sens l'entreprise de correspondance, à rayonnement français et même mondial, lancée sous le nom de Vicq d'Azyr et de la S.R.M. en 1776, n'est du point de vue de Cotte, que la continuation collective d'une œuvre qu'il avait entreprise, par ses propres moyens, bien des années auparavant. Le Père a le sentiment d'exploiter, de cette façon, les bonnes dispositions administratives de Vicq d'Azyr. Mais dans la pratique il fait peu de cas des présupposés aéristes du médecin : il inscrit d'emblée les recherches de la S.R.M., dont on lui confie la partie « météorologie » dans le droit chemin scientifique, qui depuis longtemps est le sien.

En fin de compte, l'enquête de la S.R.M. n'est qu'en apparence une entreprise « aériste ». Dans la réalité, c'est une opération Cotte, rigoureuse : les billevesées climatico-médicales de Vicq d'Azyr, heureusement introduit dans le gouvernement, ont le simple avantage de fournir à cette recherche, le support bureaucratique dont elle avait besoin pour se développer. Une fois celle-ci lancée, Cotte a pu laisser celles-là au vestiaire; en 1776, au moment où démarre l'enquête, la météorologie est déjà discipline constituée, quant aux méthodes et prémisses : paru en 1774, le *Traité de météorologie* du Père Cotte a posé les

1. Cotte, *ibid.*, paragr. 2. Qui plus est, dans les volumes de l'*Histoire et Mémoires de la Société Royale de Médecine*, c'est Cotte qui rédige chaque année la synthèse météorologique des tableaux reçus par la S.R.M. (1776-1786).

2. Paris, 1774.

3. J. Meyer, *op. cit.*, p. 18, note 4, citant les recommandations contenues en A.D. I.-V., C. 1323. Sur les tableaux d'observations (les « bordereaux ») que la S.R.M. faisait imprimer, une note « invite les Observateurs à se servir de la Méthode publiée par le Père Cotte, et que la Société Royale a adressé à ses Membres et à ses Correspondants ».

4. Manuscrit précité de Cotte, *ibid.*

bases rigoureuses de l'observation sur thermomètres. Les postulats aéristes, en dépit ou à cause même de leur fausseté, jouent un rôle salutaire et provocateur, dans la mesure où ils font croire que la meilleure méthode, pour connaître les causes des épidémies, consiste à déclencher une enquête sur le climat! Mais cette enquête, ils ne la faussent, ni ne la font dévier de sa démarche correcte.

Notre recherche, sur les données ainsi accumulées dans le dernier quart du XVIIIe siècle, est au second degré : nous mettons en chantier une enquête actuelle, centrée sur une enquête ancienne. Rendons à chacun ce qui lui est dû : Jean Meyer, le premier, voici dix ans, a commencé aux Archives de l'Académie de médecine, à défricher le fonds, ce fonds Vicq d'Azyr-Cotte, oublié pendant un siècle et demi. Une équipe a poursuivi l'effort engagé par Meyer : Jean-Pierre Peter, d'une part, s'est chargé de la partie proprement médicale des dossiers. Nous avons assuré, d'autre part, avec l'aide de Mme F. Baudry, le dépouillement des séries météorologiques.

Deux mots d'abord sur nos documents de base. Cotte et Vicq d'Azyr avaient construit, à l'intention de leurs correspondants de province et de l'étranger, des « fiches-types » : plus exactement de grands bordereaux ou tableaux (de 48,5 cm × 37 cm) destinés à recevoir dans des cases *ad hoc* les informations et les chiffres que la S.R.M. demandait à ses observateurs bénévoles, à ces médecins dont le réseau quadrillait le royaume [1]. Ces tableaux-types, imprimés à Paris, et expédiés par ballots chez les intéressés, jusque dans le fond des provinces, ont été utilisés sans modifications appréciables d'un bout à l'autre de la période, au cours de laquelle se sont constitués les dossiers que nous étudions. Soit de 1776 à 1792. Le médecin qui acceptait de tenir à jour régulièrement ces bordereaux, et de les réexpédier à Paris une fois remplis, prenait en considération les cases et légendes inscrites sur les deux faces, recto et verso, de la fiche-type. Liquidons d'abord la question du verso, qui ne concerne pas cet article : sur l'envers du bordereau, le médecin note en effet les appréciations relatives à la santé publique, les comptes rendus d'épidémies locales, bref les données, qui intéressent l'autre volet des recherches de notre équipe [2]. Nous ne tiendrons compte dans le présent article que du recto de la fiche-type; Cotte et Vicq d'Azyr ont, en effet, consacré celui-ci, dans son entier, à leur enquête sur le climat.

Sur ce côté « face » de la fiche, un réseau de « lignes » et de « colonnes » est destiné à recevoir les indications météorologiques. Dans les « lignes »,

1. *Cf.* hors-texte : observations météorologiques à Arras, juillet 1789 (S.R.M., 154). Document publié avec la gracieuse autorisation de l'Académie de Médecine.
2. *Cf. supra*, p. 15 et J.-P. Peter, *op. cit.*
Exceptionnellement, le verso du bordereau est utilisé pour les indications météorologiques quand celles-ci sont trop longues pour le recto : par exemple, Montdidier, juill. 1788, (S.R.M., 175).

figurent les 30 ou 31 jours successifs du mois (chaque bordereau concerne en effet un mois d'une année donnée : le correspondant de la S.R.M. remplit douze bordereaux par an).

Sur les « colonnes », apparaissent les différents paramètres dont il convient d'enregistrer journellement les variations : température (trois observations par jour); pression *(idem)*; hygrométrie, etc. Des colonnes supplémentaires sont prévues pour inscrire, de façon journalière également, les appréciations qualitatives et empiriques sur la température et l'humidité : ces notations indiquent par exemple que le jour a été « beau » ou « couvert »; d'autre part elles signalent pour la journée mise en cause les faits de pluie, neige, brouillard, tonnerre, aurore boréale... Les directions changeantes du vent, selon les points cardinaux, font elles aussi l'objet d'une mention. Une récapitulation mensuelle est enfin prévue, toujours au recto, sur le côté droit du bordereau. Prenons l'exemple de celle qui concerne les observations de Marseille, en janvier 1780. On peut y lire entre autres données la plus grande chaleur observée dans le mois = 10°5 (Réaumur); la moindre chaleur mensuelle (minimum observé) : —3,0°; enfin, donnée beaucoup plus intéressante, la température moyenne du mois, calculée par les soins de l'observateur, à partir des 30 ou 31 observations, trois fois journalières. A Marseille, en janvier 1780, celle-ci est de 4°5. En vertu d'un schéma semblable à celui qu'on vient d'évoquer pour les températures, les observations mensuelles indiquent la plus haute pression du mois (28 pouces, 3 lignes et 8 douzièmes de ligne) la plus basse pression (27 pouces, 4 lignes, zéro); la pression moyenne (27 pouces, 10 lignes, un douzième). Le nombre de jours de pluie, dans le port provençal, en ce mois de janvier 1780, est de 10 jours (sur 31); la quantité de pluie tombée est évaluée, d'après le pluviomètre, à 1 pouce, 1 ligne et 6 douzièmes de ligne; les vents dominants sont nord-ouest et sud-est.

Une partie de ces chiffres a fait l'objet d'une publication, dès le temps de Vicq d'Azyr et par les soins de Cotte : la revue *Histoire et Mémoires de la Société Royale de Médecine*, pour chaque mois, depuis 1776 jusqu'à 1786, donna les moyennes *mensuelles*, obtenues à partir des données journalières qui furent recueillies chez les observateurs provinciaux. Ce travail d'édition, qui concerne notamment les températures et la pluie, est précieux, mais pas exhaustif. Il se termine en effet prématurément, soit en 1786. Or bien après cette date, les médecins correspondants de la S.R.M., continuent, imperturbables, de remplir les bordereaux, de calculer les moyennes et d'expédier le tout à Paris. Mais désormais ces envois obscurs ne connaissent plus la lumière des éditions de *Histoire et Mémoires de la S.R.M.* Ils sont destinés à rester enfouis, sous forme de manuscrits inédits, que notre équipe exhume pour la première fois.

Ainsi se justifie notre démarche : nous avons d'abord relevé tous les chiffres publiés dans le bulletin de la S.R.M., de 1776 à 1786. Puis, ayant ainsi défriché l'imprimé, nous avons repris toute la documentation manuscrite, conservée aux Archives de l'Académie de médecine. Cette double prospection nous a permis d'étoffer beaucoup, grâce à l'inédit, les maigres séries qu'avaient offertes

CORRESPONDANCE DE LA S

Observations Météorologiques faites à Arras ———— *Province de*

Jours du mois.	THERMOMETRE EXTÉRIEUR (a). Matin.			THERMOMETRE INTÉRIEUR (b). Matin.			HYGROMETRE (c). Matin.			BAROMETRE (d). Matin.			VENTS. Matin.	force	Midi.	force	Soi[r]
	Matin.	Midi.	Soir.	Matin.	Midi.	Soir.	Matin.	Midi.	Soir.	Matin.	Midi.	Soir.	Matin.	force	Midi.	force	Soi[r]
	Degrés.	Degrés.	Degrés.	Degrés.	Degrés.	Degrés.	Degrés.	Degrés.	Degrés.	P. L.	P. L.	P. L.					
1	8,4	14,4	10,3	11,3	12,8	12,6	12,0	27,1	17,2	28 … 0,8	28 … 0,8	28 … 0,7	S O.	1	O.	1/2	O
2	10,9	15,4	11,7	12,3	13,8	13,4	13,1	28,4	16,0	28 … 9,7	27 … 11,7	27 … 11,3	S O.	1	O.	1	O
3	11,5	21,7	14,9	13,1	16,4	15,8	15,7	33,2	18,3	27 … 11,2	27 … 10,8	27 … 10,6	O.	0	S. E	1	S E
4	14,1	21,4	16,2	15,6	17,8	17,3	16,2	34,1	19,8	27 … 10,2	27 … 10,2	27 … 10,3	S.	1	S. O.	1	E
5	15,5	15,4	13,2	16,9	16,7	16,3	15,4	19,5	16,3	27 … 9,8	27 … 10,1	27 … 10,3	S. E	1	S.	1	S.
6	11,5	18,3	12,0	15,4	17,1	15,8	13,6	32,9	15,7	27 … 10,8	27 … 10,8	27 … 11,3	S. O.	1	S. O.	1	S O
7	10,3	15,7	14,7	15,0	17,1	16,1	12,0	32,1	22,8	27 … 11,3	27 … 11,6	27 … 11,7	S. O.	1	S.	1	S.
8	16,3	17,8	13,8	15,8	17,3	16,7	21,9	31,0	24,3	27 … 10,9	27 … 11,8	28 … 0,0	S.	1	S O.	2	S. O
9	13,1	18,4	12,7	16,3	17,4	16,9	20,8	32,2	20,4	28 … 0,6	28 … 1,2	28 … 1,3	S O.	0	S O.	1/2	S O
10	11,3	22,5	14,4	16,2	18,6	17,7	17,6	37,1	23,7	28 … 0,3	27 … 11,0	27 … 10,8	S O.	0	S O	1	O
11	14,1	18,2	12,8	17,0	17,9	17,1	22,9	32,1	22,2	27 … 11,2	27 … 11,6	27 … 11,8	O	1/2	O.	1	O
12	12,6	19,9	14,9	16,6	18,3	17,3	19,8	34,6	24,0	27 … 10,8	27 … 9,2	27 … 8,6	S O.	1	S O.	1	S O
13	14,4	16,6	12,1	16,8	17,4	16,3	17,0	22,1	19,4	27 … 7,8	27 … 7,8	27 … 7,8	S	1	S. O.	1	O
14	13,0	16,2	12,3	15,7	16,4	16,2	15,7	27,1	19,7	27 … 8,8	27 … 10,6	27 … 11,3	O.	1/2	O.	1/2	O
15	14,3	27,9	14,1	18,7	16,6	16,2	16,2	24,0	25,3	27 … 11,2	27 … 10,9	27 … 10,3	S O	1	S O.	1/2	S O
16	14,3	16,1	12,6	15,8	16,4	15,7	18,4	24,7	16,2	27 … 9,6	27 … 9,6	27 … 9,1	S.	1	S.	0	S
17	11,4	16,8	11,4	15,1	15,6	15,2	15,1	30,3	20,0	27 … 8,6	27 … 9,0	27 … 8,8	S O.	1/2	S.	1	S.
18	11,2	16,6	10,9	14,8	15,8	15,3	19,2	24,1	15,6	27 … 8,4	27 … 8,6	27 … 8,8	S	0	S. O.	1	S. O
19	11,4	14,2	12,2	14,8	15,3	15,0	14,3	18,4	11,1	27 … 8,7	27 … 8,6	27 … 9,2	S O.	1	S. O.	1	S O
20	11,7	19,0	13,1	14,7	17,1	16,2	15,6	32,8	15,4	27 … 9,7	27 … 10,4	27 … 10,9	O.	1	O.	1	N.
21	11,8	15,0	14,5	15,6	16,2	16,0	12,7	27,3	19,7	27 … 11,4	27 … 11,4	27 … 10,9	N.	0	S. O	1	S. O
22	14,2	17,1	11,4	15,6	16,8	15,4	15,5	26,6	17,2	27 … 10,0	27 … 9,7	27 … 9,8	S O.	1	S. O.	1	S. O
23	11,2	14,3	11,4	14,9	15,3	14,3	18,9	26,7	15,0	27 … 7,8	27 … 8,4	27 … 9,2	S O.	1	O.	2	O
24	10,3	15,9	12,3	13,7	15,0	14,2	14,9	31,0	18,8	27 … 10,3	27 … 10,6	27 … 10,7	O.	0	O.	1	O
25	11,7	16,8	13,4	13,6	14,6	14,2	14,4	26,7	14,0	27 … 10,2	27 … 9,8	27 … 9,7	O.	0	S O.	1	S O
26	12,8	15,8	11,6	13,8	16,2	15,3	12,6	26,1	15,8	27 … 9,6	27 … 9,8	27 … 9,8	O.	1	O.	1/2	O
27	9,1	17,7	11,9	14,5	15,8	14,8	12,1	30,0	12,3	27 … 9,3	27 … 8,9	27 … 9,8	O	0	N.	1	N.
28	11,7	14,4	10,7	14,5	15,3	15,0	12,0	17,9	8,1	27 … 9,6	27 … 10,4	27 … 11,8	O.	1	N.	1	N
29	10,2	16,9	12,6	14,5	16,8	15,8	7,9	30,0	17,4	28 … 0,1	28 … 0,3	28 … 0,3	N. O.	1	O.	1	O
30	13,2	17,6	12,1	15,2	15,7	15,1	14,0	31,2	15,9	28 … 0,1	28 … 0,3	28 … 0,6	O.	1	O.	1	O
31	11,0	15,8	12,9	14,6	15,7	15,0	12,9	33,4	12,8	28 … 0,6	27 … 10,8	27 … 9,6	O.	0	S. O.	1	S.

(a) Désigner s'il est à mercure ou à esprit-de-vin, & son exposition hors d'une fenêtre. *il est à mercure et bien exposé au nord extérieurement.*

(b) Il doit être à mercure & attaché près du Barometre. *il est à mercure et près du Barometre.*

(c) Les quatre principaux sont ceux de M Deluc, Buissart, Retz & Copineau; indiquer c dont on se sert. *mon hygrometre est exposé nord extérieurement, et à l'abri de la pluie*

(d) Il faut, autant qu'on le peut, le tirer de P

ÉTÉ ROYALE DE MÉDECINE.

Par M. Buissart — Mois de juillet — 1789

TAT DU CIEL. Midi.	Soir.	Quant. de Pluie. Lignes.	JOURS des divers Météores. D'Aurore boréale.	de Lumière zodiacale.	de Tonnerre	Évaporation. Lignes.
c. pte pl. [illegible]	nébul.		le 27 aurore boréale assez brillante		les 3. 6. 19. et 28	
nébul.	n. rar.					
neb. n. vt. de l'o.	n. rar. vt. de l'o.					
nébul	neb. pluie.					
c. pl. ab. le mat.	couv.					
neb. tonn. loint.	nuag. rar.					
tr. nébul	couv.					
nuag. rar.	nébul					
tr. nébul	nuag. rar.					
nébul.	nébul.					
tr. néb.	nébul.					
nébul	tr. nébul					
neb. pl. ab. [illegible]	couv.					
tr. neb. pte pl.	couv.					
c. pte pl. pass.	tr. nébul					
c. pte pl. pass.	c. pl. ab. ab.					
couv.	nébul					
tr. neb. pte pl.	sans nuag.					
c. pl. ab. tonn.	c. pte pl. pass.					
nébul	n. rar.					
c. pte pl. pass.	couv.					
tr. neb. pl.	neb. pl. [illegible]					
c. pl. [illegible]	couv.					
couv.	c. pte pl.					
c. pl. [illegible]	couv.					
nuag. rar.	nébul.					
tr. neb. pluie	n. rar. [illegible]					
tr. neb. pl. tonn.	nuag. rar.					
nébul.	c. pluie					
c. pte pl. pass.	tr. nébul					
couv.	c. pluie ab.					

Observations relatives à l'Agriculture.

le 1er on semoit les [illegible]
le 2 on cueilloit les poires madelaines;
le 2 les œuillettes commencoient à fleurir;
le 1[illegible] on coupoit les seigles.
le 2[illegible] on arrachoit les [illegible]
et le 2[illegible] on abattoit les [illegible]
le 31 la récolte des seigles ne pouvoit se faire à cause des pluies journalières, leur fréquence a empeché aussi de recueillir les foins dans le moment opportun.

RÉCAPITULATION du Mois (e).

THERMOMETRE EXTÉRIEUR.

	Degrés.
Plus grande Chaleur	22,5
Moindre	8,4
Moyenne. Matin	12,1
Midi	17,3
Soir	12,8
du Mois	14,1

BAROMETRE.

	Pouc.	Lig.
Plus grande Élévation	28	1,3
Moindre	27	7,3
Moyenne. Matin	27	10,4
Midi	27	10,5
Soir	27	10,6
du Mois	27	10,8

HYGROMETRE.

	Degrés.
Plus grande Sécheresse	37,1
Moindre	7,9
Moyenne. Matin	18,4
Midi	28,6
Soir	17,8
du Mois	20,8

Jours beaux	7
couverts	12
de Nuage	12
de Pluie	9
de Neige	0
de Vent	4
de Brouillard	2
de Tonnerre	4
d'Aurore boréale	1
Vents dominants	sud ouest et ouest
Température du Mois	

heures des observations
le matin ... 8 heures
l'après midi .. 2
le soir 10 1/2

bien que les autres instrumens; afin d'être sûr le mercure a été purgé d'air par l'ébullition.
[illegible] purgé d'air par l'ébullition.

) On invite les Observateurs à se servir de la [m]ode publiée par le P. Cotte, & que la Société Royale a adressé à ses Membres & à ses Correspondants. La Société n'exige pas que tous les détails de cette Table soient remplis. MM. les Correspondants sont invités à y porter, chacun, les résultats des Observations qu'ils auront occasion de faire.

au public *Histoire et Mémoires de la S.R.M.* En outre, nous avons pu, par ce procédé, vérifier l'exactitude des chiffres déjà publiés sous Louis XVI, en les collationnant sur le manuscrit. Dans quelques cas, cette vérification *a posteriori* nous a mis en mesure de rectifier certaines erreurs de transcription, du reste rares, imputables aux typographes du journal précité de la S.R.M.

Enfin, dernier avantage, non négligeable, les séries issues d'une même station d'observation n'étant pas classées toutes ensemble, mais se trouvant souvent dispersées entre plusieurs cartons, déposés aux Archives de la S.R.M., nous avons pu, grâce à notre prospection systématique des manuscrits, reconstituer l'unité de chaque série, relevant d'une station donnée; unité que les conservateurs de ces dossiers au siècle passé avaient parfois désarticulée, entre des « chemises » différentes.

Nous avons dû confectionner, préalablement à notre collecte de données, notre propre bordereau de dépouillement. Ce bordereau au second degré, conçu par nous pour être adapté aux documents de base conservés à la S.R.M., nous l'appellerons désormais fiche de dépouillement, ou tout simplement *fiche;* ceci afin de le distinguer du formulaire ou bordereau originel, mis au point au XVIIIe siècle par la S.R.M. et décrit ci-dessus : à celui-ci nous conserverons par convention, le nom de *bordereau.* On remarquera que les *bordereaux* originels sont à la fois journaliers et mensuels, alors que nos *fiches* sont seulement mensuelles : en d'autres termes, au cours de notre dépouillement, nous avons laissé de côté tout ce qui concernait l'évolution du temps, telle que les médecins l'analysaient *jour par jour.* Nous nous sommes bornés à recueillir les moyennes mensuelles, afin d'obtenir un premier aperçu sur le climat des années 1776-1792. La documentation journalière, source précieuse pour maint chercheur futur, météorologiste ou historien, demeure un chantier ouvert et inexploité, dans les cartons de la S.R.M., pour quiconque veut en tirer des monographies sur « le temps qu'il a fait, tel jour », ou, mieux, sur les « types de temps » [1].

Il est possible maintenant de mesurer la base, géographique et documentaire, sur laquelle s'appuie notre enquête. Au terme de notre dépouillement de l'imprimé et des manuscrits, nous nous sommes trouvés en face d'un certain nombre de séries (plus d'une centaine), définies chacune par une station géographique : dans cette station (Chartres, ou Montdidier, par exemple), un observateur, ou parfois plusieurs observateurs successifs, correspondants de la S.R.M. ont opéré, enregistré les variables, rempli et expédié les bordereaux, au cours de la période dont le *terminus a quo* est 1776 et le *terminus ad quem* 1792. Nous recensons au total 206 stations de ce type. La grosse majorité parmi celles-ci (Chartres, Montauban, Oloron, Dax, etc.) se trouve sur le territoire

1. *Cf.* J. A. KINGTON, « A late eighteenth century source of meteorological data », *Weather*, 25, 4, avr. 1970.

du royaume de France. Quelques dizaines cependant sont à l'étranger, là où le hasard d'une carrière a fait d'un médecin, français ou non, le correspondant local de la S.R.M. C'est ainsi que Vicq d'Azyr a reçu des bordereaux, en provenance de Bassorah, de Bagdad, de Saint-Petersbourg, de New York et de la Guadeloupe... Plus proches de l'hexagone, les stations de La Haye (Hollande), Francfort sur l'Oder, Copenhague et Londres fournissent également des données. La Hollande avec Leeuwarden, La Haye, Leyde, Amsterdam et Rotterdam s'est montrée spécialement généreuse en observateurs et correspondants de la S.R.M.

Dès l'abord, un tri purement manuel, et des plus simples, s'est imposé; toutes les stations, pour lesquelles le nombre d'observations portait en tout *sur moins de six mois* [1] ont été par nos soins éliminées de notre lot de fiches, et considérées comme nulles et non avenues; citons parmi les victimes de cette ablation, Limoges (où le correspondant de la S.R.M. ne s'est manifesté que pendant une courte période au début de 1783), Montréal au Canada (*idem*, au début de 1779 seulement), Rambouillet (données à la fin de 1786 uniquement), etc. Au total, nous avons exclu par ce procédé 34 stations. Il en est resté 172, survivantes, dont 137 sont sises en France, et 35 sont étrangères. Si ces 172 stations avaient toutes fonctionné sans interruption pendant les dix-sept années où la S.R.M. a régulièrement réceptionné des bordereaux, nous devrions avoir (à raison de douze bordereaux par an pendant dix-sept années pour chacune des 172 stations) :

$$17 \times 12 \times 172 = 35\,088 \text{ bordereaux.}$$

Mais en fait, les médecins et autres correspondants de la S.R.M. n'ont travaillé, pour la plupart d'entre eux, que pendant quelques années de la période de référence. Les courtes séries ainsi obtenues sont elles-mêmes hachées parfois d'interruptions, dues à divers empêchements ou déplacements. Bien entendu, certains correspondants de la S.R.M. sont exemplaires par leur assiduité. Mais beaucoup d'autres sont sujets à éclipses et disparitions fâcheuses. Cet absentéisme fait contraste avec la permanence des stations contemporaines d'observation, qui jouissent aux XIXe et XXe siècles de la pérennité des personnes morales. Nos séries sont incomplètes, pleines de trous et de lacunes. Leur ensemble fait penser parfois à un tissu serré, presque homogène; d'autres fois, hélas, à une sorte de dentelle.

Qu'on en juge. Au lieu des 35 088 fiches dont nous devrions disposer, nous en possédons seulement environ 8 300, ce qui donne une moyenne de 48 fiches par station; autrement dit 48 mois d'observations en moyenne, continues ou discontinues, par station.

Cependant, cette « moyenne » de 48 mois ne signifie pas grand-chose en tant que telle. Elle masque des écarts considérables. Nous avons d'une part des séries relativement longues qui s'étendent sur plus de 4 ans, 6 ans, 8 ans...

1. *Cf. infra*, O. MULLER, I, p. 95.

Ce sont évidemment les plus intéressantes du lot, surtout quand elles sont à peu près continues. Et nous avons d'autre part des séries assez brèves et sans grand intérêt, qui couvrent dix-huit mois, un an, ou moins encore. En gros, tandis qu'un tiers des villes a plus de quatre années d'observations, un autre tiers ne dépasse guère la durée d'une année.

Nous avons donc opéré un second tri qui, cette fois, intervient non plus au niveau de la prise en considération initiale des chiffres; mais au moment de la présentation finale des résultats. Nous avons distingué [1] :

a) Les « villes importantes » (importantes, du point de vue de notre recherche, bien sûr). Ce qualificatif s'applique à toutes les stations pour lesquelles nous recensons 45 bordereaux ou davantage; soit 45 mois d'observations intéressant une variable donnée (température, ou précipitations, etc.) : en ce qui concerne, par exemple, la température (qui forme le sujet principal de nos réflexions dans cet article), 56 stations françaises méritent ce qualificatif de « ville importante ». C'est sur ces localités majeures que portera notre effort essentiel quant à l'analyse des résultats : les données issues de stations de ce type, en effet, reposent sur une base temporelle large, et peuvent donc être considérées comme plus significatives que celles qui proviennent de localités moins « suivies »;

b) Le second groupe comprend, par définition, toutes les autres stations : celles qui ont moins de 45 données. Nous n'évoquerons leurs résultats que pour mémoire : ceux-ci peuvent être intéressants pour une recherche localisée ou monographique. On ne peut guère leur demander, tant ils sont fragmentaires, d'étayer des conclusions à portée générale.

Cependant, cette distinction entre « villes importantes » et « non importantes » est peut-être prématurée au stade actuel de notre exposé. Dans la mesure où elle concerne les présentations finales des résultats, elle suppose en effet résolus les problèmes que posent, et la critique des sources, et l'élaboration du matériel statistique. Ce sont ces problèmes qu'il convient maintenant d'évoquer au préalable.

Fondamentalement, la critique des sources concerne les méthodes et les instruments de mesure utilisés.

En ce qui concerne les instruments de mesure, notre présent article étant concerné avant tout par les températures, nous nous occuperons uniquement de la question du thermomètre.

Le problème des unités de mesure thermiques, à partir desquelles est gradué l'instrument, est essentiel. Un article d'Arthur Birembaut pose à ce propos

1. *Cf. infra*, O. Muller, I, p. 96.

certaines questions pertinentes [1] : nos médecins utilisaient-ils vraiment pour leurs observations sur la température, l'échelle *dite* de Réaumur, où 0° représente la température de la glace fondante, tandis que 80° correspondent à la température d'ébullition de l'eau ? Il est permis de s'interroger sur ce point, l'histoire de « l'échelle Réaumur » étant assez complexe. Le physicien français [2], dans son mémoire de 1730 avait appelé « terme de l'eau bouillante » la température qui sévit au moment précis où l'esprit de vin, plongé en tube ouvert dans l'eau bouillante, commence lui-même à bouillir. Il avait gradué à 80° ce soi-disant « terme de l'eau bouillante », qui n'était en fait que le « terme de l'esprit de vin bouillant ». Par la suite et en raison d'un contresens, l'habitude se prit d'employer avec une signification différente le vocabulaire proposé par Réaumur : « les constructeurs parisiens de thermomètres à mercure », écrit M. Birembaut, « graduèrent leurs instruments en employant deux points fixes, le premier point étant celui de la glace fondante, et le second celui de l'eau bouillante (ce deuxième point ne pouvait plus correspondre en effet à la température d'ébullition de l'alcool, puisque l'esprit de vin n'était plus employé, par définition, pour les thermomètres à mercure). Mais combien de degrés marquer pour l'ébullition de l'eau ? Comme Réaumur avait malencontreusement appellé *terme de l'eau bouillante* la température à laquelle *l'esprit de vin* allait commencer à bouillir en tube ouvert, la fortune de cette expression fit croire à tous ceux qui n'avaient pas lu le mémoire de 1730 que l'auteur avait voulu fixer la température d'ébullition de l'eau à 80° » [3]. Ce contresens, qui n'avait par lui-même aucun inconvénient scientifique, finit par s'imposer. En 1772, le physicien De Luc note qu'on nomme désormais « thermomètre de Monsieur de Réaumur » tous les instruments qu'ils soient à mercure ou à alcool, dont le degré 80 est la chaleur de l'eau bouillante [4], et non plus celle de l'alcool bouillant.

La situation semble donc assez claire : les correspondants de la S.R.M. (qui travaillent, eux, à partir de 1776) utilisent des thermomètres gradués de 0 à 80°, depuis la congélation de l'eau jusqu'à son ébullition, en fonction du système dit (à tort) de Réaumur.

Quelques doutes peuvent cependant être soulevés à ce sujet. Birembaut [5] insiste sur l'idée que *même après 1772* (et en dépit du large consensus qui s'est dégagé « sur les thermomètres, dont les 80°, pseudo-Réaumur, indiquent *en fait* l'eau bouillante ») une certaine pluralité d'échelles, sources de confusion, a pu continuer à sévir parmi les observateurs français. Barbier, de Tours, en 1775, Gaussen de Montpellier en 1781 et 1789 s'inquiètent de la cause possible d'erreurs que recèle ce pluralisme persistant...

1. A. Birembaut, « La contribution de Réaumur à la thermométrie », *Revue d'histoire des sciences et de leurs applications*, (XI) 4, oct.-déc. 1958.
2. Tout ce qui suit d'après Birembaut, *ibid.*
3. *Ibid.*
4. J. A. De Luc, *Recherches sur les modifications de l'atmosphère*, Genève, 1772, t. I, p. 352.
5. A. Birembaut, *op. cit.*, pp. 326-327.

On aimerait donc en avoir le cœur net : à vrai dire, en ce qui concerne le réseau d'observateurs animé par la S.R.M., il semble qu'il n'y ait guère de problème. Ce réseau a été d'un bout à l'autre dirigé par le Père Cotte. Or Cotte, dès 1774, est un partisan déterminé, un prosélyte même [1], de l'échelle (dite à tort « de Réaumur »), à 80° *d'eau bouillante :* il a insufflé cette conviction au groupe de correspondants qu'il dirige.

Une vingtaine d'années plus tard, en effet, résumant l'expérience de sa collaboration à la S.R.M., il décrit en l'an III à propos du thermomètre : « Thermomètre : on le construit avec du mercure, ou avec de l'esprit de vin. Les thermomètres *à mercure*... sont préférables. Ils doivent être réglés exactement d'après les deux points fixes de la congélation *et de l'eau bouillante* par un artiste intelligent. Les plus connus à Paris sont ceux des citoyens Assier Perica, quai Pelletier, et Bettally, rue de la monnaie n° 7. Ils seront mis sur glaces ou sur cuivre blanchi; la graduation s'y fait avec plus d'exactitude, l'échelle du thermomètre sera divisée *en 80°, de la glace à l'eau bouillante* » [2].

Enfin, l'origine des thermomètres utilisés est une présomption supplémentaire en faveur de leur uniformité. Beaucoup de médecins, par exemple Linacier à Chinon, De La Mazière à Poitiers, Bagot à Saint-Brieuc, etc. (leur correspondance en témoigne), commandent leurs instruments chez les meilleurs fabricants de Paris : Perica d'Assier [3], Goubert, Mossy. Ceux-ci, à leur tour, font état de la caution de la S.R.M. pour garantir la qualité de leurs thermomètres [4].

Les instructions de la S.R.M., généralement bien suivies, recommandent, d'autre part, d'observer au thermomètre extérieur et intérieur.

Les indications du thermomètre intérieur qui enregistre la température d'une

1. *Traité de météorologie*, livre II, article VII, « Thermomètre de M. de Réaumur » : « ... en suivant de point en point ce que ce sage Physicien prescrit dans les deux Mémoires qu'il a donnés sur cette matière, on peut en tout temps et en tout lieu construire des thermomètres dont les marches soient comparables entre elles, dont les degrés soient relatifs à des termes de froid et de chaud bien fixes et bien connus, et qui soient applicables à toutes les épreuves qui sont du ressort de cet instrument. » On doit donc préférer le thermomètre de Réaumur à tous les autres. Il est gradué de 0 « terme de a glace ou de la congélation de l'eau » à 80 « degré de l'eau bouillante ».

2. Le thermomètre subira encore au XIXe siècle d'autres perfectionnements. Les plus importants concernent la mesure des températures supérieures à 100° (qui n'intéressent pas notre enquête) et la mise au point d'un instrument fidèle à maximum et à minimum. (*Cf.* W. E. KNOWLES MIDDLETON, *A history of the thermometer and its use in meteorology*, Baltimore, 1966. Je remercie le Père Costabel pour les informations et les conseils qu'il m'a donnés à ce propos).

3. *Cf.* quelques lignes plus haut son nom « démocratisé » en l'An III.

4. « M. Mossy, constructeur d'instruments de physique en verre des Messieurs de l'Académie des Sciences et de la Société Royale de Médecine, demeurant à Paris... exécute de nouveaux thermomètres à mercure, purgés d'air etc. » (oct. 1784). De même, « M. Goubert, constructeur d'instruments de météorologie de l'Académie de Dijon (il construisait à Paris, dès 1783, des thermomètres approuvés par la S.R.M.) expose le résultat de ses recherches sur les différences qui existent entre les thermomètres à mercure et ceux à esprit de vin et sur les moyens d'y remédier (...). Il donne une table de la différence des deux thermomètres, *divisés chacun en 80 degrés*, et propose une nouvelle manière d'en diviser l'échelle (en 100 degrés) » (mai 1790). (*Cf.* A. COUVREUR, *La pharmacie et la thérapeutique au XVIIIe siècle vues à travers le Journal Encyclopédique de Pierre Rousseau, à Bouillon*, Bruxelles, 1953, thèse Université de Strasbourg, juill. 1953, n° 647).

pièce chauffée, n'ont aucun intérêt pour notre enquête; leur valeur climatologique est nulle. Quant au thermomètre extérieur qui donne la température de l'air, source fondamentale pour l'histoire du climat, Cotte, impératif et judicieux, conseille de le placer sur une paroi exposée à l'air libre et au nord.

Les lectures ainsi faites, sur un thermomètre soustrait au rayonnement solaire présentaient bien entendu un grand intérêt. C'est à partir de mesures de cette sorte que furent élaborées, en effet, les séries météorologiques les plus anciennes, qu'ont collationnées par la suite Labrijn pour la Hollande et Manley [1] pour l'Angleterre. Néanmoins, l'absence *d'abri* de type contemporain produisait une cause d'erreur non négligeable : aux premières et aux dernières heures de la journée, une certaine dose de rayonnement solaire pouvait en effet atteindre le thermomètre, que sa situation sur une paroi exposée au nord ne protégeait pas complètement des ardeurs du soleil levant ou couchant.

Autre cause d'erreur possible : le contact direct avec une paroi. La bonne règle, déjà recommandée par Vicq d'Azyr [2] voulait que le thermomètre fût éloigné de toute muraille, « placé au nord et s'il se peut isolé ». En fait, il semble qu'assez souvent le thermomètre était suspendu au montant ou à l'appui d'une fenêtre. Dans ces conditions, le mur d'appui pouvait transmettre jusqu'au mercure ou à l'esprit de vin chargé d'enregistrer les températures, une faible partie de la chaleur intérieure de la maison. Voilà donc deux facteurs de réchauffement ou de refroidissement artificiel qui sont susceptibles de faire « monter » ou « descendre » les courbes thermiques tirées de nos vieilles observations du siècle des Lumières : rayonnement solaire d'une part; chaleur « humaine » ou du moins d'origine humaine, en provenance des immeubles, d'autre part [3].

Par ailleurs, la fraîcheur nocturne elle aussi pouvait perturber les observations : dans la mesure où le sol se refroidit, il peut, en effet, rafraîchir la pellicule d'air superficielle, qui le recouvre sur quelques dizaines de centimètres; celle-ci à son tour peut influencer négativement les thermomètres. Le phénomène n'est guère

1. A. Labrijn, « Het Klimaat van Nederland gedurend de laatste twee en een halve eeuw », *Koninklijk Nederlandsch Meteorologish Instituut*, 102, Mededelingen en Verhandelingen, Gravenhage 49, 1945, p. 114; et G. Manley, *Temperature trends in Lancashire*, Q.J.R.M.S., 1946.

2. Texte cité par J. Meyer, *op. cit.*, p. 18.

3. Le Père Cotte montrait dès 1774 (*Traité...*) dans un chapitre écrit tout spécialement (chap. III, *Des précautions à prendre dans l'Observation des Instruments Météorologiques*) qu'il avait prévu de telles erreurs et qu'il essayait de les prévenir : le thermomètre, écrivait-il, doit être à l'air libre. « Il serait mieux (qu'il) fût isolé sans être appuyé contre un mur, et que la planche même sur laquelle il est fixé, fût percée d'une rainure à jour, de manière que le tube n'y touchât que par les deux extrémités, et que l'air circulât ainsi librement autour du tube; car le mur et la planche peuvent conserver pendant quelque temps une certaine chaleur qui ne sera pas dans l'atmosphère, ce qui rendra fautives les Observations du thermomètre. » On doit l'exposer « au nord ou à peu près, dans quelque place qui ne reçoive jamais ni les rayons directs, ni même les rayons réfléchis du Soleil; ... le pavé même des rues renvoie au premier étage et aux appartements des rez-de-chaussée une chaleur qui diffère notablement de celle qui agit plus haut. » Mais, reconnaît-il plus loin, les observations faites en été sont « bien moins certaines » qu'en hiver « à cause de la réflexion du soleil que l'on ne peut entièrement éviter. » (Cette dernière cause d'erreur explique probablement pour une part certaines distorsions estivales : *cf. infra*, p. 42.)

sensible à hauteur d'homme. Il l'est bien davantage à moins de 50 cm du sol. Le thermomètre, s'il est trop bas placé, indique donc une température qui n'est pas vraiment celle de l'air ambiant; mais celle d'une couche atmosphérique sous-jacente, en contact direct avec le sol. Les mesures sont alors faussées par déficit thermique. Cependant, une telle éventualité semble assez peu probable, si l'on se réfère à notre documentation. Il ne paraît pas que les thermomètres du XVIIIe siècle finissant aient été placés par leurs propriétaires si bas, et si près du sol. Les instructions mêmes de Vicq d'Azyr, ordonnant que baromètre et thermomètre soient lus par les observateurs, « les yeux vis-à-vis de l'instrument », impliquent bien que le thermomètre était placé à hauteur d'homme. Et ceci est confirmé par la correspondance des médecins [1].

Un second problème capital est celui des heures d'observation. Les instructions de Vicq d'Azyr et Cotte sur ce point sont formelles [2]. « L'observation la plus importante, dit Vicq d'Azyr, est celle du thermomètre. Elle doit avoir lieu trois fois par jour : au lever du soleil; vers 2-3 heures; et vers 9-10 heures. » Il s'agit bien entendu de l'heure locale, observée à l'aide de cadrans solaires ou d'une horloge. Nous verrons plus loin les avantages et les inconvénients que présente cette combinaison d'horaire préconisée par Vicq d'Azyr, quand il s'agit d'instituer une comparaison avec les données du XXe siècle, recueillies sur la base d'une observation des minima et maxima journaliers [3].

Quoi qu'il en soit, pour chaque station, les moyennes mensuelles, calculées par Cotte ou par l'observateur local lui-même à partir des trois séries d'observations journalières, ont été collectées par nous dans tous les cas où ces trois séries (matin, milieu du jour, soir) figuraient effectivement dans les bordereaux (certains médecins ou correspondants n'observent qu'une ou deux fois par jour; et dans ce cas leurs résultats ne sont pas pris par nous en considération).

A titre d'exemple de cette procédure, voici un des bordereaux pris au hasard : à Arles en avril 1786 [4], la moyenne des 30 observations matinales est à 9°1/3, celle de midi à 14°1/7, celle de 2 heures et demie à 14°3/5, celle du soir à 10°5/6. La moyenne générale d'avril 1786, calculée par cet observateur lui-même (particulièrement zélé, puisque comme on vient de le voir il procédait à 4 observations, dont deux dans la mi-journée) est de 12°2 : calcul correct.

1. A Arras par exemple (S.R.M., 167, mém. de 1777) le thermomètre extérieur est placé à la fenêtre d'une chambre au deuxième étage, « exposé directement au nord, isolé par le moyen d'une grande ouverture de la planche sur laquelle il repose, et exposé horizontalement suivant le sentiment de M. de Servière (journaux de phisiques des mois derniers) ».
2. J. MEYER, « L'enquête... », *supra*, p. 18, citant A.D. I-V., C. 1323.
3. *Cf.* annexe 3.
4. S.R.M., 156.

Les données thermiques, ainsi recueillies par nous dans les archives, étaient exprimées en degrés Réaumur; nous les avons converties en centigrades, à raison de 1,25 °C pour 1 °R. Cette opération qui concernait au total 6 422 données nous aurait demandé de gros délais, s'il avait fallu l'effectuer à la main. D'autre part, en plus de la conversion précitée en mesures modernes, nous souhaitions soumettre ces milliers de données à divers calculs et tests : il s'agissait de savoir d'abord, si d'une station à l'autre, les résultats obtenus présentent une corrélation mutuelle. Ce test de concordance (ou, dans les cas malheureux, de non-concordance) permet d'apprécier si chacune des séries peut, ou non, être présumée valable [1]. Quant aux calculs, ils visent à établir des *moyennes d'ensemble :* moyennes générales annuelles, moyennes saisonnières et mensuelles, valables, non plus seulement pour tel mois, tel trimestre ou telle année, mais pour l'ensemble de la période sur laquelle on possède des observations envoyées à la S.R.M. Ces exigences diverses nous ont imposé l'usage des cartes perforées et de l'ordinateur. Celui-ci, du reste, nous a permis de pousser assez loin l'élaboration de nos données : c'est ainsi que nous présentons pour *chaque* mois d'une année particulière, non seulement la valeur moyenne de la température en ce mois-là; mais aussi la valeur de l'écart mensuel (positif ou négatif) à la moyenne d'ensemble pluriannuelle, du mois mis en cause. Nous ajoutons aussi certaines indications concernant la « fiabilité » de notre chiffre thermique : ces indications dérivent du calcul de corrélation effectué par l'ordinateur. Si ce chiffre thermique d'un mois donné sort validé des tests de corrélation au cours desquels il a été confronté avec les chiffres du même mois qui sont en provenance des stations voisines, il est précédé de la lettre C. Si l'épreuve est insatisfaisante, et le coefficient de corrélation trop bas, le chiffre est précédé d'un ou deux astérisques (équivalents, selon le cas, à une probabilité moyenne ou forte d'avoir une erreur). Si enfin, le chiffre est incontrôlable, faute de données concomitantes (en d'autres stations) pour le tester, il n'est précédé d'aucun signe. Les chercheurs locaux, ou auteurs de monographies, qui s'intéressent à tel ou tel mois, ou groupe de mois ou d'années, peuvent donc immédiatement savoir, quand ils ont affaire à tel ou tel de nos nombres, s'ils se trouvent en terrain sûr, piégé, ou non balisé.

Une mise en garde est cependant nécessaire : il ne faut pas utiliser de façon mécanique, avec un esprit critique insuffisant, les signes C ou astérisques, ainsi apposés à nos données mensuelles. Les tests mis en œuvre par l'ordinateur nous rendent certes capables de repérer et de trier pour les mettre à l'écart les erreurs les plus grossières : ainsi à Luçon, le correspondant local de la S.R.M. a bâti des chiffres bien trop élevés, discordants de toutes les autres stations, pour mai et juin 1777; l'ordinateur a donc mis les lecteurs en garde en apposant un astérisque aux chiffres aberrants de ce fantaisiste. Mais cela ne signifie pas que tous les chiffres marqués « C » sont parfaits. L'ordinateur détecte la bourde monumentale, mais non l'erreur trop fine, dont la mise à jour exige une recherche sup-

1. *Cf. infra*, O. Muller, I, p. 108.

plémentaire. C'est ainsi qu'à Saint-Maurice-le-Girard [1], des discordances évidentes par rapport aux autres stations affectent les étés de 1781 et 1783 : comme l'ordre de grandeur de ces discordances est moins important que dans le cas de Luçon, ces erreurs relatives à Saint-Maurice-le-Girard sont passées « à travers les mailles », et n'ont pas été détectées par nos tests. C'est seulement un examen plus attentif opéré, par une méthode traditionnelle (construction d'un graphique) qui permet de repérer ces déviances, dès lors perceptibles à l'œil nu..., mais inaperçues du *computer.*

Notons aussi que nous avons tenu compte, à ce propos, de la distinction déjà mentionnée, entre villes importantes et villes non importantes : c'est seulement pour les villes « importantes » (45 données ou davantage) que les tests et vérifications précités ont été mis en œuvre.

Ceci devrait nous amener au problème général des corrélations (qui figurent après chaque tableau thermique concernant une ville importante). Mais nous y reviendrons, un peu plus tard, à propos des épreuves de concordance qui accompagnent nos résultats.

Ces résultats, nous les présenterons d'abord région par région, et, si l'on peut dire, graphiquement et monographiquement. Puis nous tâcherons d'aboutir à des conclusions plus générales. Chemin faisant, la considération des données obtenues nous permettra de régler certains points supplémentaires de méthode.

La présentation des résultats suppose un découpage régional. Le plus simple était d'utiliser celui qui avait fait ses preuves, et qui était accepté par les hommes de l'art, autrement dit par les météorologistes : nous nous sommes donc inspirés des « quatorze régions », couramment utilisées par la météorologie française [2]; quitte à simplifier ou à modifier celles-ci, puisque notre documentation est plus fragmentaire que celle des climatologues contemporains.

Nos stations *françaises*, au niveau des résultats sortis de l'ordinateur, se répartissent donc en quatorze régions [3] soit :

1. Canton de la Châtaigneraie, Vendée.

2. *Cf.* par exemple la carte reproduite dans *Météorologie Nationale, supplément au résumé mensuel du temps en France*, oct. 1966.

3. La France météorologique est divisée en six régions : Nord, Nord-Est, Centre-Est, Ouest, Sud-Ouest et Sud-Est. Les climatologues, eux, en distinguent quatorze (*cf.* liste ci-après). A chacune de ces quatorze régions correspond un groupe de stations météorologiques : le plus souvent une par ville, parfois plusieurs dans une grande ville ou autour d'elle, parfois isolées en dehors des agglomérations (stations d'altitude). L'idéal eût été de retrouver des données météorologiques du XVIIIe siècle précisément pour les mêmes villes qui ont des stations d'observation actuellement. Dans le cas de la région I (Picardie, Flandre, Nord, Ardennes), Dunkerque et Lille ont eu des correspondants « importants » qui laissèrent au moins 45 relevés mensuels, mais non Boulogne-sur-Mer (6 relevés), ni Abbeville (aucune donnée), ni Saint-Quentin *(idem).* Le groupe VI (Massif Central) est moins favorisé : sur les onze stations qu'il compte, Clermont-Ferrand seulement, avec 45 données tout

région I (Picardie, Flandre, Nord, Ardennes);
région II (Champagne, Bourgogne, Lorraine de l'ouest);
région III (Alsace, Moselle, Vosges);
région IV (Franche-Comté, Bourgogne orientale, Beaujolais, Lyonnais);
région V (Dauphiné);
région VI (Massif Central);
région VII (Val de Loire, Berry, Nivernais);
région VIII (Beauce, Ile de France, Beauvaisis);
région IX (Normandie);
région X (Bretagne);
région XI (Poitou, Maine, Anjou, Charente);
région XII (Guyenne, Gascogne, Béarn, Aquitaine);
région XIII (Languedoc, Provence, Dauphiné méridional);
région XIV (Côte d'Azur, Corse).

Ces quatorze régions s'individualisent toutes, sans exception, au niveau de la présentation des résultats chiffrés [1]. En revanche, quand il s'est agi de confectionner des graphiques, certains des quatorze groupes offraient des courbes par trop fragmentaires et hachées; nous avons donc procédé à quelques regroupements et modifications. C'est ainsi que nous n'avons formé pour la France que neuf groupes de graphiques; soit Paris, Champagne, Haute Normandie (groupe I), pays de la Saône (groupe II), Alsace, Vosges, Franche-Comté (groupe III), Dauphiné (groupe IV), Provence-Languedoc (groupe V), Pyrénées (groupe VI), Bretagne, Charente-Poitou, Mayenne et Vendée (groupe VII), Flandre, Artois, Cambrésis (groupe VIII), Bordeaux (groupe IX).

Dès l'abord, ces différentes collectivités de graphiques accusent, les unes par rapport aux autres, des inégalités considérables quant à la valeur des sources, telle qu'on peut juger celle-ci par les résultats [2].

Prenons [3] deux exemples extrêmes « Paris et Ile de France » (groupe I) et « Languedoc-Provence » (groupe V). Le groupe I se compose d'observations bonnes, assez bonnes ou passables : le groupe V, lui, est gâté par l'intrusion de séries exécrables ou médiocres : nos conclusions factuelles seront affectées, bien sûr, par de tels jugements de valeur méthodologiques : venons-en à ces conclusions, et jugements, inséparables les uns des autres.

juste, a eu un météorologiste valable pour nous. Il a donc fallu essayer un compromis, et combiner dans la mesure du possible l'originalité des climats régionaux avec la répartition *de facto*, d'ailleurs assez harmonieuse, de nos séries du XVIIIe siècle. C'est l'origine des groupes de graphiques que l'on trouvera en annexe.

1. Il s'agit des résultats tels qu'ils sont sortis des imprimantes de l'ordinateur. Nous n'avons publié que ceux qui, testés par les corrélations mutuelles et par les graphiques, se sont avérés être de la meilleure qualité.

2. Il nous a paru inutile de publier les courbes rares, lacunaires ou médiocres : celles des groupes IV (Dauphiné), V (Provence-Languedoc), VI (Sud-Pyrénées) et IX (Bordeaux).

3. *Cf.* graphique p. 39.

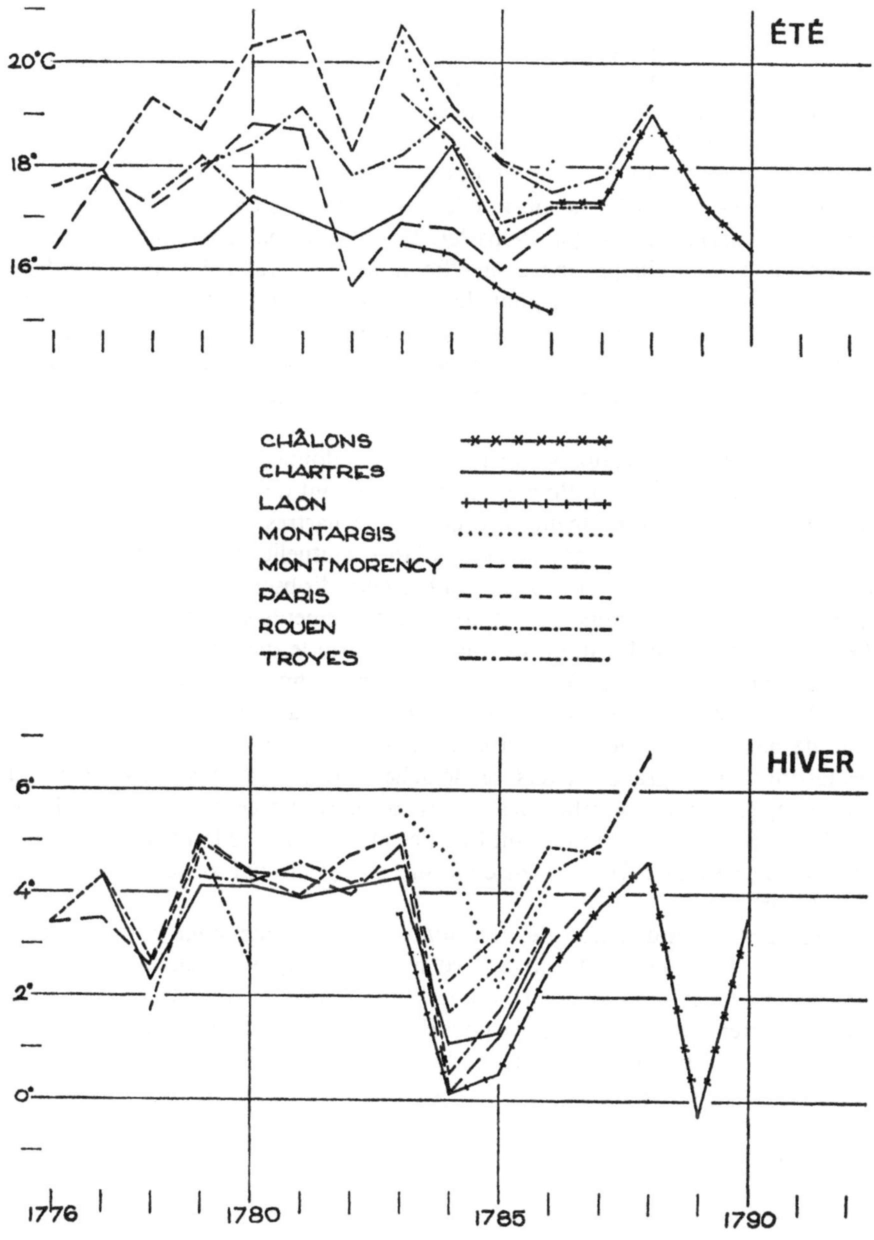

Groupe I : Paris.

Dans le groupe parisien (tout comme dans les huit autres groupes de graphiques) l'écheveau de diagrammes du bas de page (*cf.* graphique p. 39) représente les données « d'hiver » au sens large : les moyennes étant calculées sur les quatre mois de la saison froide (par exemple, pour l'année 1783, le calcul de la moyenne hivernale inclut : décembre 1782, janvier, février et mars 1783). L'échelle est en degrés centigrades.

Quant à l'écheveau de diagrammes qui est en haut de page, il concerne les données de la « belle saison », elle aussi entendue en un sens assez large (ce qui ne nous empêchera pas de parler, à ce propos, par commodité de « données d'été »). Pour chaque année, en effet, nous avons calculé la moyenne thermique sur les cinq mois, qui vont de mai à septembre inclus. Ce choix présente l'avantage de permettre une comparaison avec la date des vendanges, dont les déterminants thermiques se situent en grande partie dans la période mai-septembre : si cette période est chaude, les vendanges sont précoces, et vice versa.

Une première observation saute aux yeux : les données « d'hiver » sont meilleures que celles « d'été ». Pour les années qui vont de 1776 à 1784 inclus, les données hivernales sont même excellentes : Chartres, Paris, Montmorency, Troyes et Laon manifestent une concordance mutuelle qui est remarquable : on se trouve, autour de la capitale, en présence d'observateurs consciencieux, dignes de foi, sérieux, ponctuels et dont les instruments sont de bonne qualité. Le Père Cotte, dont les données nous ont fourni le diagramme de Montmorency, n'apparaît pas seulement à travers ces données comme un observateur de grande classe : c'est aussi un animateur, à la tête d'une pléiade régionale de bons correspondants, qui sont météorologistes de vocation, sinon de profession. Trois grands hivers se détachent avec netteté sur les séries du groupe I, (et aussi sur celles des autres groupes...) : ce sont ceux de 1784, 1785 et 1789; l'hiver de 1789 étant l'un des plus froids que la France ait jamais connu. La période 1776-1783 au contraire se signale par sa relative douceur quant aux hivers.

C'est le moment de parler des *corrélations :* l'excellente tenue de nos courbes hivernales du groupe I, et leur accord mutuel presque parfait (à l'exception de quelques fantaisies dans les séries de Montargis et de Rouen), nous incitent en effet à jeter un coup d'œil de ce côté-là. On a vu que pour vérifier nos séries, nous utilisons une double méthode; la méthode graphique, bien connue des historiens : celle des « tests de concordance ». Et d'autre part, la méthode numérique : celle des coefficients de corrélation, obligeamment calculés par l'ordinateur [1].

De ce point de vue, la série de Paris s'articule presque parfaitement avec celle de Montdidier (36 données communes [2], coefficient de corrélation 0,96). Les corrélations parisiennes sont bonnes également avec Meaux, Laon, Mulhouse

1. *Cf.* tableaux 1 à 11 (annexe 4).

2. « 36 données communes », autrement dit 36 relevés mensuels effectués aux mêmes mois (ceux-ci étant au nombre de 36) à Paris et à Montdidier.

et Troyes, respectivement pour 30, 50, 112 et 98 données communes. Avec Montmorency et Chartres (respectivement 132 et 120 données communes) les corrélations parisiennes demeurent correctes, respectivement 0,85, 0,82. (On sait qu'au-dessus de 0,80 les coefficients de corrélation sont pour le moins dignes d'intérêt.)

Première conclusion : les tests de concordance, graphiques, affirment un accord satisfaisant, quant aux courbes hivernales. Les coefficients de corrélation (calculés eux, sur toute l'année, saison froide et saison chaude) confirment cet accord mutuel, mais ils proposent aussi certaines nuances, et divergences possibles entre les stations. D'où viennent ces dissonances ?

Une première réponse (qui est loin d'être exhaustive) nous permet de poser une affirmation que nous croyons assez neuve : à savoir que les divergences les plus marquées (et donc les plus inquiétantes, quant à la validité de telle ou telle partie des données), proviennent des observations de la saison chaude. C'est évident pour les séries du groupe I (région parisienne). Celles-ci (courbes d'été) sont à la fois intéressantes, par l'accord de fond qu'elles manifestent; et partiellement suspectes, du fait d'écarts insolites (et plus marqués en été qu'en hiver), entre les courbes.

Premier point : ces courbes d'été (graphique haut de la page 39) sont intéressantes : en dépit de leurs imperfections graves, elles proclament sans équivoque un mouvement d'ensemble, quant aux données thermométriques de la période mai-septembre. Un maximum de chaleur (qui fait suite à une montée à peu près continue depuis les froids relatifs de 1776-1777), se dessine en effet en 1780-1781. Il culmine à nouveau, en 1783, après l'interruption fraîche de 1782, (le maximum thermique est en quelque sorte dédoublé, à deux pics : 1780-1781 d'une part, 1783 d'autre part). Puis un groupe d'années fraîches se dessine derechef, pratiquement ininterrompues de 1785 à 1790, si toutefois l'on excepte 1788 « année chaude », quant à mai-septembre. En somme, si l'on essaie d'exposer le mouvement d'ensemble de ces courbes estivales, on trouve un groupe d'étés brûlants autour de 1778-1783, coincé entre deux séries d'années fraîches avant 1778 et après 1783. Cette ondulation caractéristique, on la rencontre également dans d'autres faisceaux régionaux de séries valables, et notamment dans les courbes estivales du groupe de l'Est (graphique p. 45). Les dates de vendanges du nord de la France présentent une allure semblable avec alternance de creux et d'envolées concomitantes : culmen d'étés brûlants et de précocité du raisin entre 1778 et 1784 : vendanges tardives (1788 excepté) en 1776-1777 et 1784-1790.

Cela dit, qui est essentiel, nos courbes estivales de la région parisienne sont loin d'être aussi satisfaisantes que les hivernales : leurs tendances sont communes... en général... quoique avec de fâcheuses exceptions; la courbe estivale de Chartres par exemple est aberrante entre 1778 et 1784 (alors que la courbe hivernale de Chartres, concomitante avec les autres séries régionales, est, elle, très correcte). Et surtout, même quand les séries estivales sont grossièrement concordantes entre elles dans le trend pluriannuel (comme c'est le cas si l'on confronte, courbe à courbe, Paris, Troyes, Montmorency, Laon, Rouen et Montargis), les discordances que révèle cette confrontation, quand on pousse l'analyse suffisamment loin, sont nettement plus criardes en saison chaude, qu'elles ne le sont en hiver : entre Paris et Montmorency par exemple, pour la période 1778-1783, la discordance occasionnelle est de quelques dixièmes de degrés centigrades en hiver, mais elle dépasse 1 °C voire 2 °C pour la belle saison. Rien dans la réalité physique des phénomènes du climat ne peut justifier (quant aux dissonances entre stations) ces contrastes forts de comportement, de l'hiver par rapport à l'été. En fait, il faut invoquer certaines erreurs systématiques des observateurs, plus marquées pendant la belle saison. Parmi les causes de ces erreurs, faut-il incriminer le mode de vie des correspondants de la S.R.M., médecins ou notables, qui l'été sont davantage accaparés qu'en hiver, par leur clientèle, par leurs affaires, ou par leurs récoltes; et qui de ce fait observent moins ponctuellement et s'écartent davantage en été qu'en hiver des heures prescrites pour la lecture de leurs instruments ?

Autre éventualité : en dépit des précautions que prenaient les observateurs, les thermomètres de l'époque Vicq d'Azyr n'étaient pas pourvus d'abris très adéquats. Même quand ces instruments étaient soigneusement exposés au nord, ils n'étaient pas totalement protégés contre les excès les plus vifs du rayonnement solaire, tel qu'il intervient au cours de l'été. M. Brochet, de la météorologie nationale, que nous avons consulté à ce sujet, pense, après lecture de nos courbes, que des erreurs de ce type, inégales selon les stations, peuvent s'être produites [1]. Rendent-elles compte, elles aussi, des divergences estivales [2] entre nos séries ?

Dans le groupe II (Bourgogne), certaines des qualités déjà mentionnées se retrouvent, mais les imperfections et discordances signalées au paragraphe précédent, s'aggravent.

D'une part, les hivers bourguignons semblent assez correctement indiqués : les trois grands hivers de 1784, 1785 et 1789 sont bien inscrits; les concordances hivernales sont bonnes entre Villefranche et Tournus; moins affirmées déjà en ce qui concerne Seurre et Dijon.

Dijon a des corrélations assez satisfaisantes, notamment avec Troyes : coefficient de corrélation 0,92 pour 74 données. Mais Seurre et Tournus sont trop fragmentaires ou incertaines pour qu'on puisse asseoir sur leurs diagrammes des conclusions bien motivées...

Ce pessimisme bourguignon (Dijon excepté) s'accroît quand on en vient à considérer les séries estivales. Ici aucun test de concordance n'est possible : les courbes, assez proches les unes des autres en hiver, deviennent décevantes pendant l'ensemble des mois qui vont de mai à septembre. Elles divergent,

1. *Cf.* note 3, p. 34, l'avis du Père Cotte.
2. « Estivales » : relatives à la belle saison (de mai inclus à septembre inclus).

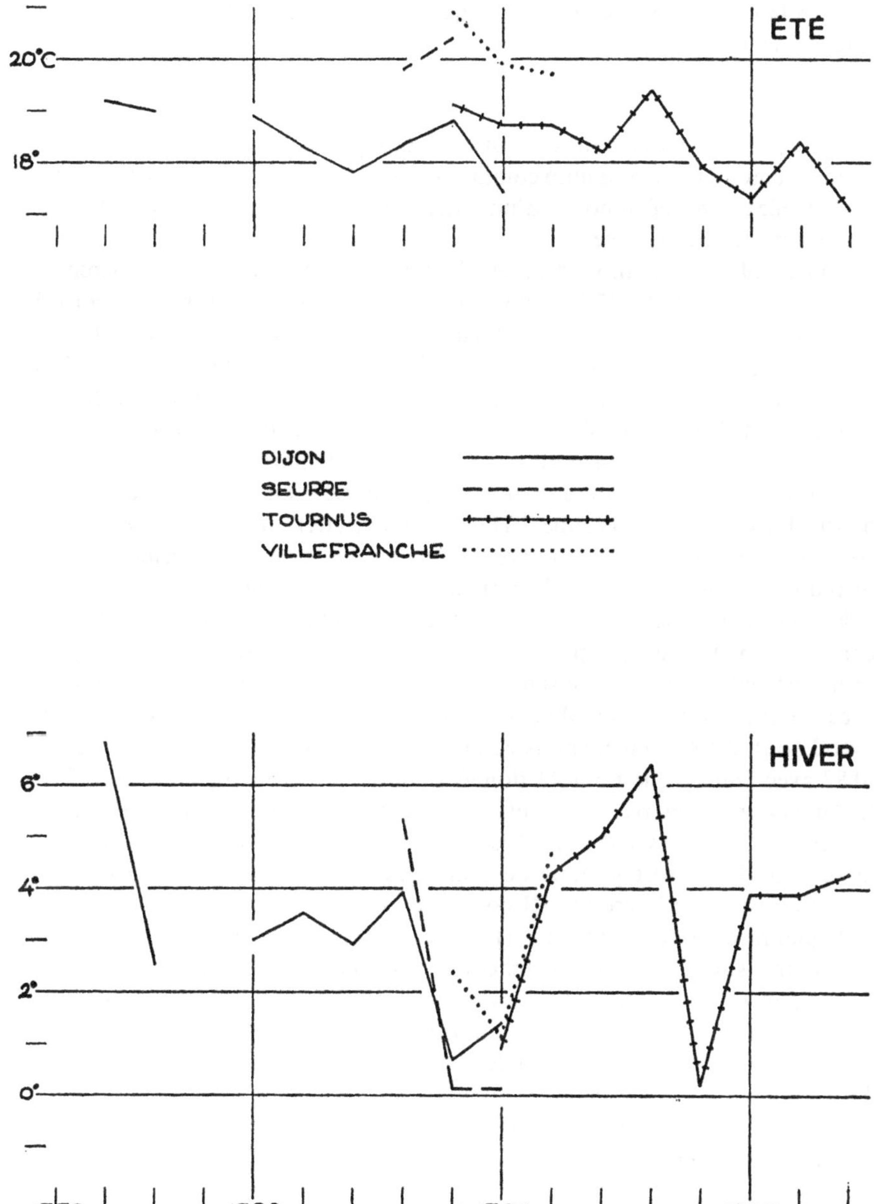

Groupe II : Bourgogne.

se trouent de lacunes... D'un point de vue méthodologique, l'été paradoxalement est bien la « mauvaise saison », celle qui révèle le plus les faiblesses des observateurs de type ancien.

Nous passons maintenant au troisième groupe : celui de l'Est. Ici les observations remontent, en quantité comme en qualité. Sans égaler celles du groupe I (Paris) elles sont néanmoins d'un intérêt plus élevé que celles, déficientes, du groupe II (Bourgogne).

L'hiver offre les points de repère familiers, rassurants pour le chercheur : grands hivers de 1784, 1785, 1789. Cela dit, en dépit d'un certain accord des courbes maîtresses (notamment Haguenau et Mulhouse), les observateurs de l'Est, même en hiver, ont été parfois négligents. Paris et la férule du Père Cotte étaient déjà loin. Certaines divergences semblent même assez scandaleuses, et peuvent difficilement s'expliquer par le seul écart des conditions géographiques : voyez les écarts fantaisistes entre Mulhouse, Pontarlier et Nancy pendant l'hiver assez rude de 1778, et comparez ces caprices au sérieux et à la concordance des courbes du groupe I (Paris-Rouen, etc.) en cette même saison et en cette même année. Même impression mélangée, même optimisme... modéré, quand on considère les tests de corrélation : la série la plus longue, Haguenau (140 données) ne se tire pas trop mal de l'épreuve (le meilleur coefficient de corrélation y atteint 0,90 pour 73 données communes avec Mulhouse); Pontarlier est déjà beaucoup moins bon : coefficient 0,78 pour 56 données communes avec Dijon; Mulhouse et Metz sont nettement meilleurs (corrélations élevées avec Laon), mais s'entendent assez mal entre eux. Saint-Dié, n'atteint pas 0,90 (0,87 avec Dunkerque pour 41 données communes); Besançon, Nancy, Lons-le-Saunier, ne sont pas excellents. De façon générale [1], aucun coefficient de corrélation pour ces villes de l'Est ne dépasse 0,90. Notons au passage que la série de Laon sort grandie de toutes les comparaisons avec l'Est comme avec l'Ouest, avec le groupe III comme avec le groupe I.

Toujours dans le groupe III (Est), les observations de belle saison (mai-septembre) sont elles aussi entachées de quelques fausses notes : par exemple dans l'année 1786, l'écart entre les séries est plus fort en « été » qu'il n'est en « hiver ». Ces « discrepances » confirment la leçon des coefficients de corrélation : les valeurs *absolues* de température proposées par ces séries de la France orientale sont sujettes à maintes critiques.

Néanmoins, en ce qui concerne le mouvement relatif (autrement dit la tendance interannuelle, vers le froid ou vers le chaud, vers le « moins » ou vers le « plus », indépendamment des chiffres absolus), l'écheveau des graphiques est rassurant : ses fluctuations d'ensemble, compte tenu de la différence due

1. Il va de soi que la qualité des données est d'autant plus forte que le niveau des coefficients de corrélation est élevé; mais cette qualité, d'autre part, s'affirme d'autant plus que le nombre des données communes est plus grand. Mieux vaut travailler sur 100 données communes que sur 60.

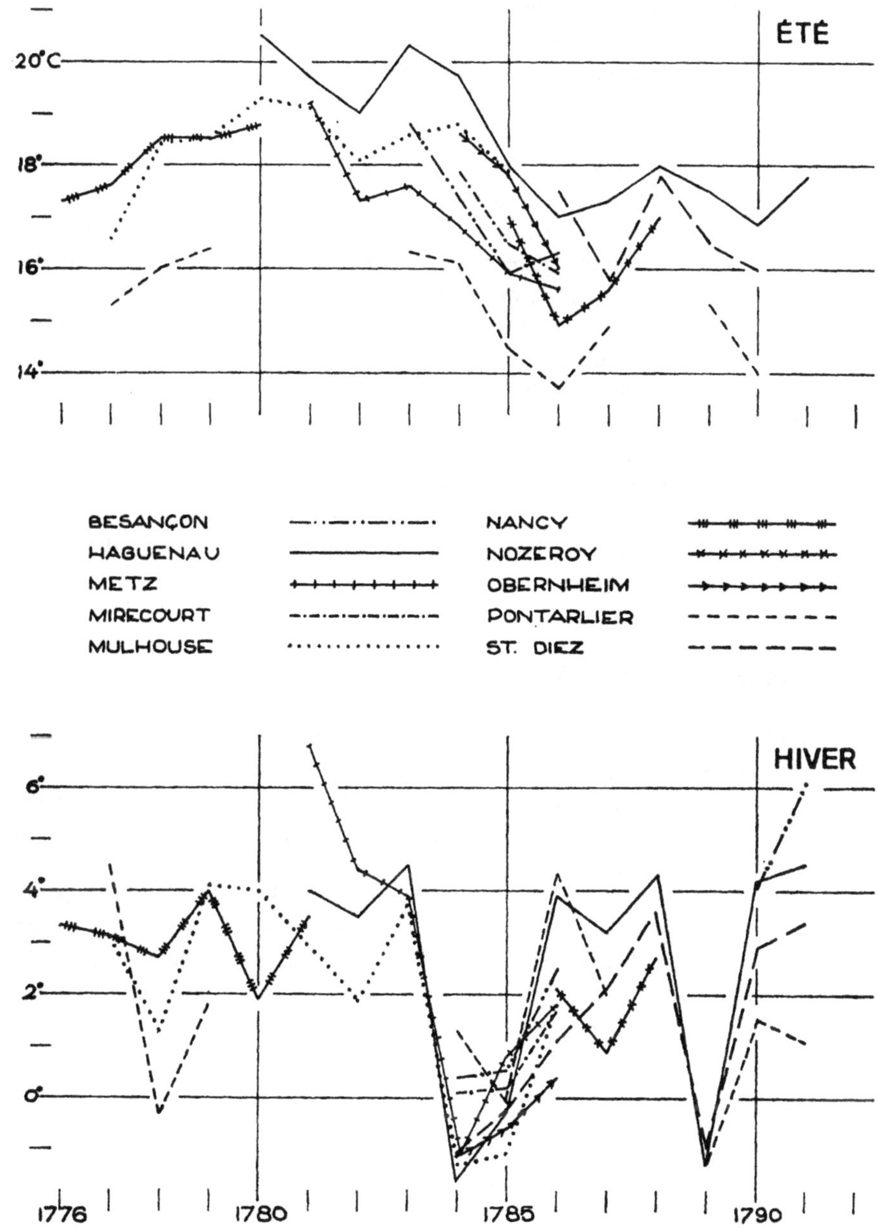

Groupe III : Est.

à l'éloignement géographique, corroborent bien celles qu'on a déjà inférées d'une part de l'écheveau homologue des courbes estivales du groupe I (Ile de France), d'autre part du diagramme des dates de vendanges.

Là aussi, toujours pour l'été, après le creux de 1776-1777, il y a montée, puis maximum en 1780-1781. Intervalle frais ou pourri en 1782. Remontée nette en 1783. Incertitudes en 1784 (cette année-là, en effet, les courbes, à cause d'observations mauvaises, sont parfois contradictoires entre elles). Ensuite vient une chute générale comme à Paris, comme sur les dates de vendange : de 1785 à 1790, une vague de fraîcheur se dessine en mai-septembre; les étés en ces six années s'avèrent généralement frais et pourris, à l'exception des chaleurs estivales qui sont bien marquées, mais isolées en 1788.

Insistons à nouveau sur la concordance tendancielle qui s'affirme, entre cette série de mai-septembre, connue par les thermomètres de la France de l'Est, et la courbe des dates de vendanges.

L'immense majorité des dizaines de vignobles sur lesquels est fondée notre courbe des vendanges est en effet localisée dans la partie orientale du royaume, plus exactement dans une région qui intéresse la Bourgogne, l'Alsace, la Forêt Noire, le Jura, la Suisse : la concordance entre dates phénologiques et thermométriques est d'autant plus significative qu'elle s'enracine ainsi dans une communauté géographique.

Les données du groupe IV (Dauphiné), dans l'ensemble, sont décevantes : peu nombreuses, isolées, plus d'une fois contradictoires entre elles, quand il est possible de les tester mutuellement, elles se résolvent en maigres écheveaux qui n'offrent rien de bien intéressant.

Aucune série dauphinoise n'atteint la « fiabilité » des diagrammes parisiens.

A Vienne (département actuel de l'Isère), le coefficient de corrélation le plus élevé est à 0,90 (avec Troyes; pour 62 données). A Montdauphin, on n'arrive au maximum qu'à 0,75 (avec Mulhouse : pour 31 données communes). A Saint-Paul-Trois-Châteaux, la série n'est pas mauvaise (corrélation de 0,94 avec Villefranche-en-Beaujolais); mais elle est si courte, qu'il ne vaut guère la peine de s'en occuper. En bref, cette collection de relevés dauphinois n'est pas fameuse.

On en dira autant, avec quelques circonstances aggravantes, des séries méridionales (groupe V : Provence-Languedoc). Celles-ci sont très discordantes entre elles, et on y est à cent lieues de l'harmonie du groupe parisien. Sans doute on peut invoquer comme excuse, la multiplicité des microclimats méridionaux. Bien des contrastes sont possibles, au même mois, dans la même saison, entre Marseille, et Perpignan; les estivants d'aujourd'hui en savent quelque chose! Mais tout de même! La variabilité d'une station à l'autre, dans le même intervalle de temps, a des limites. Il est invraisemblable qu'en une même période (mai-septembre 1779) on ait concomitamment cuit à Montpellier, et qu'on se soit trouvé au frais à Marseille. Les tests de corrélation indiquent du reste que la série de Marseille est exécrable : ses coefficients les plus élevés sont à 0,40. Ces discordances intraméridionales, au sein du groupe V, proviennent, bel et bien, de la mauvaise qualité d'une grande partie des observations [1].

Soyons nets : relativement nombreuses les séries méridionales sont détestables. Les médecins du Sud-Est français, observateurs fantaisistes et qui n'en faisaient qu'à leur tête, nous ont laissé un groupe de données qui ne concordent pas entre elles, et qui dénoncent les déficiences de leurs auteurs. Dans les conditions de l'époque, « C'est le Midi! » On est loin du sérieux parisien, et de la rigueur des maîtres d'œuvre de la capitale.

Seuls quelques fragments hivernaux de ces courbes méridionales échappent au naufrage : Arles, Montauban, et Rieux concordent bien pour les hivers de 1785 à 1790... ce qui nous permet d'affirmer que les hivers de 1785 et 1789 ont été sûrement très froids dans le Midi. Malheureusement si l'on s'intéresse aux étés (période mai-septembre), on constate que l'ivraie y étouffe presque totalement le bon grain; Rieux et Arles, correctement corrélés l'un avec l'autre en hiver, divorcent dans la période mai-septembre. Il se vérifie là aussi, que les observations hivernales sont, en règle usuelle, meilleures (groupe I), ou en tout cas moins mauvaises (groupe V) que celles de mai-septembre.

Testées par les coefficients de corrélation, ces diverses séries du groupe V se tirent assez mal de l'épreuve : Montpellier ne dépasse pas 0,88 (pour 60 données seulement avec Metz); Tarascon culmine avec 0,83 (pour 36 données seulement avec Viviers); Perpignan arrive à 0,59 (pour 67 données, avec Saint-Maurice-le-Girard); Toulon est à 0,68 (pour 32 données avec Vienne en Dauphiné), Marseille à 0,40 (pour 43 données communes avec Montlouis en Roussillon!). Seuls Arles et Rieux se comportent un peu mieux au vu de ces comparaisons :

	Meilleurs coefficients de corrélation	Avec la station de	Nombre de données communes
Arles	0,89	Tournus	53
Rieux	0,89	Dax (Gascogne)	35

Montauban enfin n'a pas assez de données pour être testé.

1. Bien entendu, tout n'est pas à rejeter dans ces séries méridionales. Mais il faudrait une étude monographique pour chaque mois de chaque année de chaque série, étude accompagnée d'un test de concordance ou de discordance avec les autres séries : ceci afin de séparer l'ivraie du bon grain.

Plantons là ce Midi du groupe V si décevant. Le groupe VI (Pyrénées) ne vaut guère mieux : courbes rares, courtes, bâties à la diable, sur des données mal observées... N'insistons pas. Le graphique à lui seul est un procès-verbal de carence, qui dénonce la nullité des correspondants pyrénéens de Vicq d'Azyr, aussi maladroits que bien intentionnés.

La France du sud, depuis les Alpes jusqu'aux Pyrénées en passant par la Provence et Languedoc, n'aura été dans l'ensemble qu'une longue déception. Faut-il invoquer un sous-développement culturel de ce grand Midi du royaume, où les observateurs en puissance sont plus prompts à s'enthousiasmer pour le vaste projet de Vicq d'Azyr, qu'à s'acquitter scrupuleusement de l'observation journalière qui leur est prescrite ? On ne peut que poser la question. Rappelons que les historiens de la démographie du XVIIIe siècle eux aussi sont souvent irrités par la mauvaise tenue de l'état civil dans le Sud-Ouest français, en contraste avec la crédibilité plus grande des actes de catholicité septentrionaux.

La détestable qualité des séries climatiques du Sud est en tout cas confirmée par notre dernière escale en Aquitaine : à Bordeaux, unique station du groupe IX, les diagrammes sont étrangement horizontaux, comme si l'observateur avait recopié toujours les mêmes chiffres, d'année en année, sans observer le thermomètre. (En fait, ce ne fut pas le cas : cette horizontalité des hivers de 1779 à 1783, n'est que le résultat cumulé d'observations trop grossières et approximatives, dont les écarts assez fantaisistes se compensent par le jeu des moyennes pluriannuelles : quand un écart vraiment très fort intervient, comme c'est le cas pendant l'hiver glacial de 1785, l'observateur bordelais, dont le thermomètre a tout de même une sensibilité rudimentaire, ne peut pas ne pas l'enregistrer; et la courbe dans ce cas se creuse au bon endroit, en l'année 1785, précisément pendant les mois d'hiver). Les coefficients de corrélation confirment la tenue plutôt médiocre de la série girondine : les corrélations bordelaises les plus élevées sont à 0,88 avec La Rochelle, pour 53 données; à 0,83, avec Troyes en Champagne, pour 97 données; à 0,78 avec Arles, pour 5 données. On est loin des performances parisiennes ou picardes [1].

Notre tour de France nous amène ensuite vers l'Ouest (groupe VII : Val de Loire, Vendée, Bretagne).

La première impression, dans l'ensemble, est réconfortante : on se retrouve, du point de vue météorologique, en pays civilisé. La concordance intrarégionale des observations d'hiver y est même très belle parfois. Au moment des deux grands hivers (1784 et 1785) qu'on retrouve là comme ailleurs, les courbes tombent; puis à partir de 1786, elles se redressent avec un bel ensemble, comme sous la baguette d'un chef d'orchestre clandestin. La bonne tenue de ces courbes de saison froide permet de penser que la relative modération de l'hiver

1. *Cf. supra*, p. 40.

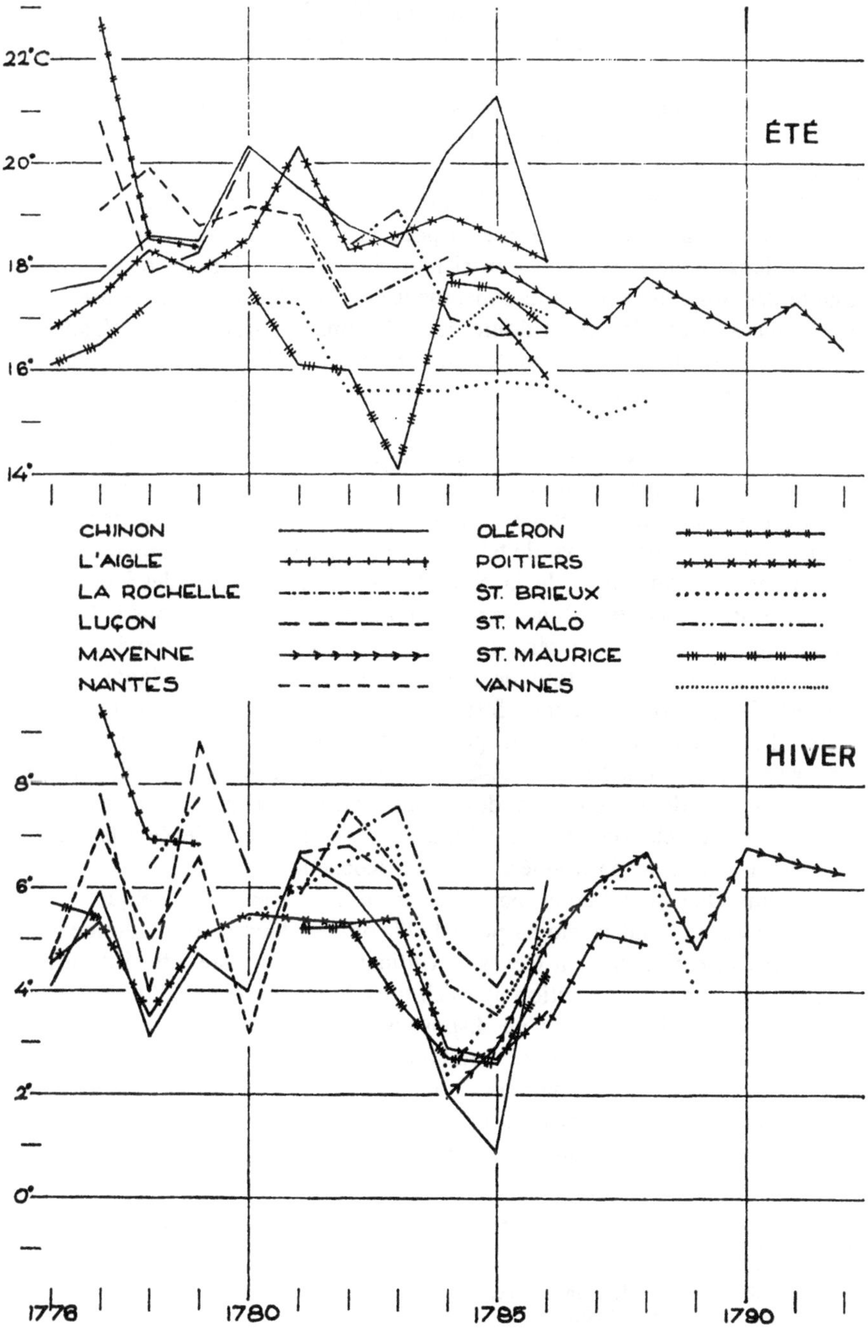

Groupe VII : Ouest.

de 1789, en ces régions de l'Ouest, découle bien d'un fait réel; et pas simplement d'une surestimation des températures, imputable à la mauvaise qualité des observations. L'hiver de 1789 (décembre 1788 surtout), tellement rude dans toute la France de l'est et du sud, aurait donc été pour des raisons de répartition des masses d'air froid, relativement bénin dans la France de l'ouest [1].

Si les hivers, surtout à partir de 1781, semblent correctement notés dans cette région, il n'en va pas de même pour la période mai-septembre : certes, celle-ci dans l'Ouest, n'est pas aussi mal chiffrée que dans le Midi. Mais la qualité des observations qui la concernent est tout de même inférieure à celle des données hivernales. Sans doute, les médecins de Bretagne, de Vendée, de Basse-Loire, sont-ils sur les routes en été; ou bien faut-il admettre que leur thermomètre est mal protégé du rayonnement solaire, qui darde pendant les jours chauds ?

Quoiqu'il en soit, certaines discordances estivales sont criardes : la série de Saint-Brieuc, à peu près correcte en hiver, devient horizontale, et d'une désespérante platitude, au moins après 1782, quant à ses données de mai à septembre : c'est à croire, au vu de telles moyennes, que le dévoué docteur Bagot, correspondant briochain [2] de la S.R.M., surchargé de malades [3] en été, se bornait alors à recopier d'une année sur l'autre ses observations [4]. Dans un ordre d'idées analogue, la série de Saint-Maurice-le-Girard (Vendée) qui en hiver est médiocre, mais tout de même grossièrement concordante avec ses voisines, devient, par moments, franchement mauvaise et même détestable en saison chaude : les valeurs de la période mai-septembre, pour 1781 et 1783, par exemple, à Saint-Maurice-le-Girard, n'inspirent aucune confiance, tant elles s'écartent de la tendance des séries sœurs de l'Ouest [5]. Conséquence logique : les corrélations de Saint-Maurice ne sont guère élevées; leur maximum est à 0,86 pour 53 données, avec La Rochelle (Aunis).

De même Oléron et Luçon, passables en hiver, deviennent quelquefois exécrables en été : à tout le moins pour 1777, où ces deux stations donnent des chiffres invraisemblablement élevés : l'ordinateur a du reste affligé d'un astérisque (« valeur sujette à caution ») les chiffres de mai et juin 1777 pour Oléron.

Autre inconvénient : nous ne disposons pas, dans l'ouest de la France, d'un écheveau serré de dates de vendanges, qui permettrait de contrôler ces séries du groupe VII, pour la période mai-septembre. Aussi, dans nos conclusions, nous n'utiliserons pas les données estivales de l'Ouest, qui en l'état actuel de notre savoir, sont trop défectueuses. Elles sont décidément infé-

1. Dans quelle mesure la conjoncture météorologique et agricole n'a-t-elle pas été plus clémente dans l'Ouest, Bretagne et Vendée en 1789 ? C'est une question que la relative douceur de l'hiver incite à poser.

2. Briochain : habitant de Saint-Brieuc.

3. J. Meyer, *infra*, pp. 192-201.

4. En fait, les causes de cette « platitude » sont plus complexes : *cf. supra*, p. 48 ce que nous avons dit au sujet de la série bordelaise.

5. *Cf.* à ce propos notre mise en garde, *supra*, p. 36. *Cf.* aussi graphiques pp. 39, 43, 45, 49 et 52.

rieures en qualité à celles, imparfaites mais néanmoins plus solides, que nous avons graphiquées pour la région parisienne (groupe I), et même pour la France de l'est (groupe III).

Le groupe VIII intéresse le nord de la France proprement dit : soit les séries de Montdidier, Arras, Lille, Cambrai, Dunkerque. Notons qu'Arras et Montdidier sont excellents, concordants, tant en hiver qu'en été.

Dans l'ensemble, ces séries « nordistes » sont très bonnes, même en été. Elles parachèvent le tableau national que nous avons esquissé : par contraste avec un Midi encore sous-développé quant aux observations météorologiques, la moitié nord du royaume se distingue par le zèle et par la compétence de ses observateurs, excellents pour l'époque (même s'ils apparaissent médiocres relativement aux critères sophistiqués des XIXe et XXe siècles). Les vieux stéréotypes des provinces (« Méridionaux » enthousiastes mais décousus et trop hâtifs; « Septentrionaux » plus sérieux, appliqués, dignes de confiance; « Nordistes » enfin, de l'extrême Nord, certes bovins et lourds, mais combien efficaces et consciencieux!), s'appliquent fort bien à nos équipes de météorologistes du XVIIIe siècle. Bien entendu, il serait néanmoins grotesque d'exalter à ce propos le « chauvinisme de latitude » des Français du nord! Cette distribution inégale, quant aux performances des observateurs, peut s'expliquer soit pour des raisons fortuites, soit par un sous-développement méridional, qui persistera encore quelque temps, disons jusqu'au début du XIXe siècle, dans le domaine culturel.

Cette précellence septentrionale est très marquée dans l'extrême Nord : on peut en juger par les coefficients de corrélation, ou par la concordance des données estivales avec les dates de vendanges.

Coefficients de corrélation d'abord : à Montdidier, ce coefficient s'établit à 0,97, chiffre record, éblouissant, pour 97 données communes avec Arras; Arras et Montdidier fournissent d'excellentes séries qui s'épaulent réciproquement : ce sont les deux meilleures [1] parmi la centaine de villes que nous avons explorée. Quant aux autres stations nordistes, à savoir Lille (corrélation de 0,97 avec Laon, pour 41 données communes), Cambrai (corrélation de 0,93, pour 34 données communes avec Montdidier), Dunkerque (corrélation de 0,94 pour 39 données communes, avec Montdidier également), elles sont valables, mais leur qualité n'égale pas celle, que nous avons diagnostiquée pour Arras et Montdidier.

Si maintenant l'on jette un coup d'œil sur les courbes hivernales de ces villes, on y note aussitôt les grands hivers, qu'on retrouve au Nord, comme précédemment à Paris et dans l'Est : 1784, 1785 et 1789.

1. Arras est cependant meilleur encore que Montdidier. Il est arrivé à l'excellent Chandon, observateur de cette ville, de commettre quelques erreurs dans ses calculs de moyennes (notamment en janvier 1787) : nous les avons rectifiées à partir de ses propres relevés quotidiens.

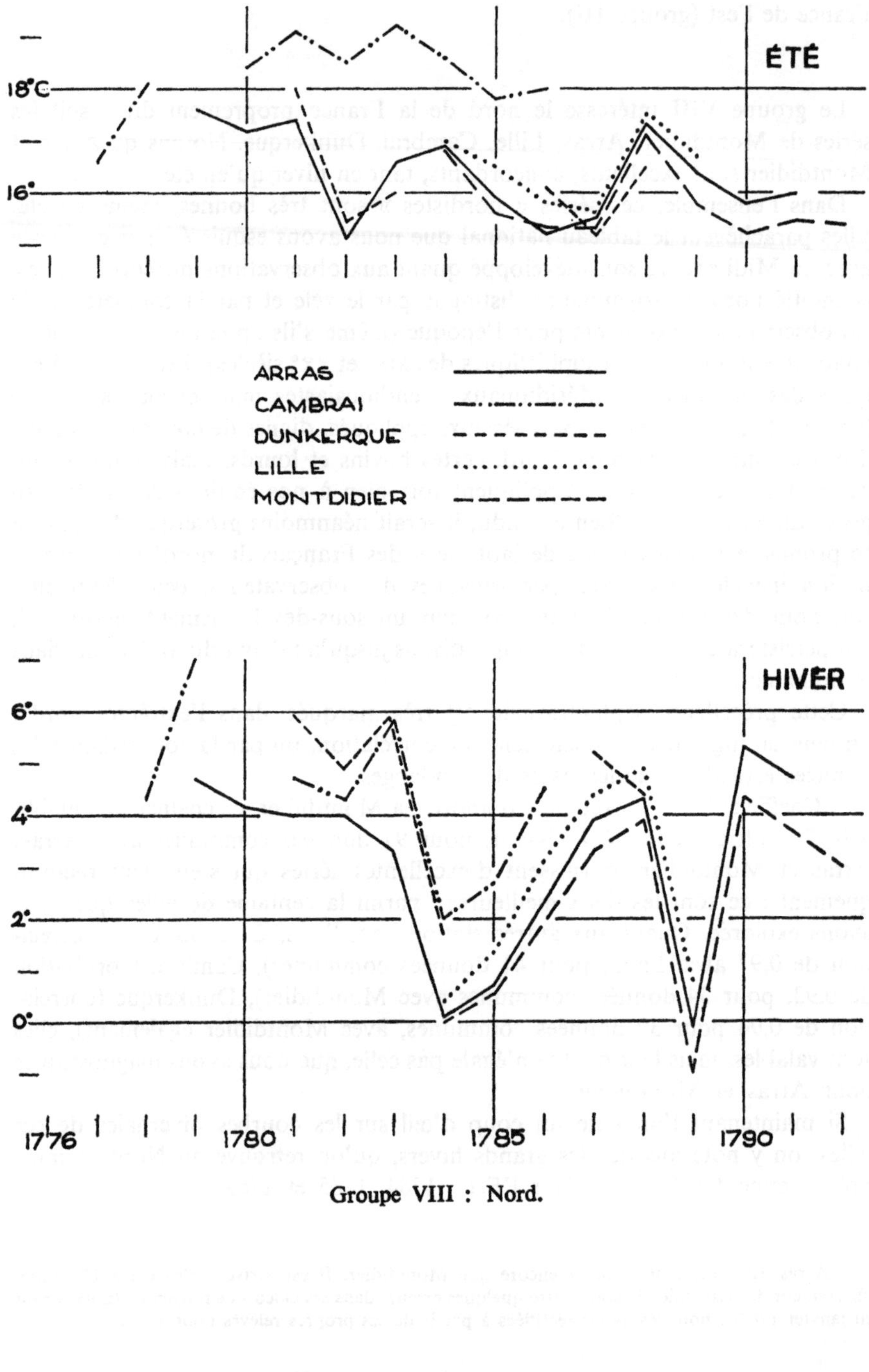

Groupe VIII : Nord.

Dans ces séries du groupe VIII (extrême Nord français) on est d'autre part impressionné par la très bonne concordance enregistrée pour la période estivale. C'est même en cela que réside leur supériorité par rapport aux données des autres régions de France. Le parallélisme en tout cas est net, pour la belle saison et pour la période 1777-1790, si l'on compare ces tendances avec les trends homologues que nous avons précédemment décrits pour la région parisienne et pour la France de l'est : culmination de la chaleur estivale en 1779-1780-1781; nouveau culmen chaud en 1783; puis l'habituelle fraîcheur de 1785 à 1792, à l'exception du « grand été » brûlant, de 1788.

Au terme de ce voyage autour de la France, on peut dresser un palmarès, et décider quelles sont parmi nos séries les meilleures [1]. Bornons-nous pour le moment à celles qui dépassent huit années, et qui comportent, par conséquent, plus de 96 données mensuelles. Ce sont les plus intéressantes, puisqu'elles sont assez longues pour que leurs fluctuations puissent être étudiées sur plusieurs années; en même temps, le calcul de leurs moyennes basées sur un nombre d'années non négligeable, autorise la comparaison, aux fins d'expérience, avec les moyennes décennales ou pluridécennales représentatives d'observations plus récentes (XIXe et XXe siècles).

Indiscutablement, les séries *longues* qui se tirent le mieux de l'épreuve, sont celles d'Arras et de Montdidier. Elles se comportent même de façon admirable. Pour 97 données communes, Arras offre une corrélation presque parfaite (0,97) avec la série voisine de Montdidier. Vient ensuite, déjà un peu moins bonne la série de Paris : celle-ci présente une corrélation de 0,96 (mais pour 36 données seulement) avec Montdidier; et des corrélations de 0,88; 0,88 et 0,86 pour 112, 108 et 98 données communes avec Mulhouse, Arras et Troyes, respectivement. Mulhouse suit : corrélation de 0,95 pour 42 données communes avec Laon, de 0,90 pour 73 données avec Haguenau, de 0,88 pour 112 données avec Paris. Puis c'est le tour de Troyes, Haguenau et enfin Montmorency (dont la corrélation maximale est à 0,90 pour 30 données communes avec Meaux; et à 0,85 avec Paris pour 132 données). Montmorency clot la liste des série bonnes ou très bonnes. Après, très loin derrière, viendra Mayenne (corrélation de 0,85 pour 65 données avec Troyes; et de 0,80 pour 108 données avec Montdidier). Finalement, nous donnons la palme aux sept meilleures séries *longues :* Arras, Montdidier, Paris, Mulhouse, Troyes, Haguenau, Montmorency. Certaines d'entre elles pourront même servir pour un essai d'étude comparative avec le présent.

Nous en arrivons à un point difficile de l'enquête : à savoir la corrélation possible de nos séries climatiques avec les phénomènes agricoles et humains.

1. *Cf.* en annexe les tableaux relatifs à 11 villes, tels qu'ils ont été imprimés par l'ordinateur.

La comparaison s'impose avec le mouvement des récoltes de vin. En effet, nous disposons là de beaucoup de données : la date des vendanges (corrélée avec les températures) est connue; le volume des récoltes de vin est élucidé grâce aux grands travaux d'Ernest Labrousse. Or, dans la région septentrionale, et notamment en Champagne où la vigne est collée à sa limite nord de culture, le rendement du vin dépend en partie de l'indice héliothermique, c'est-à-dire d'un apport assez abondant de chaleur et d'ensoleillement.

Plaçons-nous au centre approximatif de nos séries, en ces années 1780-1781 qui voient culminer à la fois la chaleur de la période mai-septembre, et le produit de la récolte du vin [1].

La leçon des courbes est claire : en 1776, où la fin du printemps et l'été sont plutôt frais, la récolte de vin est moyenne; les vignes, en Bordelais, sont atteintes par la coulure, compagne des étés pourris. En 1777, gelée d'avril, été frais : « ni récolte, ni stock »; en Champagne et dans la plupart des vignobles français, les prix du vin vont donc bondir par suite de la rareté. Ils culminent en 1778, sous l'impact de cette faible vendange de 1777. A partir de 1778, et pendant 4 années, les étés se réchauffent en direction d'un apogée brûlant (1780-1781). Ragaillardies par ce rayon de soleil, les vignes produisent de plus en plus et de mieux en mieux. Leur rendement, dans le vignoble nordique (Champagne) monte sans arrêt à partir de 1778, jusqu'au culmen viticole, exactement contemporain du culmen estival de 1780-1781 [2]. Les vignerons rhénans, sur les rives françaises et allemandes du fleuve dénoncent les étés chauds, les vendanges précoces, les vins surabondants des années 1779-1781. En France [3], comme en Allemagne [4], la vendange de 1781 est remarquable par son extraordinaire précocité. Mais c'est bien l'ensemble des étés de 1778, 1779, 1780 et 1781 qui sont de plus en plus chauds et précoces : et si l'on prend l'exemple des quantités de vin produites en Champagne [5], on s'aperçoit que, considérées comme moyennes en 1779, elles deviennent abondantes en 1780, exceptionnelles et surabondantes en 1781 « année qui dépasse l'année commune de plus du double » [6] C'est seulement à partir de 1782, où l'on enregistre un été plus frais (notamment dans les régions de Paris, du Nord et de l'Est) que la situation se renverse, le charme viticole étant rompu.

C'est net en Champagne et Bourgogne : par suite du mauvais été, le vin de 1782 est « vert, faible, de peu de couleur, absolument mauvais » [7]. C'est que le raisin dont ce vin est tiré a eu peine à mûrir : le fruit d'abord attaqué par les gelées blanches, avait ensuite pourri sur pied à la veille des vendanges [8]. L'année

1. E. Labrousse, *La Crise de l'économie française à la fin de l'Ancien Régime et au début de la Révolution*, Paris, P.U.F., 1944, pp. 273, sq.
2. La courbe dans Labrousse, *ibid.*, p. 94.
3. E. Le Roy Ladurie, *Les Paysans du Languedoc*, Paris, S.E.V.P.E.N. 1966, première partie.
4. K. Muller, *Geschichte des badischen Weinbaus*, Lahr in Baden, 1953, p. 214.
5. La courbe dans Labrousse, *op. cit.*, p. 94.
6. E. Labrousse, *ibid.*
7. E. Labrousse, *op. cit.*, p. 286.
8. *Ibid.*, p. 288.

suivante [1] (1783), qui pourtant n'est point trop fraîche dans son ensemble, les froids tardifs et les brouillards font couler les vignes en fleur; du coup, la Champagne donne une récolte inférieure de près de 20 % à la normale. Et ça continue! Désormais, les récoltes de vin n'étant plus stimulées par une série persistante d'années chaudes et ensoleillées vont retomber à un bas niveau : en 1784, les quantités produites tombent à près de 60 % au-dessous de la normale champenoise [2]. En outre, ces années 1783 et 1784 se signalent par la mauvaise qualité de leurs produits expressément dénoncée par les vignerons.

Après la grosse récolte, exceptionnelle, de 1785, les volumes des vendanges tombent de nouveau, en Champagne, à partir de 1786 à des planchers assez bas : et sur ce point les appréciations empiriques des vignerons coïncident avec les chiffres des températures de nos courbes : « à cause des longs froids tardifs et des pluies d'étés de 1786, le raisin en Champagne n'a pu venir à maturité et commence à pourrir sur pied » [3]. « Les vignobles sont dans la désolation. » La production de vin, en Bourgogne aussi, recule dans l'année 1786.

1787, autre année fraîche, quant à mai-septembre, est également médiocre [4] : « atteint par les gelées et les pluies » [5], « le vignoble de Champagne ne donne qu'une production inférieure de 40 % à la normale. Si 1786 reste encore une année moyenne, bien qu'inférieure de plus de moitié à la précédente, 1787, inférieure des 2/3 aux 3/4 est très faible, ou même mauvaise; surtout, la qualité s'annonce très mauvaise. Le raisin, en retard de plus d'un mois, pourrit sans parvenir à maturité. Les vendanges seront tardives. Il ne faut pas espérer les commencer avant le 25 octobre... » [6]. Typiquement, 1786 et 1787 sont donc, en Champagne, des années de vins verts et rares, engendrés par une météorologie défavorable. On en dira autant de la Bourgogne, elle aussi affectée en 1787 par les gelées, par les pluies froides, et les vendanges tardives qui surviennent sur un été pourri; les cueillettes des vignes bourguignonnes en 1787 sont misérables en quantité, par rapport à l'année record que fut 1785. Après une légère remontée en 1788, où la période de mai-septembre est favorable, la catastrophe finale survient en 1789 où nos courbes dénoncent un hiver glacial, et une période mai-septembre des plus fraîches. Les vignerons de leur côté ne s'y trompent pas [7] : A la suite des longues et terribles gelées de l'hiver 1788-1789, aggravées au printemps, par des gelées tardives, et, durant l'été, par des pluies froides et prolongées « la récolte de vin de 1789 totalement manquée doit être comptée pour rien en Champagne ». En Bourgogne, la situation n'est pas meilleure [8].

Résumons : en dépit de la complexité des facteurs mis en cause, il est clair que la productivité viticole, dans les vignobles septentrionaux, a connu de

1. *Ibid.*, p. 324.
2. *Ibid.*, p. 326.
3. *Ibid.*, p. 327.
4. *Ibid.*, p. 327.
5. *Ibid.*, p. 363.
6. Texte cité par Labrousse, *ibid.*, p. 363.
7. *Cf.* E. Labrousse, *op. cit.*, p. 364, textes tirés des états de subdélégation et de l'intendance.
8. E. Labrousse, *ibid.*

1778 à 1781 des conditions de plus en plus favorables à la quantité, et aussi, dans une certaine mesure à la qualité : tout cela culminant dans la récolte de 1781, abondante, précoce et délicieuse, hautement favorisée par une succession cumulée de saisons positives, hivers doux, printemps et surtout étés brûlants. Cette série de grosses récoltes (1778-1781) contribue à faire crouler les prix du vin [1] : ceux-ci partis d'un niveau très haut en 1777-1778, dégringolent de façon continue sous l'impact des étés chauds et des grosses vendanges à partir de 1778 pour tomber au plancher, un plancher très bas situé, après la récolte monstrueuse de 1781.

Et puis à partir de 1782, le style change : en dépit d'exceptions (1783, 1788), les étés, ou plus exactement, toute la période mai-septembre, basculent alors vers la fraîcheur et vers le pourrissement viticole. Trois grands hivers sans équivalent dans la période antérieure (celle qui allait de 1776 à 1783) interviennent entre 1784 et 1789 (il s'agit des hivers de 1784, 1785 et 1789). Sans doute, chacun de ces épisodes, frais ou froid, pris en lui-même, n'est-il pas nécessairement désastreux; mais leur succession entre 1782 et 1790 crée pour la vigne des conditions d'adversité, et des probabilités de catastrophes, qui interdisent, à une exception près (1785), les très bonnes récoltes. De fait, de 1782 à 1789, on ne rencontre en tout et pour tout qu'une seule vendange gigantesque : celle de 1785; toutes les autres 1782, 1783, 1784, 1786, 1787, 1788 et 1789, sont dans le vignoble septentrional, moyennes, médiocres ou mauvaises [2]. A la longue, cette déficience de l'offre, finit par faire remonter les prix du vin : ceux-ci qu'avaient « cassés » les trop bonnes récoltes de la période 1778-1781, s'élèvent d'abord lentement [3] en 1783 et 1784, puis momentanément déprimés, de nouveau, par la grosse vendange de 1785, ils s'orientent franchement vers la hausse, à partir de 1786 et surtout de 1787. Par comparaison, la période 1778-1781 semble marquée par l'instauration progressive d'un état de grâce viticole [4] : les récoltes bondissent; les prix tombent. Nul doute : ces quatre années, de plus en plus chaudes, sans rigueur hivernale, sans pourrissement estival, sont optimales pour la production de vin, surtout dans la moitié nord de la France. Les bons auteurs, en effet [5] insistent sur l'idée d'une *succession* d'années chaudes, pour stimuler durablement la végétation de la vigne, et parvenir à l'optimum viticole. Cet optimum culmine pour l'essentiel en 1779, 1780 et 1781, quand les hivers sont doux, les printemps-étés brûlants, les récoltes abondantes en quantité (1779 et surtout 1780 et 1781) et excellentes en qualité (1779 et 1781). Un tel paroxysme de l'offre fait tomber les prix (en une dialectique du bonheur et du malheur, de l'abondance et de la mévente) : voilà qui contribue à faire naître dans le secteur viticole la dépression fameuse étudiée par Ernest Labrousse.

1. E. Labrousse, *ibid.*, graphique de la p. 269.
2. *Cf.* E. Labrousse, *op. cit.*, graphiques pp. 325 et 365, pour la Champagne et la Bourgogne.
3. *Ibid.*, graphique p. 269.
4. Cette expression vaut pour la vigne, bien sûr, comblée par les bonnes récoltes; mais non pour les vignerons, éventuellement ruinés par la surproduction qui en résulte.
5. Notamment K. Muller, *op. cit.*, p. 240.

Cela dit, un monisme climatique, là comme ailleurs, serait absurde. Il est certain en effet que l'exaltation de l'offre des vins qui fit tomber les prix, fut déterminée *aussi* par une vague de plantations excessives dans la décennie 1770 [1]. Des facteurs purement humains contribuèrent donc à faire mûrir les raisins trop nombreux et la surproduction déprimante. Mais de par notre sujet, nous n'avons voulu étudier que la partie « climat et récoltes » du phénomène; de toute façon, pour connaître l'effet des plantations massives de la décennie 1770 sur la phase de surproduction de la décennie 1780, il faudrait au préalable mesurer l'ampleur de celles-ci. Cette mensuration n'a pas été faite, et nous ne pouvons qu'évoquer en passant cet aspect du problème.

Les années chaudes, autour de 1780, en ce qui concerne la vigne, ont donc fait de leur mieux pour accentuer « l'intercycle » de baisse des prix. En va-t-il de même pour le blé ? Nous avons déjà signalé à ce propos que la vague d'étés frais et pourris qui culminent autour de 1770, et la vague d'étés chauds qui par la suite prend le relais autour de 1780, coïncidaient respectivement l'une avec une phase de mauvaises récoltes de céréales, l'autre au contraire avec une période de moissons plantureuses, autour de 1780. C'est du moins ce qu'indiquent les diagrammes affrontés des dates de vendanges du Nord, et des prix du blé parisien. Les séries thermiques de la S.R.M., et les données sur les récoltes beauceronnes recueillies par M. Morineau [2] confirment bien cette liaison : après les étés brumeux et mouillés de la période 1766-1776 qui firent pourrir et verser les moissons [3], les belles saisons, lumineuses et chaudes, qui fleurissent autour de 1780, se traduisent par de magnifiques récoltes de blé, qui culminent, comme pour le vin, pendant les deux années splendides : 1780 et 1781. Le soleil en Beauce et Champagne fait donc basculer pour quelques années, les productions végétales (blé et vin) vers la hausse; et inversement, les prix vers la baisse (mêmes constatations à Cambrai sur la courbe des dîmes-grain) [4]. En bref, l'absence, durant plusieurs années, de grands hivers et de gelées tragiques, et la succession d'une série d'étés éblouissants sont bien les facteurs qui, pendant quelques récoltes successives, produisent l'exaltation de l'offre, et, conséquence logique, la plongée concomitante des cours agricoles, le « baquet » des prix. L'intercycle de baisse touche alors le fond de l'abîme.

1. J. Godechot, *Les Révolutions (*1770-1799*)*, 2e éd., Paris, P.U.F., 1965, p. 117.
2. *Annales E.S.C.*, janv.-févr. 1968, fig. 7.
3. Il faudrait tenir compte aussi des hivers froids de cette même période, et jusqu'en Provence, à en juger par un mémoire des Procureurs des Gens des Trois États (Aix, 31 déc. 1770) : « Le territoire de Provence semble malheureusement destiné depuis quelques années à changer de face. On n'y éprouvait autrefois qu'un hyver rigoureux sur dix. Mais, Sire, voici quatre années de suite que les gelées continuelles font sans cesse périr nos oliviers, et nous dépouillent ainsi de la plus précieuse de nos plantations. Le cep ayant résisté au froid des trois premières, avoit produit des rejettons de belle espérance, mais l'hyver dernier a été si long et si vif, que ces jeunes arbres sont morts presque partout, et que la plupart des cultivateurs découragés par ces mortalités continuelles, après avoir arraché le tronc n'ont plus osé le remplacer, craignant de le voir encor périr... », (Arch. Nat., H[1]. 1262-1265).
4. *Cf.* l'article de M. Morineau, à paraître dans un recueil collectif sur les dîmes.

Notons au passage que ces années 1778-1781, ou 1778-1782, sont celles de la guerre d'Amérique. Éventuellement, le financement de la guerre aurait pu par la constitution de stocks d'intendance, par la pression inflationniste exercée du fait de l'impôt faire monter les prix, comme cela se produisait au cours des guerres précédentes. Or, il n'en a rien été : une telle bonace a bien entendu des raisons multiples. Mais il est certain que la pression de l'offre agricole, elle aussi, a contribué à tenir les cours déprimés. Une fois n'est pas coutume : Louis XVI a eu de la chance; pour faire sa guerre d'Amérique, il a eu de bonnes récoltes, et de bas prix. De quoi nourrir sans trop de frais ses marins, ses recrues et ses sujets.

Cependant, les printemps-étés chauds et secs n'ont pas toujours une influence univoque. Ils sont, en gros, favorables aux grains, en France du nord, en Europe du nord-ouest : là en effet, le facteur sécheresse-chaleur constitue le paramètre marginal, de l'absence ou présence duquel dépend le déficit ou l'excédent des blés. Néanmoins, chaleur et sécheresse peuvent aussi, même dans les zones septentrionales du Bassin de Paris, exercer, en certains cas, une influence désastreuse. Un coup de chaleur aride, s'il intervient de façon pour ainsi dire insminutée, dans un moment bref et critique de la végétation de la plante (à l'instant précis où le grain est laiteux ou pâteux, pas encore durci), peut griller l'épi, et tuer, en quelques jours, l'espoir de récolte : c'est *l'échaudage*. Un phénomène de ce type, expressément signalé, s'est produit en 1788 : année de grand été, aux vendanges précoces, aux mauvaises moissons : dont les déficits par échaudage prépareront la crise de subsistances, la Grande Peur, et le mécontentement des ventres creux, à la veille de la « soudure » de 1789. Cette année 1788 est donc décisive par ses effets à court terme; elle est bien décrite, dans le journal d'un paysan-vigneron du pays de Meaux [1] :

« L'année 1788 il n'a point fait dhivers leprintems na pas été favorables au bien de la terre il a fait froids au printems les seigles netoit guerefort les bleds étions assez fort mais la trop grande challeure afait Echaudée les bleds desorte que la récolte des grain aété petite il ne rendoit guere de gerbles ny de minot il a eté remy bien certin pour lavandange aeté forbonne et du tres bons vin vandange alafin deseptembre levin valloit 25 L aprest vandange et le bled valloit 24 L aprest Laoust le 13 Juillet il est arrivez une nuée de grelle qui a commancée au dela deparis a traversez toute la france Jusque dans lapicardy elle afait un grand tor la grelle pesoit 8 livres elle a hachée les grain et les abre par ou elle apassez elle atraversez deux lieu de large sure cinquante lieu de long il sest trouvez des chevau de tue. »

Reprenons ce texte, épisode par épisode, en le commentant et en le justifiant au moyen d'une des meilleures séries météorologiques du Bassin parisien, celle de Montdidier.

1. *La chronique villageoise de Vareddes (Seine-et-Marne)*, publiée par J.-M. Desbordes, Paris, Éd. de l'École (vers 1960).

« Il n'a point fait d'hiver ». Effectivement, à Montdidier, décembre 1787, janvier et février 1788 sont très doux en excédent de 1° à 3° sur la normale (on sait du reste que l'hiver trop doux, favorable aux mauvaises herbes et aux insectes prédateurs, peut quelquefois poser les prémisses d'une mauvaise moisson pour l'été qui suit).

« Il a fait froid au printemps » : il faut voir là, sans doute, une allusion au petit épisode frais de mars 1788 : car les températures, en ce mois-là, sont à peine en excédent sur la normale : seulement d'un dixième de degré. D'où l'impression de « froid » ressentie empiriquement par le paysan de Vareddes.

« *La trop grande chaleur a fait échaudée les blés de sorte que la récolte des grains a été petite. Il ne rendait guère de gerble ny de minot, il a été remy* »; ici s'intercale le processus d'échaudage qui a dû intervenir en mai, juin, ou, (peut-être ?), au tout début de juillet : la moisson [1] en effet, d'après le même texte, a été antérieure au 13 juillet. De fait, si l'on contrôle le document de Vareddes par la série de Montdidier, on constate que ces trois mois ont été chauds ou très chauds, en excédent de 2°2 (mai), et 1°5 (juin et juillet), par rapport à la normale : rien ne s'oppose donc à ce qu'un épisode particulièrement brûlant, survenant sur ce fond de chaleur soutenue, ait, comme l'affirme le journal du paysan de Vareddes, grillé les blés.

Enfin, se produit la grêle du 13 juillet qui parachève le désastre des grains. Cette grêle est bien connue : elle a même polarisé l'attention des historiens, soucieux d'expliquer la mauvaise moisson de 1788, comme cause partielle de la disette et de la cherté à venir, qui à leur tour engendreront des troubles en 1789. Mais cette polarisation des chercheurs est peut-être excessive; car la grêle de 1788 ne saurait rendre compte, à elle seule, de l'ampleur du déficit céréalier de cette année-là. Si intense qu'elle soit, une grêle ne concerne jamais qu'un pourcentage minoritaire des villages, dans un pays donné. Même celle, géante, du 13 juillet 1788, qui aurait déversé, paraît-il, 400 000 tonnes de grêlons (?), n'aurait touché et haché au total que « deux lieus de large sur cinquante de long »; ou encore selon une autre source 1 039 villages et terroirs, parmi la dizaine de milliers de paroisses que compte au bas mot la France du nord de la Loire. On ne peut donc expliquer la mauvaise récolte de 1788, et la disette consécutive du printemps 1789, uniquement ni même essentiellement par la grêle. La cause fondamentale du manque des grains c'est bien, antérieur à la grêle, l'épisode d'échaudage qui a racorni *partout* la moisson de 1788, dans les derniers mois qui préludaient à la maturité.

Cela posé, le coup de grêle du 13 juillet constitue la suite logique du processus implacable qui avait mené durant les mois précédents, au coup d'échaudage. Les grêles les plus violentes surgissent en effet (en climat parisien) quand stagne sur l'Occident le poids bloqué d'un anticyclone saharien, venu par l'Espagne, très chaud et très lourd. C'était probablement le cas en 1788, comme ce le sera en 1947, ou au début de mai 1969. A ce moment, dans cette situation de chaleur

1. Rappelons que la moisson est appelée « l'aoust » dans ces régions.

écrasante qu'attestent les séries thermométriques, il suffit de l'irruption d'une simple bouffée d'air humide et frais venue de l'Atlantique, pour créer au contact de l'air saharien, si brûlant, des phénomènes de front froid et d'ascendances vives : ces mécanismes fabriquent alors les grêlons énormes, qui en retombant, cisaillent les récoltes, cassent les vitres, tuent les chevaux. La moisson de 1788 a donc été doublement victime d'un afflux d'air torride, originaire du Sahara; elle fut grillée par cette masse brûlante; puis ce qu'il en restait fut partiellement haché par les grêlons qui se développèrent au sein des masses d'air chaud, troublées par une irruption d'air maritime [1]. Au bout de ce désastre, à cause unique, à développement complexe, il y aura bien sûr, tenue en réserve pour l'année qui suivra, la cherté des grains qui secouera les mercuriales en folie [2], l'accaparement du panifiable par les amateurs de stockage, l'errance des mendiants quêteurs de substances raréfiées. Quant au paysan français des pays de panique, il sera, du coup, conséquent avec sa propre expérience : il se souvient, à la veille de la soudure de 1789, d'avoir raté déjà sa maigre récolte de 1788 par la faute du climat; il est désormais anxieux, à l'idée de perdre aussi du fait des brigands et des affamés, sa belle moisson sur pied de 1789, qui devrait normalement le dédommager des pertes de l'année précédente. C'est l'un des facteurs parmi d'autres, de la Grande Peur, réflexe rural d'angoisse, de défense, et de contre-offensive, pour faire échec aux brigands.

Ce paragraphe relatif à « Climat et récoltes » clôt ainsi un premier exposé sur notre enquête. Nous nous sommes essentiellement intéressés au court terme. La question du long terme, elle, ne sera qu'effleurée ici, car elle devrait en raison de son ampleur faire l'objet d'un autre travail. On peut tout de même la formuler de façon simple : le climat de 1775-1790 était-il « le même » que le nôtre ? ou plus froid ? ou plus chaud ? ou plus continental ? ou plus maritime ?

Ainsi posée, la question, en *première analyse* n'admet guère qu'une seule réponse : le climat de l'époque Louis XVI était, bien entendu, fondamentalement semblable au nôtre. La fixité longue des conditions agricoles et phénologiques, et de l'éventail des plantes cultivées, suffit à démontrer cette vérité de bon sens.

Mais qu'en est-il *dans le détail* ? A cette seconde interrogation, nous répondrons que nos séries, trop courtes pour offrir une réponse sûre quant au long terme, ne sont pas néanmoins en contradiction avec les données généralement admises, quand il est question de ces problèmes. Contentons-nous du témoignage de meilleures sources : Montdidier (1784-1792), Arras (1777-1792), Paris (1776-1786), que les coefficients de corrélation désignent unanimement comme bien supérieures, aux autres séries d'observations [3]. Comparées avec les

1. *Cf.* annexe 2.
2. J. Dupâquier, M. Lachiver et J. Meuvret, *Mercuriales du Pays de France et du Vexin Français (*1640-1792*)*, Paris, S.E.V.P.E.N., 1968.
3. *Cf.* annexe 3, graphiques I à III et tableaux 3, 9 et 11 de l'annexe 4.

moyennes *actuelles* (1931-1960) des mêmes stations ou des stations voisines [1], les moyennes de la fin de l'Ancien Régime en ces trois villes, bien desservies par leurs observateurs, indiquent qu'à températures annuelles supposées égales, les *hivers* de cette période du XVIIIe siècle étaient un peu plus froids que les nôtres; quant aux étés, ils étaient probablement un peu plus chauds. Il semble peu probable que cet écart soit dû *totalement* à une erreur systématique des instruments du XVIIIe siècle. L'erreur, si erreur il y eut, aurait joué dans un sens unique, vers le chaud *ou* vers le froid; mais pas *dans les deux sens*, vers le chaud en été, vers le froid en hiver! L'écart systématique qui sépare les observations du XVIIIe siècle de celles du XXe semble donc indicatif d'une tendance plus continentale dans les années 1780, plus maritime actuellement. Une telle constatation correspond bien aux conclusions proposées par von Rudloff [2], dans son livre sur les fluctuations du climat d'Europe, depuis le XVIIIe siècle. Le climat du « little ice age » (XVIIe siècle-1850) se caractérisait en effet, nous dit von Rudloff, par des hivers généralement plus froids (d'à peine un degré centigrade en moyenne), par rapport à ceux du XXe siècle. En revanche, si l'on s'intéresse plus spécialement aux années 1775-1790, on constate, toujours selon l'auteur allemand, que celles-ci ont connu l'une des séries d'étés les plus chauds qu'aient jamais enregistrés les stations d'Europe depuis la mise au point des thermomètres. Cette surchauffe estivale décennale et momentanée, on la retrouve clairement inscrite dans nos séries anciennes, du moins dans les meilleures et les plus fiables d'entre celles-ci : elle s'affirme au niveau des moyennes, approximativement décennales; elle s'exalte surtout lors des paroxysmes d'étés brûlants (1778, 1781, 1783 et 1788). Elle provoque les pléthores viticoles, ct probablement céréalières, dénoncées par Labrousse et Morineau. Elle est aussi la cause du coup d'échaudage, puis de grêle, aux conséquences incalculables, enregistré pendant le *bel été* de 1788.

1. Respectivement Beauvais, Lille et Paris.

2. Hans VON RUDLOFF, *Die Schwankungen und Pendelungen des Klimas in Europa seit dem Beginn der regelmässigen Instrumenten Beobachtungen (1670)*, Vieweg, Braunschweig, 1967.

ANNEXE 1

Les correspondants de la S.R.M. effectuaient leurs relevés trois fois par jour (voir ci-dessus), en principe au lever du soleil, vers 14-15 heures, vers 21-22 heures. La moyenne de ces trois observations donne approximativement la température moyenne d'une journée. Approximativement, car la « vraie » moyenne des températures qui ont effectivement régné pendant 24 heures ne peut être obtenue qu'en tenant compte aussi du cours des saisons, plus exactement de l'heure du lever et du coucher du soleil : qu'un de nos médecins se lève à 7 heures en novembre ou en février, et qu'il aille au saut du lit scruter son thermomètre, la température qu'il notera sera bien la température « minimale » : celle de l'aube naissante. Car en novembre et février, sous nos latitudes, le soleil se lève à 7 heures. Mais que ce médecin, plus matinal encore, soit debout à 6 heures au printemps (en mai et juin par exemple), deux heures se seront écoulées depuis l'aurore : le soleil se lève à 4 h 10 en mai, à 3 h 50 en juin. Donc, la température « minimale » enregistrée sera en fait haussée par deux heures d'ensoleillement. Inversement la température à 21 heures en hiver sera beaucoup plus basse que la température au coucher du soleil, qui eût été enregistrée valablement à la même heure en été.

On sait aujourd'hui comment corriger dans un sens ou dans l'autre ces erreurs, pourvu que l'heure d'observation soit connue. Mais justement, nous ne savons pas exactement à quel moment très précis de la journée les correspondants de la S.R.M. faisaient leurs relevés. Il faut donc rejeter « le principe d'une correction quantitative précise ». (*Cf. infra*, O. Muller, *Analyse de séries météorologiques anciennes*, p. 100.)

Toutefois, les météorologistes consultés estiment que « la température prise après le lever du soleil correspond assez bien à la température minimale, T min. et celle observée entre 14 et 15 heures à la température maximale T max. » (O. Muller, *ibid.*) : d'où la faculté pour nous de comparer, pour une ville donnée, les relevés du XVIIIe siècle et les relevés T min. et T max. effectués en France depuis le XIXe siècle (la température moyenne $TM = \frac{T\ max. + T\ min.}{2}$. Une comparaison plus fidèle encore est possible lorsque nous disposons, comme c'est le cas pour certaines stations depuis trente ans, de la température prise à 21 heures : T 21. La température moyenne TM équivaut alors à $\frac{T\ max. + T\ min. + T\ 21}{3}$. Mais la comparaison n'est possible que pour 23 villes pour lesquelles nous disposons à la fois des données du XVIIIe siècle et des trois relevés T min., T max. et T 21 du XXe siècle. Force est donc de se rabattre sur $TM = \frac{T\ max. + T\ min.}{2}$

Pour plus de détails sur ces comparaisons et leur validité, *cf. infra*, O. Muller, *op. cit.*, p. 96-112.

ANNEXE 2
LA GRÊLE DU 13 JUILLET 1788

S.R.M. 175 : *Montdidier* (observateur : Chandon, d.m.), juillet 1788

« Description de l'orage du 13 » :

« Depuis le 10 la chaleur avoit été assés considérable; les hygromètres avoient marqués de l'humidité, et en effet il y avoit eu de la pluie ou des brouillards presques tous les jours depuis le 2. La veille de l'orage le thermomètre avoit monté à 26 degrés; le vent étant dans la partie du S.-E., assés léger; le Baromètre entre 27 p. 8 ½ et 10 lignes; il avoit tonné le soir et tombé un peu de pluie. Le matin 13, le thermomètre étant à 16 degrés, le Baromètre à 27 p. 8 ½ lignes, l'aiguille aimantée ayant varié de 10' au Nord, le vent au N.-Ouest assés b(i)en frais, et le tems nuageux; on vit s'élever, vers les huit heures du matin, dans la partie du S.-O., un nuage fort noir. On commença à entendre gronder un tonnerre sourd et continuel, d'un roulement toujours égal. Peu à peu on vit ce nuage s'élever sur l'orison et s'étendre du S.-O. à O.-N.-O. A neuf heures ce nuage étoit à peu près élevé sur l'orison de 60 degrés. Son fond étoit très noir et sa partie la plus élevée paroissoit d'un verd mêlé de jaune. Ce fut alors qu'on commença à entendre le tonnerre gronder avec plus de force et toujours avec le roulement continuel. De momens à autres, on voyoit sortir du nuage des éclairs en serpenteau, partant du haut du nuage et finissant dans le bas à l'orison, aux quels succédoient des coups de tonnerre éclatans. A neuf heures 20 minutes, le vent sauta tout à coup du N.-O. à Ouest et dans l'instant le ciel s'obscurcit d'une étrange manière. A 9 heures et demie, il s'éleva une tempête affreuse mêlée d'une pluie des plus fortes, du tonnerre et des éclairs continuels, et d'une grêle dont la grosseur ordinaire égaloit celle des noix; les plus gros grains celle des œufs de dindon. Leur figure étoit assés irrégulière. Celle des plus gros grains, en général, approchoit assés de la forme d'une navette de tisserand, à peu près deux cônes tronqués unis par leur base. Le noyau étoit opaque et le reste avoit la diaphanéité du cristal. On dit en avoir vu du poids de deux livres et demie; mais je ne puis affirmer que ce que j'ai vu. Le poids des plus gros grains dont j'ai connoissance n'alloit guère que de quatre à cinq onces.

Ce cruel orage n'a duré que 5 ou six minutes. D'après le dégât qu'il a occasionné dans ce pays-ci, il est à présumer que s'il eut duré un quart d'heure, il eut renversé une grande partie des maisons. Toutes les vitres, à cette exposition, ont été brisées sans exception. Plusieurs maisons découvertes, quantité de cheminées abattues, beaucoup d'arbres renversés et la plus part ébranchés; plusieurs moulins à vent emportés; toutes les moissons saccagées à n'en pouvoir rien sauver; beaucoup d'oiseaux et de gibier assommé. On n'a pas ouï dire qu'il y eut d'hommes de tués dans le canton.

Toute la Picardie a été traversée, par cet affreux orage, dans une direction du S.-O. au N.-E., sur une largeur de deux lieues.

Il est à remarquer que cet orage, qui avoit, comme je l'ai dit, sa direction du S.-O.

au N.-E. en a pris une de l'ouest à l'est à une lieue de Montdidier depuis le village du Mini (Mesnil) Saint-Georges; puis passé cette ville, il a repris sa première direction. Des accidens locaux trop longs à décrire, ont donné lieu à ce changement de direction ».

Le même auteur, dans le même bordereau, indique les chiffres de température suivants, pour ces journées cruciales :

Fragment du bordereau original de juillet 1788.

JOUR DU MOIS	TEMPÉRATURE EXTÉRIEURE			VENTS		
	Matin	Midi	Soir	Matin	Midi	Soir
10	14 1/4	21 3/4	16 1/2	S.-O.	S.-O.	S.-O.
11	14 3/4	24 3/4	18 1/2	S.-O.	S.-O.	N.-O.
12	15 1/2	26	19	S.-E.	S.-E.	S.-E.
13	16	17	13 3/4	N.-O.	N.-O.	O.
14	10 1/2	19	13 1/2	S.-O.	S.-O.	S.-O.

La « plus grande chaleur » du mois est atteinte le 12 (26 degrés R.). *Cf.* la « Description de l'orage du 13 ».

ANNEXE 3

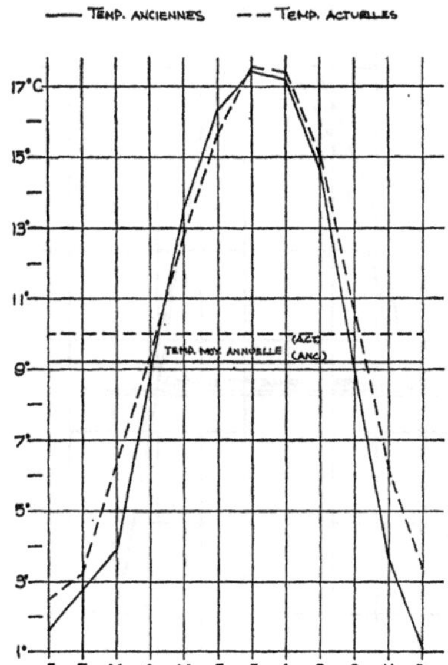

GRAPHIQUE I. — Moyennes comparées des températures mensuelles, années 1784-1792 (Montdidier) et 1931-1960 (Beauvais).

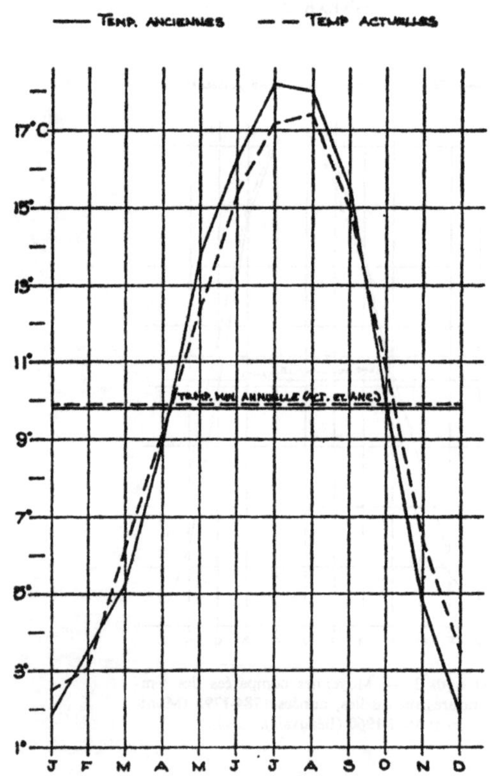

GRAPHIQUE II. — Moyennes comparées des températures mensuelles, années 1778-1792 (Arras) et 1931-1960 (Lille).

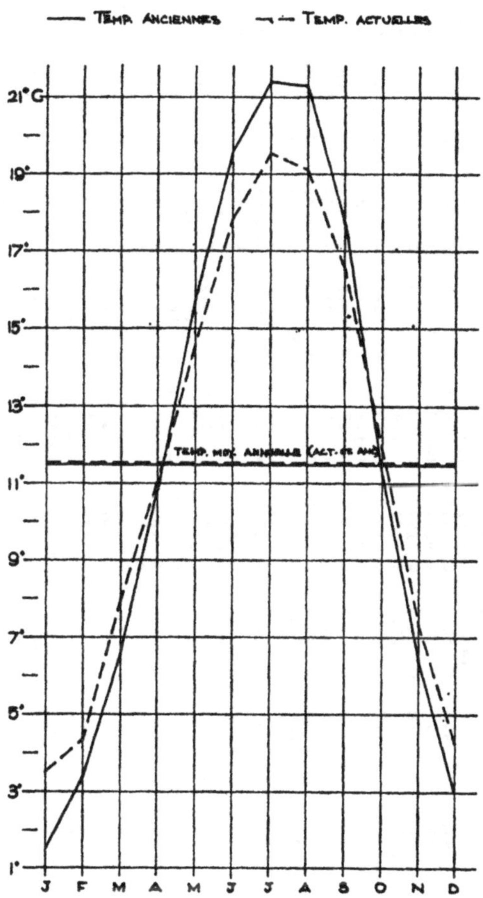

GRAPHIQUE III. — Moyennes comparées des températures mensuelles, années 1776-1786 et 1931-1960 (Paris).

ANNEXE 4

SERIES METEOROLOGIQUES FRANCAISES ENTRE 1776 ET 1792 'TEMPERATURE'

MOYENNES MENSUELLES ET ECARTS DE CES VALEURS A LEUR MOYENNE PRISE POUR CHAQUE MOIS

VILLE DE CHARTRES (BEAUCE)
NOMBRE DE DONNEES 120

MOYENNE GENERALE ANNUELLE 10.4
MOYENNES TRIMESTRIELLES D.J.F. 2.5
M.A.M. 10.2
J.J.A. 18.2
S.O.N. 10.7

	JANVIER	FEVRIER	MARS	AVRIL	MAI	JUIN	JUILLET	AOUT	SEPTEMBRE	OCTOBRE	NOVEMBRE	DECEMBRE
MOY.D.MOY. MENSUELLES	1.6	3.1	5.6	10.0	14.8	16.9	19.2	18.4	16.1	10.7	5.4	2.7
1776	*****	*****	*****	*****	*****	*****	*****	*****	*****	*****	*****	*****
ECART	(****)	(****)	(****)	(****)	(****)	(****)	(****)	(****)	(****)	(****)	(****)	(****)
1777	.1	C 4.0	C 9.0	C 10.4	C 14.1	C 15.2	* 21.2	C 21.4	C 17.7	C 12.5	C 6.3	C 1.6
ECART	(-1.5)	(.9)	(3.4)	(.3)	(-.7)	(-1.7)	(2.0)	(3.0)	(1.6)	(1.8)	(.9)	(-1.1)
1778	C 1.0	C 1.5	C 5.2	C 11.7	C 14.0	C 16.5	C 19.4	C 19.1	C 13.1	C 9.2	C 7.4	C 5.2
ECART	(-.6)	(-1.6)	(-.4)	(1.7)	(-.8)	(-.4)	(.2)	(.7)	(-3.0)	(-1.5)	(2.0)	(2.5)
1779	C -2.7	C 6.3	C 7.7	C 12.6	C 14.6	C 15.5	C 18.1	C 17.6	C 16.7	C 18.0	C 6.5	C 7.0
ECART	(-4.4)	(3.1)	(2.1)	(2.6)	(-.2)	(-1.4)	(-1.1)	(-.8)	(.6)	(7.3)	(1.1)	(4.3)
1780	C -1.3	C 2.5	C 8.2	C 7.6	C 15.0	C 17.1	C 18.2	C 20.9	C 15.6	C 10.6	C 5.7	C .1
ECART	(-2.9)	(-.6)	(2.6)	(-2.4)	(.2)	(.2)	(-1.0)	(2.5)	(-.5)	(-.1)	(.4)	(-2.6)
1781	C 2.4	C 5.1	C 7.9	C 12.1	C 15.4	C 16.9	C 18.2	C 18.4	C 15.9	C 9.7	C 5.7	C 5.2
ECART	(.8)	(2.0)	(2.2)	(2.1)	(.6)	(-.0)	(-1.0)	(-.0)	(-.2)	(-1.0)	(.4)	(2.5)
1782	C 4.4	C 1.5	C 5.5	C 7.6	C 11.6	C 19.5	C 20.6	C 15.9	C 15.4	C 8.6	C .7	C 2.2
ECART	(2.8)	(-1.6)	(-.1)	(-2.4)	(-3.2)	(2.6)	(1.4)	(-2.5)	(-.7)	(-2.1)	(-4.6)	(-.5)
1783	C 5.6	C 4.9	C 4.5	C 11.9	C 12.1	C 17.0	C 21.7	C 18.8	C 16.1	C 12.0	C 6.7	C 1.4
ECART	(4.0)	(1.7)	(-1.1)	(1.8)	(-2.7)	(.1)	(2.5)	(.3)	(.0)	(1.3)	(1.4)	(-1.3)
1784	C -1.4	C .2	C 4.4	C 7.1	C 21.4	C 18.1	C 18.2	C 16.4	C 17.9	C 8.6	C 6.1	C -.5
ECART	(-3.0)	(-2.9)	(-1.3)	(-2.9)	(6.6)	(1.2)	(-1.0)	(-2.0)	(1.8)	(-2.1)	(.8)	(-3.2)
1785	C 4.0	C .4	C 1.4	C 8.5	C 14.7	C 13.4	C 18.9	C 17.2	C 18.1	C 10.0	C 4.5	C 1.6
ECART	(2.4)	(-2.8)	(-4.3)	(-1.5)	(-.0)	(-3.5)	(-.3)	(-1.2)	(2.0)	(-.7)	(-.9)	(-1.1)
1786	C 4.0	C 5.0	C 2.6	C 10.7	C 15.0	C 20.0	C 17.5	C 18.5	C 14.5	C 7.7	C 3.9	C 3.2
ECART	(2.4)	(1.9)	(-3.0)	(.7)	(.2)	(3.1)	(-1.7)	(.1)	(-1.6)	(-3.0)	(-1.5)	(.5)
1787	*****	*****	*****	*****	*****	*****	*****	*****	*****	*****	*****	*****
ECART	(****)	(****)	(****)	(****)	(****)	(****)	(****)	(****)	(****)	(****)	(****)	(****)
1788	*****	*****	*****	*****	*****	*****	*****	*****	*****	*****	*****	*****
ECART	(****)	(****)	(****)	(****)	(****)	(****)	(****)	(****)	(****)	(****)	(****)	(****)
1789	*****	*****	*****	*****	*****	*****	*****	*****	*****	*****	*****	*****
ECART	(****)	(****)	(****)	(****)	(****)	(****)	(****)	(****)	(****)	(****)	(****)	(****)
1790	*****	*****	*****	*****	*****	*****	*****	*****	*****	*****	*****	*****
ECART	(****)	(****)	(****)	(****)	(****)	(****)	(****)	(****)	(****)	(****)	(****)	(****)
1791	*****	*****	*****	*****	*****	*****	*****	*****	*****	*****	*****	*****
ECART	(****)	(****)	(****)	(****)	(****)	(****)	(****)	(****)	(****)	(****)	(****)	(****)
1792	*****	*****	*****	*****	*****	*****	*****	*****	*****	*****	*****	*****
ECART	(****)	(****)	(****)	(****)	(****)	(****)	(****)	(****)	(****)	(****)	(****)	(****)

VILLES AVEC LESQUELLES LA CORRELATION EST ELEVEE (VILLE-NOMBRE DE DONNEES COMMUNES-CORRELATION)
LA ROCHELLE(AUNIS)(53)(.88), LAON (I.D.FRANCE) (50)(.87), TROYES (CHAMPAGNE)(98)(.87), MONTDIDIER(PICAR.)(36)(.86),
PARIS (I.D.FRANCE)(120)(.82), DIJON (BOURGOGNE) (96)(.81), ARRAS (ARTOIS) (108)(.79), MULHOUSE (ALSACE) (112)(.79),
VIENNE (DAUPHINE) (84)(.79), NANTES (BRETAGNE) (75)(.79), BESANCON(FR.COMTE)(61)(.79), ST MAURICE LE GIR.(107)(.78),

LES VALEURS BONNES ET CONTROLEES SONT PRECEDEES D'UN 'C'.LES VALEURS NON CONTROLABLES NE SONT PRECEDEES D'AUCUN SIGNE,
ET CELLES SUJETTES A CAUTION D'UN '*' OU D'UN '**' (MOYENNE OU FORTE PROBABILITE D'AVOIR UNE ERREUR)
-.0 = TEMPERATURE NON OBSERVEE OU MOYENNE NON CALCULEE ***** = AUCUNE DONNEE OBSERVEE F = ECART TROP GRAND

ANNEXE 4

Numéro 1

```
                                   VILLE DE CHARTRES (BEAUCE)

                  COEFFICIENTS DE CORRELATION          (VILLE-NOMBRE DE DONNEES COMMUNES-CORRELATION)

LA ROCHELLE(AUNIS)( 53)( .88), LAON (I.D.FRANCE) ( 50)( .87), TROYES (CHAMPAGNE)( 98)( .87), MONTDIDIER(PICAR.)( 36)( .86),
PARIS (I.D.FRANCE)(120)( .82), DIJON (BOURGOGNE) ( 96)( .81), ARRAS (ARTOIS)     (108)( .79), MULHOUSE (ALSACE) (112)( .79),
VIENNE (DAUPHINE) ( 84)( .79), NANTES (BRETAGNE) ( 75)( .79), BESANCON(FR.COMTE)( 61)( .79), ST MAURICE LE GIR.(107)( .78),
POITIERS (POITOU) (120)( .78), ST MALO (BRETAGNE)( 80)( .77), MONTMORENCY(I.D.F.(120)( .77), LILLE (FLANDRE)   ( 42)( .76),
DUNKERQUE (FLAND.)( 51)( .76), ST BRIEUX (BRET.) ( 84)( .75), TOURNUS (BOURGOGNE( 35)( .74), ARLES (PROVENCE)  ( 51)( .73),
CAMBRAI (CAMBRES.)(101)( .72), ROUEN (NORMANDIE) ( 82)( .72), HAGUENAU (ALSACE) ( 81)( .72), NANCY (LORRAINE)  ( 51)( .70),
AMSTERDAM (NL)    ( 86)( .70), TARASCON (PROVENCE( 48)( .69), VILLEFRANCHE(BEAUJ( 45)( .69), MAYENNE (MAINE)   ( 42)( .68),
VIENNE (AUSTRI)   ( 48)( .67), BORDEAUX (GUYENNE)(119)( .66), MONTLOUIS (ROUSSIL( 75)( .66), CHINON (TOURAINE) (120)( .66),
LONS L.SAU.(FR.CO.( 40)( .66), BREDA (NL)        ( 52)( .65), VIVIERS(LANGUEDOC)( 57)( .65), BRUXELLES (B)     ( 33)( .63),
PONTARLIER(FR.CO.)( 79)( .63), ST PAUL 3CH.(DAUPH( 45)( .61), FRANEKER (NL)     ( 84)( .61), METZ (LORRAINE)   ( 84)( .60),
CLERMONT FD.(AUV.)( 34)( .60), MONTARGIS(GATINAIS( 48)( .59), MONTPELLIER (LANG.( 96)( .55), DAX (GASCOGNE)    ( 74)( .54),
LUCON (POITOU)    ( 49)( .53), RIEUX (LANGUEDOC) ( 36)( .51), LA HAYE (NL)      ( 36)( .48), ST DIEZ (LORRAINE)( 36)( .47),
OLORON (BEARN)    ( 60)( .41), MONT.DAUPHIN(DAUPH( 39)( .37), PERPIGNAN(ROUSSIL)( 68)( .36), MANOSQUE(PROVENCE)( 60)( .36),
MARSEILLE (PROV.) ( 52)( .17), MEAUX (I.D.FRANCE)( 25)( .82), CHALONS (CHAMPAG.)( 15)( .81), LAIGLE (NORMANDIE)( 27)( .46),
ETAMPES(I.D.FRANC)( 12)( .00), PROVINS (CHAMP.)  ( 10)( .00), VERSAILLES (I.D.F)( 12)( .00), CHARTRES (BEAUCE) (120)(1.00),
```

SERIES METEOROLOGIQUES FRANCAISES ENTRE 1776 ET 1792 : 'TEMPERATURE'

MOYENNES MENSUELLES ET ECARTS DE CES VALEURS A LEUR MOYENNE PRISE POUR CHAQUE MOIS

VILLE DE MONTMORENCY(I.D.F.
NOMBRE DE DONNEES 144

MOYENNE GENERALE ANNUELLE 10.4
MOYENNES TRIMESTRIELLES D.J.F. 2.3
M.A.M. 9.8
J.J.A. 18.7
S.O.N. 10.7

	JANVIER	FEVRIER	MARS	AVRIL	MAI	JUIN	JUILLET	AOUT	SEPTEMBRE	OCTOBRE	NOVEMBRE	DECEMBRE
MOY.D.MOY. MENSUELLES	1.5	3.4	5.7	9.8	13.9	17.8	19.1	19.4	15.9	10.9	5.3	1.9
1776	-4.1	C 6.0	C 8.4	C 11.1	C 11.9	C 17.1	C 20.0	C 18.8	C 14.4	C 11.6	C 6.9	C 3.4
ECART	(-5.7)	(2.6)	(2.7)	(1.3)	(-2.0)	(-.6)	(.9)	(-.6)	(-1.5)	(.7)	(1.6)	(1.4)
1777	C 1.3	C 2.6	C 6.7	C 8.0	C 12.7	C 22.1	C 18.0	C 19.9	C 16.5	C 11.5	C 7.1	C .6
ECART	(-.3)	(-.8)	(1.1)	(-1.8)	(-1.2)	(4.4)	(-1.1)	(.5)	(.6)	(.6)	(1.8)	(-1.3)
1778	C 2.0	C 1.9	C 5.9	C 11.1	C 14.5	C 17.4	C 20.1	C 20.0	C 13.9	C 9.6	C 7.2	C 5.7
ECART	(.5)	(-1.5)	(.2)	(1.3)	(.6)	(-.4)	(1.0)	(.6)	(-2.0)	(-1.3)	(1.9)	(3.8)
1779	C -.9	C 6.9	C 8.5	C 12.9	C 14.9	C 16.0	C 19.7	C 20.9	C 18.1	C 13.9	C 7.9	C 6.7
ECART	(-2.4)	(3.5)	(2.8)	(3.1)	(1.0)	(-1.8)	(.7)	(1.5)	(2.3)	(2.9)	(2.6)	(4.8)
1780	C .2	C 1.6	C 9.2	C 8.0	C 16.1	C 18.0	C 19.7	C 22.9	C 17.1	C 12.5	C 5.7	C .4
ECART	(-1.3)	(-1.8)	(3.6)	(-1.8)	(2.2)	(.2)	(.7)	(3.5)	(1.3)	(1.6)	(.4)	(-1.6)
1781	C 2.9	C 5.5	C 8.6	C 13.0	C 17.0	C 18.9	C 20.4	C 20.5	C 16.9	C 11.3	C 6.5	C 5.6
ECART	(1.3)	(2.1)	(2.9)	(3.2)	(3.1)	(1.1)	(1.3)	(1.1)	(1.0)	(.3)	(1.2)	(3.7)
1782	C 4.7	C -.1	C 5.7	C 7.9	C 10.7	C 18.1	C 18.6	C 15.7	C 15.2	C 8.6	C 2.6	C 2.4
ECART	(3.2)	(-3.5)	(.1)	(-1.9)	(-3.2)	(.4)	(-.5)	(-3.6)	(-.6)	(-2.3)	(-2.7)	(.4)
1783	C 6.9	C 5.5	C 4.7	C 11.7	C 12.4	C 16.1	C 21.4	C 19.4	C 15.0	C 11.0	C 6.7	C -.6
ECART	(5.3)	(2.1)	(-.9)	(2.0)	(-1.5)	(-1.6)	(2.3)	(.0)	(-.9)	(.1)	(1.4)	(-2.6)
1784	C -2.2	C .5	C 2.9	C 7.1	C 16.2	C 16.2	C 17.7	C 16.4	C 17.4	* 12.2	C 6.5	C -.1
ECART	(-3.8)	(-2.9)	(-2.8)	(-2.7)	(2.3)	(-1.5)	(-1.3)	(-3.0)	(1.5)	(1.3)	(1.2)	(-2.1)
1785	C 3.6	C .1	C 1.3	C 8.4	C 12.6	C 17.2	C 17.7	C 16.4	C 16.2	C 10.4	C 5.2	C 2.1
ECART	(2.1)	(-3.3)	(-4.4)	(-1.4)	(-1.3)	(-.5)	(-1.3)	(-3.0)	(.4)	(-.6)	(-.1)	(.2)
1786	C 4.2	C 3.1	C 2.7	C 10.5	C 13.6	C 18.1	C 16.5	C 22.1	C 13.8	C 7.6	C 3.2	C 3.5
ECART	(2.7)	(-.3)	(-2.9)	(.7)	(-.3)	(.4)	(-2.6)	(2.8)	(-2.1)	(-3.3)	(-2.1)	(1.6)
1787	C .1	C 5.1	C 7.6	C 8.9	C 12.6	*****	*****	*****	*****	*****	*****	*****
ECART	(-1.4)	(1.7)	(1.9)	(-.9)	(-1.3)	(****)	(****)	(****)	(****)	(****)	(****)	(****)
1788	*****	*****	*****	*****	*****	*****	*****	*****	*****	*****	-2.0	C -6.6
ECART	(****)	(****)	(****)	(****)	(****)	(****)	(****)	(****)	(****)	(****)	(-7.3)	(-8.6)
1789	C 1.4	C 5.2	C 1.6	C 8.8	C 15.6	*****	*****	*****	*****	*****	*****	*****
ECART	(-.2)	(1.9)	(-4.1)	(-1.0)	(1.7)	(****)	(****)	(****)	(****)	(****)	(****)	(****)
1790	*****	*****	*****	*****	*****	*****	*****	*****	*****	*****	*****	*****
ECART	(****)	(****)	(****)	(****)	(****)	(****)	(****)	(****)	(****)	(****)	(****)	(****)
1791	*****	*****	*****	*****	*****	*****	*****	*****	*****	*****	*****	*****
ECART	(****)	(****)	(****)	(****)	(****)	(****)	(****)	(****)	(****)	(****)	(****)	(****)
1792	*****	*****	*****	*****	*****	*****	*****	*****	*****	*****	*****	*****
ECART	(****)	(****)	(****)	(****)	(****)	(****)	(****)	(****)	(****)	(****)	(****)	(****)

VILLES AVEC LESQUELLES LA CORRELATION EST ELEVEE (VILLE-NOMBRE DE DONNEES COMMUNES-CORRELATION)
MEAUX (I.D.FRANCE)(30)(.90), DUNKERQUE (FLAND.)(58)(.89), LAON (I.D.FRANCE) (50)(.87), LA ROCHELLE(AUNIS)(53)(.87),
MONTDIDIER(PICAR.)(48)(.86), PARIS (I.D.FRANCE)(132)(.85), TROYES (CHAMPAGNE)(104)(.83), MULHOUSE (ALSACE) (112)(.83),
ST BRIEUX (BRET.) (96)(.81), NANCY (LORRAINE) (68)(.81), HAGUENAU (ALSACE) (93)(.80), TOURNUS (BOURGOGNE(47)(.79),

LES VALEURS BONNES ET CONTROLEES SONT PRECEDEES D'UN 'C',LES VALEURS NON CONTROLABLES NE SONT PRECEDEES D'AUCUN SIGNE,
ET CELLES SUJETTES A CAUTION D'UN '*' OU D'UN '**' (MOYENNE OU FORTE PROBABILITE D'AVOIR UNE ERREUR)
-.0 = TEMPERATURE NON OBSERVEE OU MOYENNE NON CALCULEE ***** = AUCUNE DONNEE OBSERVEE F = ECART TROP GRAND

ANNEXE 4

Numéro 2

VILLE DE MONTMORENCY(I.D.F.

COEFFICIENTS DE CORRELATION (VILLE-NOMBRE DE DONNEES COMMUNES-CORRELATION)

Ville	N	r	Ville	N	r	Ville	N	r	Ville	N	r
MEAUX (I.D.FRANCE)	30	.90	DUNKERQUE (FLAND.)	58	.89	LAON (I.D.FRANCE)	50	.87	LA ROCHELLE(AUNIS)	53	.87
MONTDIDIER(PICAR.)	48	.86	PARIS (I.D.FRANCE)	132	.85	TROYES (CHAMPAGNE)	104	.83	MULHOUSE (ALSACE)	112	.83
ST BRIEUX (BRET.)	96	.81	NANCY (LORRAINE)	68	.81	HAGUENAU (ALSACE)	93	.80	TOURNUS (BOURGOGNE	47	.79
POITIERS (POITOU	132	.79	ARRAS (ARTOIS)	120	.78	ST MALO (BRETAGNE)	80	.78	BESANCON(FR.COMTE)	61	.77
BREDA (NL)	52	.77	VIVIERS(LANGUEDOC)	57	.77	NANTES (BRETAGNE)	85	.77	CHARTRES (BEAUCE)	120	.77
DIJON (BOURGOGNE)	96	.76	VIENNE (AUSTRI)	48	.75	ST DIEZ (LORRAINE)	48	.75	FRANEKER (NL)	96	.74
METZ (LORRAINE)	84	.73	ST MAURICE LE GIR.	119	.71	VIENNE (DAUPHINE)	84	.71	LAIGLE (NORMANDIE)	31	.71
LA HAYE (NL)	48	.69	CHINON (TOURAINE)	132	.69	AMSTERDAM (NL)	98	.69	CAMBRAI (CAMBRES.)	101	.68
ROUEN (NORMANDIE)	87	.66	CLERMONT FD.(AUV.)	44	.65	MAYENNE (MAINE)	54	.64	MONTLOUIS (ROUSSIL	76	.63
ARLES (PROVENCE)	56	.62	PONTARLIER(FR.CO.)	94	.62	BRUXELLES (B)	45	.61	MONTPELLIER (LANG.	108	.61
BORDEAUX (GUYENNE)	131	.60	ST PAUL 3CH.(DAUPH	49	.58	MONTARGIS(GATINAIS	48	.57	RIEUX (LANGUEDOC)	48	.56
LONS L.SAU.(FR.CO.	52	.56	LILLE (FLANDRE)	54	.55	TARASCON (PROVENCE	48	.54	LUCON (POITOU)	52	.48
MANOSQUE(PROVENCE)	60	.48	DAX (GASCOGNE)	74	.43	VILLEFRANCHE(BEAUJ	45	.40	MONT.DAUPHIN(DAUPH	46	.38
OLORON (BEARN)	60	.34	PERPIGNAN(ROUSSIL)	80	.26	MARSEILLE (PROV.)	54	.11	CHALONS (CHAMPAG.)	26	.98
ETAMPES(I.D.FRANC)	12	.00	PROVINS (CHAMP.)	10	.00	VERSAILLES (I.D.F)	12	.00	MONTMORENCY(I.D.F.	144	1.00

SERIES METEOROLOGIQUES FRANCAISES ENTRE 1776 ET 1792 'TEMPERATURE'

MOYENNES MENSUELLES ET ECARTS DE CES VALEURS A LEUR MOYENNE PRISE POUR CHAQUE MOIS

VILLE DE PARIS (I.D.FRANCE)
NOMBRE DE DONNEES 132

MOYENNE GENERALE ANNUELLE 11.4
MOYENNES TRIMESTRIELLES D.J.F. 2.6
M.A.M. 10.9
J.J.A. 20.6
S.O.N. 11.6

	JANVIER	FEVRIER	MARS	AVRIL	MAI	JUIN	JUILLET	AOUT	SEPTEMBRE	OCTOBRE	NOVEMBRE	DECEMBRE
MOY.D.MOY. MENSUELLES <CORRECTION>	1.4 < .1>	3.4 < .0>	6.4 < .1>	10.8 < .0>	15.5 < .1>	19.5 < .1>	21.3 < .1>	21.1 < .2>	17.4 < .3>	11.0 < .2>	6.3 < .1>	3.0 < .0>
1776	-5.2	C 6.6	C 8.8	C 10.7	C 10.7	C 18.4	C 22.1	C 21.2	C 15.4	C 11.3	C 5.6	C 3.2
ECART	(-6.7)	(3.2)	(2.4)	(-.0)	(-4.7)	(-1.1)	(.8)	(.1)	(-2.0)	(.2)	(-.7)	(.2)
1777	C 1.6	C 3.0	C 9.2	C 9.6	C 13.9	C 17.0	C 18.8	C 21.9	C 18.0	C 11.4	C 7.9	C 1.3
ECART	(.2)	(-.4)	(2.9)	(-1.2)	(-1.6)	(-2.5)	(-2.6)	(.8)	(.6)	(.3)	(1.6)	(-1.8)
1778	C 1.0	C 2.4	C 6.0	C 11.4	C 15.9	C 19.5	C 23.4	C 22.1	C 15.6	C 9.7	C 8.9	C 5.7
ECART	(-.4)	(-1.0)	(-.4)	(.6)	(.4)	(.0)	(2.1)	(1.0)	(-1.7)	(-1.3)	(2.6)	(2.7)
1779	C -.6	C 6.4	C 8.4	C 13.2	C 15.2	C 16.6	C 21.1	C 22.0	C 18.4	C 14.1	C 7.9	C 6.3
ECART	(-2.0)	(3.0)	(2.0)	(2.5)	(-.2)	(-2.8)	(-.2)	(.9)	(1.0)	(3.1)	(1.6)	(3.2)
1780	C -.5	C 2.1	C 9.6	C 8.8	C 16.6	C 20.0	C 20.6	C 27.0	C 17.4	C 12.1	C 5.5	C -.1
ECART	(-1.9)	(-1.3)	(3.2)	(-2.0)	(1.1)	(.5)	(-.7)	(5.9)	(.0)	(1.1)	(-.8)	(-3.2)
1781	C 1.9	C 5.5	C 8.4	C 13.2	C 18.2	C 21.9	C 22.0	C 22.1	C 18.9	C 11.0	C 7.1	C 6.6
ECART	(.5)	(2.1)	(2.0)	(2.5)	(2.8)	(2.4)	(.7)	(1.0)	(1.5)	(-.0)	(.8)	(3.6)
1782	C 5.2	C .5	C 6.5	C 9.2	C 13.2	C 20.9	C 21.7	C 18.4	C 17.1	C 9.5	C 2.7	C 3.1
ECART	(3.8)	(-2.9)	(.1)	(-1.5)	(-2.2)	(1.4)	(.4)	(-2.7)	(-.2)	(-1.5)	(-3.5)	(.1)
1783	C 6.0	C 5.9	C 5.2	C 13.1	C 16.9	* 21.2	C 25.6	C 22.0	C 17.6	C 12.6	C 7.6	C -.2
ECART	(4.6)	(2.5)	(-1.1)	(2.3)	(1.4)	(1.8)	(4.3)	(.9)	(.3)	(1.6)	(1.3)	(-3.3)
1784	C -1.4	C .2	C 3.4	C 9.0	C 19.5	C 19.4	C 20.1	C 18.2	C 19.0	C 8.4	C 7.5	C .6
ECART	(-2.8)	(-3.1)	(-3.0)	(-1.8)	(4.0)	(-.1)	(-1.2)	(-2.9)	(1.6)	(-2.7)	(1.2)	(-2.4)
1785	C 3.9	C .7	C 1.7	C 8.8	C 14.9	C 18.9	C 20.4	C 18.0	C 18.2	C 11.6	C 6.n	C 2.5
ECART	(2.5)	(-2.6)	(-4.6)	(-2.0)	(-.6)	(-.6)	(-.9)	(-3.1)	(.9)	(.6)	(-.3)	(-.5)
1786	C 3.6	C 4.0	C 3.1	C 11.6	C 15.2	C 20.2	C 18.6	C 19.1	C 15.4	C 9.6	C 2.5	C 4.4
ECART	(2.2)	(.6)	(-3.3)	(.8)	(-.2)	(.8)	(-2.7)	(-2.0)	(-2.0)	(-1.4)	(-3.8)	(1.3)
1787	*****	*****	*****	*****	*****	*****	*****	*****	*****	*****	*****	*****
ECART	(****)	(****)	(****)	(****)	(****)	(****)	(****)	(****)	(****)	(****)	(****)	(****)
1788	*****	*****	*****	*****	*****	*****	*****	*****	*****	*****	*****	*****
ECART	(****)	(****)	(****)	(****)	(****)	(****)	(****)	(****)	(****)	(****)	(****)	(****)
1789	*****	*****	*****	*****	*****	*****	*****	*****	*****	*****	*****	*****
ECART	(****)	(****)	(****)	(****)	(****)	(****)	(****)	(****)	(****)	(****)	(****)	(****)
1790	*****	*****	*****	*****	*****	*****	*****	*****	*****	*****	*****	*****
ECART	(****)	(****)	(****)	(****)	(****)	(****)	(****)	(****)	(****)	(****)	(****)	(****)
1791	*****	*****	*****	*****	*****	*****	*****	*****	*****	*****	*****	*****
ECART	(****)	(****)	(****)	(****)	(****)	(****)	(****)	(****)	(****)	(****)	(****)	(****)
1792	*****	*****	*****	*****	*****	*****	*****	*****	*****	*****	*****	*****
ECART	(****)	(****)	(****)	(****)	(****)	(****)	(****)	(****)	(****)	(****)	(****)	(****)

VILLES AVEC LESQUELLES LA CORRELATION EST ELEVEE (VILLE-NOMBRE DE DONNEES COMMUNES-CORRELATION)
MONTDIDIER(PICAR.)(36)(.96), MEAUX (I.D.FRANCE)(30)(.94), LAON (I.D.FRANCE) (50)(.93), MULHOUSE (ALSACE) (112)(.88),
TROYES (CHAMPAGNE)(98)(.88), LA ROCHELLE(AUNIS)(53)(.88), DUNKERQUE (FLAND.)(51)(.87), POITIERS (POITOU) (132)(.86),
BESANCON(FR.COMTE)(61)(.86), ARRAS (ARTOIS) (108)(.86), LILLE (FLANDRE) (42)(.85), BREDA (NL) (52)(.85).

LES VALEURS BONNES ET CONTROLEES SONT PRECEDEES D'UN 'C'.LES VALEURS NON CONTROLABLES NE SONT PRECEDEES D'AUCUN SIGNE,
ET CELLES SUJETTES A CAUTION D'UN '*' OU D'UN '**' (MOYENNE OU FORTE PROBABILITE D'AVOIR UNE ERREUR)
-.0 = TEMPERATURE NON OBSERVEE OU MOYENNE NON CALCULEE ***** = AUCUNE DONNEE OBSERVEE F = ECART TROP GRAND

ANNEXE 4

Numéro 3

```
                              VILLE DE PARIS (I.D.FRANCE)

          COEFFICIENTS DE CORRELATION          (VILLE-NOMBRE DE DONNEES COMMUNES-CORRELATION)

MONTDIDIER(PICAR.)( 36)( .96), MEAUX (I.D.FRANCE)( 30)( .94), LAON (I.D.FRANCE) ( 50)( .93), MULHOUSE (ALSACE) (112)( .88),
TROYES (CHAMPAGNE)( 98)( .88), LA ROCHELLE(AUNIS)( 53)( .88), DUNKERQUE (FLAND.)( 51)( .87), POITIERS (POITOU) (132)( .86),
BESANCON(FR.COMTE)( 61)( .86), ARRAS (ARTOIS)    (108)( .86), LILLE (FLANDRE)   ( 42)( .85), BREDA (NL)        ( 52)( .85),
HAGUENAU (ALSACE) ( 81)( .85), MONTMORENCY(I.D.F.(132)( .85), ST MALO (BRETAGNE)( 80)( .84), NANCY (LORRAINE)  ( 63)( .84),
CLERMONT FD.(AUV.)( 44)( .83), CHARTRES (BEAUCE) (120)( .82), ST BRIEUX (BRET.) ( 84)( .80), NANTES (BRETAGNE) ( 85)( .79),
CAMBRAI (CAMBRES.)(101)( .79), DIJON (BOURGOGNE) ( 96)( .78), TOURNUS (BOURGOGNE( 35)( .78), VIENNE (AUSTRI)   ( 48)( .76),
ROUEN (NORMANDIE) ( 82)( .75), TARASCON (PROVENCE( 48)( .74), FRANEKER (NL)     ( 96)( .74), CHINON (TOURAINE) (132)( .74),
MAYENNE (MAINE)   ( 42)( .73), VIENNE (DAUPHINE) ( 84)( .73), LA HAYE (NL)      ( 48)( .72), ST MAURICE LE GIR.(119)( .69),
AMSTERDAM (NL)    ( 98)( .67), METZ (LORRAINE)   ( 84)( .67), BRUXELLES (B)     ( 45)( .67), VIVIERS(LANGUEDOC)( 57)( .66),
PONTARLIER(FR.CO.)( 82)( .65), LONS L.SAU.(FR.CO.( 40)( .64), BORDEAUX (GUYENNE)(131)( .64), ST DIEZ (LORRAINE)( 36)( .63),
MONTARGIS(GATINAIS( 48)( .63), ARLES (PROVENCE)  ( 51)( .62), MONTLOUIS (ROUSSIL( 75)( .60), RIEUX (LANGUEDOC) ( 36)( .57),
VILLEFRANCHE(BEAUJ( 45)( .54), MONTPELLIER (LANG.(108)( .54), ST PAUL 3CH.(DAUPH( 45)( .51), DAX (GASCOGNE)    ( 74)( .50),
MONT.DAUPHIN(DAUPH( 39)( .48), MANOSQUE(PROVENCE)( 60)( .40), PERPIGNAN(ROUSSIL)( 80)( .36), LUCON (POITOU)    ( 52)( .35),
OLORON (BEARN)    ( 60)( .27), MARSEILLE (PROV.) ( 54)( .26), CHALONS (CHAMPAG.)( 15)( .98), LAIGLE (NORMANDIE)( 27)( .75),
ETAMPES(I.D.FRANC)( 12)( .00), PROVINS (CHAMP.)  ( 10)( .00), VERSAILLES (I.D.F)( 12)( .00), PARIS (I.D.FRANCE)(132)(1.00),
```

SERIES METEOROLOGIQUES FRANCAISES ENTRE 1776 ET 1792 'TEMPERATURE'

MOYENNES MENSUELLES ET ECARTS DE CES VALEURS A LEUR MOYENNE PRISE POUR CHAQUE MOIS

VILLE DE HAGUENAU (ALSACE)
NOMBRE DE DONNEES 140

MOYENNE GENERALE ANNUELLE 10.8
MOYENNES TRIMESTRIELLES
D.J.F. 1.9
M.A.M. 10.8
J.J.A. 19.8
S.O.N. 10.6

	JANVIER	FEVRIER	MARS	AVRIL	MAI	JUIN	JUILLET	AOUT	SEPTEMBRE	OCTOBRE	NOVEMBRE	DECEMBRE
MOY.D.MOY. MENSUELLES	1.3	2.7	4.9	11.1	16.4	19.6	20.3	19.5	16.7	10.2	4.9	1.7
1776	*****	*****	*****	*****	*****	*****	*****	*****	*****	*****	*****	*****
ECART	(****)	(****)	(****)	(****)	(****)	(****)	(****)	(****)	(****)	(****)	(****)	(****)
1777	*****	*****	*****	*****	*****	*****	*****	*****	*****	*****	*****	*****
ECART	(****)	(****)	(****)	(****)	(****)	(****)	(****)	(****)	(****)	(****)	(****)	(****)
1778	*****	*****	*****	*****	*****	*****	*****	*****	*****	*****	*****	*****
ECART	(****)	(****)	(****)	(****)	(****)	(****)	(****)	(****)	(****)	(****)	(****)	(****)
1779	*****	*****	*****	*****	*****	*****	*****	*****	*****	*****	*****	*****
ECART	(****)	(****)	(****)	(****)	(****)	(****)	(****)	(****)	(****)	(****)	(****)	(****)
1780	.0	.0	.0	10.9	C 17.9	C 20.9	C 22.1	C 23.9	C 17.9	C 13.4	C 6.1	C .6
ECART	(****)	(****)	(****)	(-.2)	(1.5)	(1.3)	(1.8)	(4.4)	(1.1)	(3.2)	(1.2)	(-1.1)
1781	C 1.4	C 5.5	C 8.4	C 14.1	C 18.0	C 21.6	C 20.6	C 20.0	C 18.4	C 10.9	C 6.1	C 4.4
ECART	(.1)	(2.8)	(3.5)	(3.0)	(1.6)	(2.1)	(.3)	(.5)	(1.6)	(.7)	(1.2)	(2.6)
1782	C 4.5	C -1.0	C 6.0	C 11.3	C 14.1	C 21.6	C 23.2	C 19.5	C 16.5	C 8.4	C 2.5	C 1.7
ECART	(3.2)	(-3.7)	(1.1)	(.2)	(-2.2)	(2.1)	(3.0)	(.0)	(-.2)	(-1.8)	(-2.4)	(.0)
1783	C 5.5	C 5.5	C 5.1	C 11.7	* 17.5	C 20.2	C 23.9	C 21.0	* 19.1	C 10.0	C 5.7	C -2.5
ECART	(4.2)	(2.8)	(.2)	(.7)	(1.1)	(.7)	(3.6)	(1.5)	(2.4)	(-.2)	(.8)	(-4.2)
1784	C -5.6	C -2.2	C 3.8	C 11.3	C 19.4	C 20.4	C 21.4	C 18.9	C 18.5	C 7.1	C 6.3	C .4
ECART	(-6.9)	(-4.9)	(-1.2)	(.2)	(3.0)	(.8)	(1.1)	(-.6)	(1.8)	(-3.0)	(1.3)	(-1.4)
1785	C 1.9	C -1.6	C -1.7	C 8.2	C 16.2	C 19.4	C 19.4	C 18.4	C 16.7	C 9.7	C 5.5	C 5.6
ECART	(.6)	(-4.3)	(-6.7)	(-2.8)	(-.1)	(-.2)	(-.9)	(-1.1)	(.0)	(-.4)	(.6)	(3.9)
1786	C 3.6	C 3.1	C 3.4	C 12.0	C 14.5	C 20.0	C 17.7	C 18.0	C 14.7	C 9.1	C 2.6	C 3.2
ECART	(2.3)	(.5)	(-1.5)	(.9)	(-1.9)	(.4)	(-2.5)	(-1.5)	(-2.0)	(-1.0)	(-2.3)	(1.5)
1787	C -1.6	C 3.4	C 7.7	C 9.4	C 12.5	C 18.8	C 18.8	C 20.2	C 16.1	C 11.1	C 6.1	C 4.2
ECART	(-2.9)	(.7)	(2.8)	(-1.7)	(-3.9)	(-.8)	(-1.5)	(.8)	(-.6)	(1.0)	(1.2)	(2.5)
1788	C 2.9	C 4.2	C 5.9	C 10.7	C 16.4	C 19.6	C 20.4	C 16.1	C 17.5	C 9.6	C 2.5	C -8.0
ECART	(1.6)	(1.6)	(1.0)	(-.3)	(.0)	(.1)	(.1)	(-3.4)	(.8)	(-.5)	(-2.4)	(-9.7)
1789	C -4.5	C 4.6	C 2.5	C 10.6	C 17.7	C 16.1	C 19.4	C 19.5	C 15.0	C 9.2	C 5.0	C 3.5
ECART	(-5.8)	(2.0)	(-2.4)	(-.5)	(1.4)	(-3.4)	(-.9)	(.0)	(-1.7)	(-.9)	(.3)	(1.8)
1790	C 2.0	C 4.2	C 7.0	C 9.4	C 16.1	C 17.5	C 17.9	C 18.2	C 14.6	C 12.4	C 6.0	C 4.0
ECART	(.7)	(1.6)	(2.1)	(-1.7)	(-.2)	(-2.1)	(-2.4)	(-1.2)	(-2.1)	(2.2)	(1.1)	(2.3)
1791	C 4.4	C 3.5	C 6.0	C 13.4	C 16.0	C 18.8	* 18.8	C 20.0	C 15.6	* 11.0	* 4.4	C 3.6
ECART	(3.1)	(.8)	(1.1)	(2.3)	(-.4)	(-.8)	(-1.5)	(.5)	(-1.1)	(.8)	(-.6)	(1.9)
1792	*****	*****	*****	*****	*****	*****	*****	*****	*****	*****	*****	*****
ECART	(****)	(****)	(****)	(****)	(****)	(****)	(****)	(****)	(****)	(****)	(****)	(****)

VILLES AVEC LESQUELLES LA CORRELATION EST ELEVEE (VILLE-NOMBRE DE DONNEES COMMUNES-CORRELATION)
MULHOUSE (ALSACE) (73)(.90), DIJON (BOURGOGNE) (69)(.87), MIRECOURT(LORRAINE(35)(.86), NANTES (BRETAGNE) (37)(.86),
METZ (LORRAINE) (72)(.86), CHALONS (CHAMPAG.)(61)(.85), MONTDIDIER(PICAR.)(96)(.85), PARIS (I.D.FRANCE)(81)(.85),
LAON (I.D.FRANCE) (50)(.84), AMSTERDAM (NL) (47)(.83), DUNKERQUE (FLAND.)(75)(.83), ARRAS (ARTOIS) (141)(.81),

LES VALEURS BONNES ET CONTROLEES SONT PRECEDEES D'UN 'C'.LES VALEURS NON CONTROLABLES NE SONT PRECEDEES D'AUCUN SIGNE,
ET CELLES SUJETTES A CAUTION D'UN '*' OU D'UN '**' (MOYENNE OU FORTE PROBABILITE D'AVOIR UNE ERREUR)
-.0 = TEMPERATURE NON OBSERVEE OU MOYENNE NON CALCULEE ***** = AUCUNE DONNEE OBSERVEE F = ECART TROP GRAND

ANNEXE 4

Numéro 4

```
                              VILLE DE HAGUENAU (ALSACE)

          COEFFICIENTS DE CORRELATION          (VILLE-NOMBRE DE DONNEES COMMUNES-CORRELATION)

MULHOUSE (ALSACE) ( 73)( .90), DIJON (BOURGOGNE) ( 69)( .87), MIRECOURT(LORRAINE( 35)( .86), NANTES (BRETAGNE) ( 37)( .86),
METZ (LORRAINE)   ( 72)( .86), CHALONS (CHAMPAG.)( 61)( .85), MONTDIDIER(PICAR.)( 96)( .85), PARIS (I.D.FRANCE)( 81)( .85),
LAON (I.D.FRANCE) ( 50)( .84), AMSTERDAM (NL)    ( 47)( .83), DUNKERQUE (FLAND.)( 75)( .83), ARRAS (ARTOIS)    (141)( .81),
MONTMORENCY(I.D.F.( 93)( .80), OBERNHEIM(ALSACE) ( 42)( .79), TROYES (CHAMPAGNE)(103)( .77), ST DIEZ (LORRAINE)( 88)( .77),
LA ROCHELLE(AUNIS)( 53)( .76), TOURNUS (BOURGOGNE( 94)( .75), VIENNE (DAUPHINE) ( 45)( .74), VIENNE (AUSTRI)    ( 33)( .74),
ST BRIEUX (BRET.) (111)( .73), CAMBRAI (CAMBRES.)( 76)( .73), POITIERS (POITOU) ( 81)( .73), BESANCON(FR.COMTE)( 73)( .72),
CHARTRES (BEAUCE) ( 81)( .72), ST MALO (BRETAGNE)( 59)( .71), FRANEKER (NL)     ( 45)( .69), MAYENNE (MAINE)   (102)( .69),
ROUEN (NORMANDIE) ( 64)( .67), CHINON (TOURAINE) ( 81)( .65), ARLES (PROVENCE)  ( 69)( .64), LAIGLE (NORMANDIE)( 45)( .64),
LONS L.SAU.(FR.CO.( 77)( .63), BORDEAUX (GUYENNE)( 81)( .62), PONTARLIER(FR.CO.)( 90)( .60), LILLE (FLANDRE)   ( 74)( .59),
ST PAUL 3CH.(DAUPH( 50)( .58), MONTPELLIER (LANG.( 57)( .58), VILLEFRANCHE(BEAUJ( 45)( .56), MONTLOUIS (ROUSSIL( 70)( .54),
RIEUX (LANGUEDOC) ( 77)( .54), ST MAURICE LE GIR.( 81)( .54), MONT.DAUPHIN(DAUPH( 63)( .52), MONTARGIS(GATINAIS( 48)( .52),
CLERMONT FD.(AUV.)( 35)( .42), DAX (GASCOGNE)    ( 74)( .40), MANOSQUE(PROVENCE)( 60)( .26), MARSEILLE (PROV.) ( 37)( .25),
OLORON (BEARN)    ( 60)( .14), PERPIGNAN(ROUSSIL)( 39)(-.07), BREDA (NL)        ( 13)( .91), NANCY (LORRAINE)  ( 21)( .63),
VIVIERS(LANGUEDOC)( 18)( .51), LUCON (POITOU)    ( 14)( .17), BRUXELLES (B)     (  0)( .00), LA HAYE (NL)      (  9)( .00),
TARASCON (PROVENCE( 12)( .00), MOLSHEIM (ALSACE) (  0)( .00), NIDERBRONN (ALSACE(  0)( .00), STRASBOURG (ALS.) (  3)( .00),
HAGUENAU (ALSACE) (140)(1.00),
```

SERIES METEOROLOGIQUES FRANCAISES ENTRE 1776 ET 1792 'TEMPERATURE'

MOYENNES MENSUELLES ET ECARTS DE CES VALEURS A LEUR MOYENNE PRISE POUR CHAQUE MOIS

VILLE DE MULHOUSE (ALSACE)
NOMBRE DE DONNEES 112

MOYENNE GENERALE ANNUELLE 10.5
MOYENNES TRIMESTRIELLES
D.J.F. .8
M.A.M. 10.6
J.J.A. 19.8
S.O.N. 10.7

	JANVIER	FEVRIER	MARS	AVRIL	MAI	JUIN	JUILLET	AOUT	SEPTEMBRE	OCTOBRE	NOVEMBRE	DECEMBRE
MOY.D.MOY. MENSUELLES <CORRECTION>	.3 < .2>	1.0 < .3>	5.5 < .4>	10.4 < .3>	15.8 < .4>	18.6 < .4>	20.8 < .5>	19.9 < .5>	16.7 < .6>	10.4 < .6>	5.1 < .3>	1.2 < .3>
1776	*****	*****	*****	*****	*****	*****	*****	*****	*****	*****	*****	*****
ECART	(****)	(****)	(****)	(****)	(****)	(****)	(****)	(****)	(****)	(****)	(****)	(****)
1777	-.9	C 1.3	C 8.8	C 8.8	C 12.5	C 16.9	C 18.2	C 20.1	C 15.2	C 12.1	C 6.4	C -.9
ECART	(-1.2)	(.3)	(3.3)	(-1.7)	(-3.3)	(-1.7)	(-2.6)	(.2)	(-1.5)	(1.7)	(1.3)	(-2.0)
1778	C -1.3	C 1.4	C 6.1	C 12.4	C 15.9	C 18.2	C 22.6	C 20.9	C 14.4	C 10.0	C 7.1	C 5.0
ECART	(-1.5)	(.4)	(.6)	(1.9)	(.0)	(-.3)	(1.8)	(1.0)	(-2.3)	(-.4)	(2.0)	(3.8)
1779	C .1	C 3.8	C 7.5	C 14.0	C 16.6	C 16.6	C 20.0	C 21.0	C 18.5	C 14.0	C 6.7	C 6.0
ECART	(-.2)	(2.8)	(2.0)	(3.6)	(.8)	(-1.9)	(-.8)	(1.1)	(1.8)	(3.6)	(1.7)	(4.8)
1780	C -.1	C -.1	C 10.1	C 8.8	C 16.6	C 19.4	C 21.1	C 22.1	C 17.2	C 12.4	C 4.6	C -1.1
ECART	(-.4)	(-1.1)	(4.6)	(-1.7)	(.8)	(.8)	(.3)	(2.2)	(.5)	(1.9)	(-.5)	(-2.3)
1781	C .7	C 4.0	C 8.1	C 13.2	C 17.2	C 19.5	C 20.9	C 21.1	C 16.9	C 9.4	C 5.1	C 3.6
ECART	(.5)	(3.0)	(2.6)	(2.8)	(1.4)	(.9)	(.0)	(1.2)	(.2)	(-1.1)	(.0)	(2.5)
1782	C 2.7	C -3.4	C 4.7	C 8.6	C 13.6	C 20.4	C 22.4	C 18.6	C 15.5	C 7.7	C .9	C 1.0
ECART	(2.4)	(-4.3)	(-.7)	(-1.8)	(-2.2)	(1.8)	(1.5)	(-1.3)	(-1.2)	(-2.7)	(-4.2)	(-.2)
1783	C 4.6	C 4.5	C 4.7	C 11.7	C 15.7	C 18.4	C 22.7	C 19.9	C 16.2	C 11.9	C 4.7	C -1.7
ECART	(4.3)	(3.5)	(-.7)	(1.3)	(-.1)	(-.2)	(1.9)	(-.0)	(-.5)	(1.4)	(-.3)	(-2.9)
1784	C -5.5	C -2.6	C 4.4	C 7.5	C 18.2	C 19.1	C 20.6	C 17.7	C 18.4	C 6.5	C 4.9	C -2.2
ECART	(-5.8)	(-3.6)	(-1.1)	(-2.9)	(2.4)	(.6)	(-.2)	(-2.2)	(1.7)	(-3.9)	(-.2)	(-3.4)
1785	C 1.1	C -1.7	C -1.6	C 7.2	C 16.0	C 18.6	C 18.9	C 17.7	C 18.1	C 10.0	C 5.2	C .7
ECART	(.8)	(-2.7)	(-7.1)	(-3.2)	(.2)	(.1)	(-2.0)	(-2.2)	(1.4)	(-.4)	(.2)	(-.4)
1786	C 1.4	C 2.5	C 2.1	C 12.1	*****	*****	*****	*****	*****	*****	*****	*****
ECART	(1.1)	(1.6)	(-3.4)	(1.7)	(****)	(****)	(****)	(****)	(****)	(****)	(****)	(****)
1787	*****	*****	*****	*****	*****	*****	*****	*****	*****	*****	*****	*****
ECART	(****)	(****)	(****)	(****)	(****)	(****)	(****)	(****)	(****)	(****)	(****)	(****)
1788	*****	*****	*****	*****	*****	*****	*****	*****	*****	*****	*****	*****
ECART	(****)	(****)	(****)	(****)	(****)	(****)	(****)	(****)	(****)	(****)	(****)	(****)
1789	*****	*****	*****	*****	*****	*****	*****	*****	*****	*****	*****	*****
ECART	(****)	(****)	(****)	(****)	(****)	(****)	(****)	(****)	(****)	(****)	(****)	(****)
1790	*****	*****	*****	*****	*****	*****	*****	*****	*****	*****	*****	*****
ECART	(****)	(****)	(****)	(****)	(****)	(****)	(****)	(****)	(****)	(****)	(****)	(****)
1791	*****	*****	*****	*****	*****	*****	*****	*****	*****	*****	*****	*****
ECART	(****)	(****)	(****)	(****)	(****)	(****)	(****)	(****)	(****)	(****)	(****)	(****)
1792	*****	*****	*****	*****	*****	*****	*****	*****	*****	*****	*****	*****
ECART	(****)	(****)	(****)	(****)	(****)	(****)	(****)	(****)	(****)	(****)	(****)	(****)

VILLES AVEC LESQUELLES LA CORRELATION EST ELEVEE (VILLE-NOMBRE DE DONNEES COMMUNES-CORRELATION)
LAON (I.D.FRANCE) (42)(.95), LA ROCHELLE(AUNIS)(53)(.91), HAGUENAU (ALSACE) (73)(.90), DUNKERQUE (FLAND.)(43)(.90),
PARIS (I.D.FRANCE)(112)(.88), OBERNHEIM(ALSACE) (34)(.88), TROYES (CHAMPAGNE)(90)(.87), NANCY (LORRAINE) (49)(.86),
DIJON (BOURGOGNE) (96)(.86), POITIERS (POITOU) (112)(.85), BESANCON(FR.COMTE)(53)(.84), LONS L.SAU.(FR.CO.(32)(.83),

LES VALEURS BONNES ET CONTROLEES SONT PRECEDEES D'UN 'C'.LES VALEURS NON CONTROLABLES NE SONT PRECEDEES D'AUCUN SIGNE,
ET CELLES SUJETTES A CAUTION D'UN '*' OU D'UN '**' (MOYENNE OU FORTE PROBABILITE D'AVOIR UNE ERREUR)
-.0 = TEMPERATURE NON OBSERVEE OU MOYENNE NON CALCULEE ***** = AUCUNE DONNEE OBSERVEE F = ECART TROP GRAND

ANNEXE 4

Numéro 5

VILLE DE MULHOUSE (ALSACE)

COEFFICIENTS DE CORRELATION (VILLE-NOMBRE DE DONNEES COMMUNES-CORRELATION)

Ville	N	Corr.	Ville	N	Corr.	Ville	N	Corr.	Ville	N	Corr.
LAON (I.D.FRANCE)	42	.95	LA ROCHELLE(AUNIS)	53	.91	HAGUENAU (ALSACE)	73	.90	DUNKERQUE (FLAND.)	43	.90
PARIS (I.D.FRANCE)	112	.88	OBERNHEIM(ALSACE)	34	.88	TROYES (CHAMPAGNE)	90	.87	NANCY (LORRAINE)	49	.86
DIJON (BOURGOGNE)	96	.86	POITIERS (POITOU)	112	.85	BESANCON(FR.COMTE)	53	.84	LONS L.SAU.(FR.CO.	32	.83
BREDA (NL)	52	.83	MONTMORENCY(I.D.F.	112	.83	VIENNE (AUSTRI)	40	.82	AMSTERDAM (NL)	86	.82
ST BRIEUX (BRET.)	76	.82	ST MALO (BRETAGNE)	73	.80	ARRAS (ARTOIS)	100	.79	CAMBRAI (CAMBRES.)	94	.79
CHARTRES (BEAUCE)	112	.79	MAYENNE (MAINE)	34	.79	VIENNE (DAUPHINE)	84	.78	LILLE (FLANDRE)	34	.77
NANTES (BRETAGNE)	75	.77	FRANEKER (NL)	84	.77	MONT.DAUPHIN(DAUPH	31	.75	TARASCON (PROVENCE	48	.75
ST MAURICE LE GIR.	99	.75	METZ (LORRAINE)	76	.73	ARLES (PROVENCE)	43	.73	MONTLOUIS (ROUSSIL	75	.73
VIVIERS(LANGUEDOC)	57	.73	CHINON (TOURAINE)	112	.73	VILLEFRANCHE(BEAUJ	37	.73	ST PAUL 3CH.(DAUPH	37	.70
BRUXELLES (B)	33	.67	BORDEAUX (GUYENNE)	111	.66	MONTARGIS(GATINAIS	40	.66	MONTPELLIER (LANG.	96	.64
ROUEN (NORMANDIE)	74	.64	LA HAYE (NL)	36	.61	PONTARLIER(FR.CO.)	71	.57	DAX (GASCOGNE)	66	.54
OLORON (BEARN)	52	.46	MANOSQUE(PROVENCE)	52	.40	PERPIGNAN(ROUSSIL)	68	.37	LUCON (POITOU)	49	.33
MARSEILLE (PROV.)	52	.15	TOURNUS (BOURGOGNE	27	.91	MIRECOURT(LORRAINE	28	.91	MONTDIDIER(PICAR.)	28	.86
LAIGLE (NORMANDIE)	19	.81	CLERMONT FD.(AUV.)	26	.74	ST DIEZ (LORRAINE)	29	.67	RIEUX (LANGUEDOC)	28	.52
CHALONS (CHAMPAG.)	7	.00	MOLSHEIM (ALSACE)	0	.00	NIDERBRONN (ALSACE	0	.00	STRASBOURG (ALS.)	3	.00
MULHOUSE (ALSACE)	112	1.00									

SERIES METEOROLOGIQUES FRANCAISES ENTRE 1776 ET 1792 'TEMPERATURE'

MOYENNES MENSUELLES ET ECARTS DE CES VALEURS A LEUR MOYENNE PRISE POUR CHAQUE MOIS

VILLE DE MAYENNE (MAINE)
NOMBRE DE DONNEES 114

MOYENNE GENERALE ANNUELLE 11.3
MOYENNES TRIMESTRIELLES D.J.F. 4.8
M.A.M. 10.9
J.J.A. 18.5
S.O.N. 11.1

	JANVIER	FEVRIER	MARS	AVRIL	MAI	JUIN	JUILLET	AOUT	SEPTEMBRE	OCTOBRE	NOVEMBRE	DECEMBRE
MOY.D.MOY. MENSUELLES	4.7	5.3	6.6	11.0	15.1	18.1	18.8	18.5	15.8	11.2	6.4	4.4
1776	*****	*****	*****	*****	*****	*****	*****	*****	*****	*****	*****	*****
ECART	(****)	(****)	(****)	(****)	(****)	(****)	(****)	(****)	(****)	(****)	(****)	(****)
1777	*****	*****	*****	*****	*****	*****	*****	*****	*****	*****	*****	*****
ECART	(****)	(****)	(****)	(****)	(****)	(****)	(****)	(****)	(****)	(****)	(****)	(****)
1778	*****	*****	*****	*****	*****	*****	*****	*****	*****	*****	*****	*****
ECART	(****)	(****)	(****)	(****)	(****)	(****)	(****)	(****)	(****)	(****)	(****)	(****)
1779	*****	*****	*****	*****	*****	*****	*****	*****	*****	*****	*****	*****
ECART	(****)	(****)	(****)	(****)	(****)	(****)	(****)	(****)	(****)	(****)	(****)	(****)
1780	*****	*****	*****	*****	*****	*****	*****	*****	*****	*****	*****	*****
ECART	(****)	(****)	(****)	(****)	(****)	(****)	(****)	(****)	(****)	(****)	(****)	(****)
1781	*****	*****	*****	*****	*****	*****	*****	*****	*****	*****	*****	*****
ECART	(****)	(****)	(****)	(****)	(****)	(****)	(****)	(****)	(****)	(****)	(****)	(****)
1782	*****	*****	*****	*****	*****	*****	*****	*****	*****	*****	*****	*****
ECART	(****)	(****)	(****)	(****)	(****)	(****)	(****)	(****)	(****)	(****)	(****)	(****)
1783	*****	*****	*****	*****	*****	*****	21.9	C 16.6	C 14.1	C 9.7	C 6.5	C .4
ECART	(****)	(****)	(****)	(****)	(****)	(****)	(3.1)	(-1.9)	(-1.7)	(-1.4)	(.1)	(-4.1)
1784	C -.1	C 1.7	C 6.1	C 8.8	C 17.2	C 18.2	C 18.4	C 17.2	C 17.9	C 9.5	C 7.9	C .4
ECART	(-4.9)	(-3.6)	(-.5)	(-2.2)	(2.1)	(.2)	(-.4)	(-1.3)	(2.1)	(-1.7)	(1.4)	(-4.1)
1785	C 5.7	C 2.2	C 3.2	C 9.7	C 15.1	C 19.7	C 19.6	C 17.7	C 17.7	C 12.0	C 7.0	C 4.1
ECART	(1.0)	(-3.1)	(-3.4)	(-1.2)	(-.0)	(1.7)	(.8)	(-.8)	(2.0)	(.8)	(.6)	(-.3)
1786	C 6.0	C 5.1	C 4.5	C 11.6	C 14.9	C 19.5	C 19.5	C 18.1	C 15.2	C 9.4	C 5.4	C 4.9
ECART	(1.3)	(-.2)	(-2.1)	(.6)	(-.3)	(1.4)	(.7)	(-.4)	(-.5)	(-1.8)	(-1.1)	(.4)
1787	C 3.8	C 6.4	C 9.1	C 10.4	C 13.4	C 17.5	C 18.0	C 18.9	C 16.4	C 13.2	C 6.3	C 6.6
ECART	(-1.0)	(1.1)	(2.5)	(-.6)	(-1.8)	(-.6)	(-.8)	(.3)	(.6)	(2.1)	(-.2)	(2.2)
1788	C 5.6	C 7.2	C 7.2	C 11.6	C 16.9	C 18.2	C 19.1	C 18.9	C 16.1	C 10.5	C 5.5	C 4.0
ECART	(.9)	(1.9)	(.6)	(.6)	(1.7)	(.2)	(.3)	(.3)	(.3)	(-.7)	(-.9)	(-.4)
1789	C 4.4	C 6.7	C 4.1	C 10.5	C 16.5	C 16.7	C 18.2	C 19.7	C 15.1	C 10.6	C 5.7	C 5.5
ECART	(-.4)	(1.4)	(-2.5)	(-.5)	(1.4)	(-1.3)	(-.6)	(1.2)	(-.7)	(-.6)	(-.7)	(1.1)
1790	C 4.9	C 7.5	C 9.2	C 9.9	C 14.7	* 18.2	C 17.5	C 18.5	C 14.7	C 13.8	C 8.1	C 6.7
ECART	(.1)	(2.2)	(2.6)	(-1.1)	(-.4)	(.2)	(-1.3)	(-.0)	(-1.0)	(2.6)	(1.7)	(2.3)
1791	C 6.7	C 5.7	C 7.1	C 13.5	C 13.9	C 18.0	* 18.4	C 19.7	C 16.5	C 10.9	* 4.6	C 5.2
ECART	(2.0)	(.4)	(.5)	(2.5)	(-1.3)	(-.1)	(-.4)	(1.2)	(.7)	(-.3)	(-1.8)	(.8)
1792	C 5.7	C 5.1	C 9.0	C 12.9	C 13.6	C 16.6	C 17.6	C 20.0	C 14.1	C 12.4	C 7.5	C 6.5
ECART	(1.0)	(-.2)	(2.4)	(1.9)	(-1.5)	(-1.5)	(-1.2)	(1.5)	(-1.7)	(1.2)	(1.1)	(2.1)

VILLES AVEC LESQUELLES LA CORRELATION EST ELEVEE (VILLE-NOMBRE DE DONNEES COMMUNES-CORRELATION)
TROYES (CHAMPAGNE)(65)(.85), MONTDIDIER(PICAR.)(108)(.80), LAON (I.D.FRANCE) (41)(.79), MULHOUSE (ALSACE) (34)(.79),
METZ (LORRAINE) (42)(.78), ARRAS (ARTOIS) (103)(.77), ST MAURICE LE GIR.(42)(.77), ROUEN (NORMANDIE) (53)(.77),
LAIGLE (NORMANDIE)(45)(.76), VILLEFRANCHE(BEAUJ(38)(.76), LILLE (FLANDRE) (74)(.75), ST BRIEUX (BRET.) (72)(.75),

LES VALEURS BONNES ET CONTROLEES SONT PRECEDEES D'UN 'C',LES VALEURS NON CONTROLABLES NE SONT PRECEDEES D'AUCUN SIGNE,
ET CELLES SUJETTES A CAUTION D'UN '*' OU D'UN '**' (MOYENNE OU FORTE PROBABILITE D'AVOIR UNE ERREUR)
-.0 = TEMPERATURE NON OBSERVEE OU MOYENNE NON CALCULEE ***** = AUCUNE DONNEE OBSERVEE F = ECART TROP GRAND

ANNEXE 4

Numéro 6

VILLE DE MAYENNE (MAINE)

COEFFICIENTS DE CORRELATION (VILLE-NOMBRE DE DONNEES COMMUNES-CORRELATION)

TROYES (CHAMPAGNE)	65	.85	MONTDIDIER(PICAR.)	108	.80	LAON (I.D.FRANCE)	41	.79	MULHOUSE (ALSACE)	34	.79
METZ (LORRAINE)	42	.78	ARRAS (ARTOIS)	103	.77	ST MAURICE LE GIR.	42	.77	ROUEN (NORMANDIE)	53	.77
LAIGLE (NORMANDIE)	45	.76	VILLEFRANCHE(BEAUJ	38	.76	LILLE (FLANDRE)	74	.75	ST BRIEUX (BRET.)	72	.75
PARIS (I.D.FRANCE)	42	.73	TOURNUS (BOURGOGNE	106	.73	LONS L.SAU.(FR.CO.	77	.73	ARLES (PROVENCE)	60	.72
DIJON (BOURGOGNE)	30	.72	ST PAUL 3CH.(DAUPH	43	.71	ST DIEZ (LORRAINE)	88	.71	CHALONS (CHAMPAG.)	61	.69
BESANCON(FR.COMTE)	60	.69	HAGUENAU (ALSACE)	102	.69	POITIERS (POITOU)	42	.68	CHARTRES (BEAUCE)	42	.68
FONTENAY L.C.(POIT	34	.66	MONTMORENCY(I.D.F.	54	.64	DUNKERQUE (FLAND.)	45	.61	OLORON (BEARN)	42	.58
D ALIGRE (AUNIS)	36	.55	RIEUX (LANGUEDOC)	77	.54	CAMBRAI (CAMBRES.)	40	.53	CHINON (TOURAINE)	42	.50
DAX (GASCOGNE)	40	.49	ST MALO (BRETAGNE)	41	.49	MONTLOUIS (ROUSSIL	31	.48	MONT.DAUPHIN(DAUPH	63	.47
BORDEAUX (GUYENNE)	42	.46	PONTARLIER(FR.CO.)	87	.41	ST JEAN D ANGELY	34	.38	MONTARGIS(GATINAIS	42	.32
MANOSQUE(PROVENCE)	30	.25	CLERMONT FD.(AUV.)	35	.21	VIENNE (AUSTRI)	18	.78	LA ROCHELLE(AUNIS)	21	.77
PERPIGNAN(ROUSSIL)	23	.61	MONTPELLIER (LANG.	18	.26	AMSTERDAM (NL)	8	.00	BREDA (NL)	0	.00
BRUXELLES (B)	0	.00	FRANEKER (NL)	6	.00	LA HAYE (NL)	0	.00	LUCON (POITOU)	5	.00
MARSEILLE (PROV.)	1	.00	NANCY (LORRAINE)	10	.00	NANTES (BRETAGNE)	0	.00	TARASCON (PROVENCE	12	.00
VIENNE (DAUPHINE)	,6	.00	VIVIERS(LANGUEDOC)	3	.00	ANCENIS (ANJOU)	4	.00	CHATELLERT.(POIT.)	0	.00
CLISSON (BRETAGNE)	0	.00	LA TREMBL.(ST.ONGE	0	.00	LES ESSARTS(POIT.)	0	.00	MARANS (AUNIS)	3	.00
MIREBEAU (POITOU)	0	.00	OLERON(ILE)(AUNIS)	0	.00	SABLES D OL.(POIT.	0	.00	ST MAIXANT (POIT.)	1	.00
MAYENNE (MAINE)	114	1.00									

SERIES METEOROLOGIQUES FRANCAISES ENTRE 1776 ET 1792 'TEMPERATURE'

MOYENNES MENSUELLES ET ECARTS DE CES VALEURS A LEUR MOYENNE PRISE POUR CHAQUE MOIS

VILLE DE POITIERS (POITOU)
NOMBRE DE DONNEES 132

MOYENNE GENERALE ANNUELLE 11.6
MOYENNES TRIMESTRIELLES D.J.F. 3.5
M.A.M. 11.2
J.J.A. 19.9
S.O.N. 12.0

	JANVIER	FEVRIER	MARS	AVRIL	MAI	JUIN	JUILLET	AOUT	SEPTEMBRE	OCTOBRE	NOVEMBRE	DECEMBRE
MOY.D.MOY. MENSUELLES	2.5	4.0	7.5	11.1	15.0	18.6	20.7	20.2	17.1	11.8	7.1	3.9
1776	-1.6	C 6.5	C 8.5	C 11.0	C 12.4	C 16.5	C 20.4	C 20.4	C 14.2	C 12.9	C 7.2	C 5.1
ECART	(-4.1)	(2.5)	(1.0)	(-.1)	(-2.6)	(-2.1)	(-.4)	(.1)	(-2.9)	(1.1)	(.1)	(1.3)
1777	C 2.6	C 3.6	C 9.9	C 9.9	C 12.9	C 16.7	C 17.9	C 20.9	C 18.6	C 13.4	C 7.9	C 1.7
ECART	(.2)	(-.4)	(2.4)	(-1.2)	(-2.1)	(-1.9)	(-2.9)	(.6)	(1.5)	(1.6)	(.8)	(-2.1)
1778	C 2.7	C 3.2	C 6.4	C 11.9	C 14.1	C 17.7	C 22.1	C 22.1	C 15.6	C 12.4	C 9.1	C 6.1
ECART	(.3)	(-.8)	(-1.1)	(.8)	(-.9)	(-.9)	(1.4)	(1.9)	(-1.5)	(.6)	(2.0)	(2.3)
1779	C -2.0	C 6.9	C 9.0	C 14.0	C 15.5	C 15.7	C 19.4	C 20.6	C 18.1	C 14.0	C 8.1	C 7.2
ECART	(-4.5)	(2.8)	(1.5)	(2.9)	(.5)	(-2.9)	(-1.4)	(.4)	(1.0)	(2.2)	(1.0)	(3.4)
1780	C .5	C 3.0	C 11.3	C 9.2	C 15.0	C 18.6	C 20.6	C 21.5	C 16.9	C 12.7	C 7.0	C .9
ECART	(-2.0)	(-1.0)	(3.8)	(-1.9)	(-.0)	(-.0)	(-.1)	(1.3)	(-.2)	(.9)	(-.1)	(-3.0)
1781	C 3.8	C 6.3	C 10.6	C 12.6	C 17.2	C 20.2	C 24.1	C 22.0	C 18.0	C 10.1	C 7.7	C 7.0
ECART	(1.3)	(2.2)	(3.1)	(1.5)	(2.2)	(1.6)	(3.4)	(1.8)	(.9)	(-1.7)	(.6)	(3.1)
1782	C 6.0	C .6	C 7.4	C 9.5	C 13.5	C 20.2	C 21.0	C 19.4	C 17.5	C 10.0	C 4.0	C 2.9
ECART	(3.5)	(-3.4)	(-.1)	(-1.6)	(-1.5)	(1.6)	(.3)	(-.9)	(.4)	(-1.8)	(-3.1)	(-1.0)
1783	C 6.6	C 5.7	C 6.4	C 12.6	C 14.9	C 18.1	C 22.9	C 20.0	C 16.9	C 13.5	C 8.2	C 3.4
ECART	(4.2)	(1.7)	(-1.1)	(1.5)	(-.1)	(-.5)	(2.1)	(-.2)	(-.2)	(1.7)	(1.1)	(-.5)
1784	C -.1	C 1.9	C 6.4	C 10.6	C 17.7	C 20.2	C 20.2	C 17.7	C 19.0	C 9.7	C 7.4	C .4
ECART	(-2.6)	(-2.2)	(-1.1)	(-.5)	(2.7)	(1.6)	(-.5)	(-2.5)	(1.9)	(-2.1)	(.3)	(-3.5)
1785	C 6.5	C 1.9	C 2.2	C 9.2	C 16.4	C 20.6	C 20.0	C 18.5	C 17.7	C 11.6	C 6.4	C 3.4
ECART	(4.0)	(-2.2)	(-5.2)	(-1.9)	(1.4)	(2.0)	(-.7)	(-1.7)	(.6)	(-.2)	(-.7)	(-.5)
1786	C 2.0	C 4.9	C 4.2	C 11.5	C 15.6	C 20.2	C 19.6	C 19.5	C 15.7	C 9.6	C 5.2	C 4.2
ECART	(-.5)	(.8)	(-3.2)	(.4)	(.6)	(1.6)	(-1.1)	(-.7)	(-1.4)	(-2.2)	(-1.9)	(.4)
1787	*****	*****	*****	*****	*****	*****	*****	*****	*****	*****	*****	*****
ECART	(****)	(****)	(****)	(****)	(****)	(****)	(****)	(****)	(****)	(****)	(****)	(****)
1788	*****	*****	*****	*****	*****	*****	*****	*****	*****	*****	*****	*****
ECART	(****)	(****)	(****)	(****)	(****)	(****)	(****)	(****)	(****)	(****)	(****)	(****)
1789	*****	*****	*****	*****	*****	*****	*****	*****	*****	*****	*****	*****
ECART	(****)	(****)	(****)	(****)	(****)	(****)	(****)	(****)	(****)	(****)	(****)	(****)
1790	*****	*****	*****	*****	*****	*****	*****	*****	*****	*****	*****	*****
ECART	(****)	(****)	(****)	(****)	(****)	(****)	(****)	(****)	(****)	(****)	(****)	(****)
1791	*****	*****	*****	*****	*****	*****	*****	*****	*****	*****	*****	*****
ECART	(****)	(****)	(****)	(****)	(****)	(****)	(****)	(****)	(****)	(****)	(****)	(****)
1792	*****	*****	*****	*****	*****	*****	*****	*****	*****	*****	*****	*****
ECART	(****)	(****)	(****)	(****)	(****)	(****)	(****)	(****)	(****)	(****)	(****)	(****)

VILLES AVEC LESQUELLES LA CORRELATION EST ELEVEE (VILLE-NOMBRE DE DONNEES COMMUNES-CORRELATION)
LA ROCHELLE(AUNIS)(53)(.93), D ALIGRE (AUNIS) (33)(.89), CLERMONT FD.(AUV.)(44)(.89), TROYES (CHAMPAGNE)(98)(.87),
DUNKERQUE (FLAND.)(51)(.86), PARIS (I.D.FRANCE)(132)(.86), MULHOUSE (ALSACE) (112)(.85), LAON (I.D.FRANCE) (50)(.84),
VIVIERS(LANGUEDOC)(57)(.84), BESANCON(FR.COMTE)(61)(.83), VIENNE (DAUPHINE) (84)(.82), ST MAURICE LE GIR.(119)(.81),

LES VALEURS BONNES ET CONTROLEES SONT PRECEDEES D'UN 'C'.LES VALEURS NON CONTROLABLES NE SONT PRECEDEES D'AUCUN SIGNE,
ET CELLES SUJETTES A CAUTION D'UN '*' OU D'UN '**' (MOYENNE OU FORTE PROBABILITE D'AVOIR UNE ERREUR)
-.0 = TEMPERATURE NON OBSERVEE OU MOYENNE NON CALCULEE ***** = AUCUNE DONNEE OBSERVEE F = ECART TROP GRAND

ANNEXE 4

Numéro 7

VILLE DE POITIERS (POITOU)

COEFFICIENTS DE CORRELATION (VILLE-NOMBRE DE DONNEES COMMUNES-CORRELATION).

Ville	N	Corr.	Ville	N	Corr.	Ville	N	Corr.	Ville	N	Corr.
LA ROCHELLE(AUNIS)	53	.93	D ALIGRE (AUNIS)	33	.89	CLERMONT FD.(AUV.)	44	.89	TROYES (CHAMPAGNE)	98	.87
DUNKERQUE (FLAND.)	51	.86	PARIS (I.D.FRANCE)	132	.86	MULHOUSE (ALSACE)	112	.85	LAON (I.D.FRANCE)	50	.84
VIVIERS(LANGUEDOC)	57	.84	BESANCON(FR.COMTE)	61	.83	VIENNE (DAUPHINE)	84	.82	ST MAURICE LE GIR.	119	.81
NANTES (BRETAGNE)	85	.81	ARLES (PROVENCE)	51	.81	NANCY (LORRAINE)	63	.80	ST MALO (BRETAGNE)	80	.80
ST BRIEUX (BRET.)	84	.80	RIEUX (LANGUEDOC)	36	.79	TARASCON (PROVENCE	48	.79	MONTMORENCY(I.D.F.	132	.79
CHARTRES (BEAUCE)	120	.78	MONTDIDIER(PICAR.)	36	.78	DIJON (BOURGOGNE)	96	.77	CHINON (TOURAINE)	132	.76
TOURNUS (BOURGOGNE	35	.75	LONS L.SAU.(FR.CO.	40	.74	BORDEAUX (GUYENNE)	131	.74	CAMBRAI (CAMBRES.)	101	.73
ARRAS (ARTOIS)	108	.73	HAGUENAU (ALSACE)	81	.73	ST PAUL 3CH.(DAUPH	45	.72	LILLE (FLANDRE)	42	.70
BREDA (NL)	52	.70	VIENNE (AUSTRI)	48	.69	MAYENNE (MAINE)	42	.68	ROUEN (NORMANDIE)	82	.68
MONTLOUIS (ROUSSIL	75	.67	ST DIEZ (LORRAINE)	36	.66	PONTARLIER(FR.CO.)	82	.65	FRANEKER (NL)	96	.64
BRUXELLES (B)	45	.61	VILLEFRANCHE(BEAUJ	45	.60	MONTPELLIER (LANG.	108	.60	LA HAYE (NL)	48	.59
METZ (LORRAINE)	84	.58	DAX (GASCOGNE)	74	.57	AMSTERDAM (NL)	98	.56	MONTARGIS(GATINAIS	48	.55
MANOSQUE(PROVENCE)	60	.54	MONT.DAUPHIN(DAUPH	39	.50	OLORON (BEARN)	60	.49	LUCON (POITOU)	52	.47
OLERON(ILE)(AUNIS)	35	.44	PERPIGNAN(ROUSSIL)	80	.44	MARSEILLE (PROV.)	54	.26	CHALONS (CHAMPAG.)	15	.93
LAIGLE (NORMANDIE)	27	.73	ANCENIS (ANJOU)	4	.00	CHATELLERT.(POIT.)	0	.00	CLISSON (BRETAGNE)	0	.00
FONTENAY L.C.(POIT	0	.00	LA TREMBL.(ST.ONGE	0	.00	LES ESSARTS(POIT.)	0	.00	MARANS (AUNIS)	0	.00
MIREBEAU (POITOU)	0	.00	SABLES D OL.(POIT.	12	.00	ST JEAN D ANGELY	0	.00	ST MAIXANT (POIT.)	1	.00
POITIERS (POITOU)	132	1,00									

SERIES METEOROLOGIQUES FRANCAISES ENTRE 1776 ET 1792 'TEMPERATURE'

MOYENNES MENSUELLES ET ECARTS DE CES VALEURS A LEUR MOYENNE PRISE POUR CHAQUE MOIS

VILLE DE ST BRIEUX. (BRET.)
NOMBRE DE DONNEES 113

MOYENNE GENERALE ANNUELLE 10.8
MOYENNES TRIMESTRIELLES D.J.F. 4.9
M.A.M. 9.4
J.J.A. 17.1
S.O.N. 11.6

	JANVIER	FEVRIER	MARS	AVRIL	MAI	JUIN	JUILLET	AOUT	SEPTEMBRE	OCTOBRE	NOVEMBRE	DECEMBRE
MOY.D.MOY. MENSUELLES	4.7	5.6	6.2	9.3	12.7	15.7	18.0	17.7	15.5	11.5	7.9	4.8
1776	*****	*****	*****	*****	*****	*****	*****	*****	*****	*****	*****	*****
ECART	(****)	(****)	(****)	(****)	(****)	(****)	(****)	(****)	(****)	(****)	(****)	(****)
1777	*****	*****	*****	*****	*****	*****	*****	*****	*****	*****	*****	*****
ECART	(****)	(****)	(****)	(****)	(****)	(****)	(****)	(****)	(****)	(****)	(****)	(****)
1778	.0	.0	.0	.0	.0	.0	.0	.0	.0	.0	.0	.0
ECART	(****)	(****)	(****)	(****)	(****)	(****)	(****)	(****)	(****)	(****)	(****)	(****)
1779	.0	.0	.0	.0	.0	.0	.0	.0	.0	.0	.0	.0
ECART	(****)	(****)	(****)	(****)	(****)	(****)	(****)	(****)	(****)	(****)	(****)	(****)
1780	1.5	C 4.4	C 10.4	C 12.2	C 13.9	C 15.4	C 19.4	C 20.9	C 16.9	C 12.5	C 8.1	C 3.4
ECART	(-3.2)	(-1.2)	(4.2)	(3.0)	(1.2)	(-.3)	(1.4)	(3.2)	(1.4)	(1.0)	(.2)	(-1.2)
1781	C 5.6	C 8.0	C 6.9	C 11.1	C 14.1	C 16.1	C 20.7	C 19.0	C 16.6	C 12.5	C 11.0	C 8.8
ECART	(.9)	(2.4)	(.7)	(1.9)	(1.4)	(.4)	(2.7)	(1.3)	(1.2)	(1.0)	(3.1)	(4.2)
1782	C 6.7	C 3.2	C 7.4	C 7.9	C 10.7	C 16.9	C 18.4	C 16.1	C 16.0	C 11.0	C 5.7	C 6.0
ECART	(2.1)	(-2.3)	(1.2)	(-1.4)	(-2.0)	(1.2)	(.4)	(-1.6)	(.5)	(-.5)	(-2.1)	(1.5)
1783	C 7.6	C 7.6	C 5.9	C 10.9	C 10.9	C 15.2	C 19.6	C 18.6	C 13.9	C 13.9	C 9.4	C 4.4
ECART	(2.9)	(2.0)	(-.3)	(1.6)	(-1.8)	(-.5)	(1.6)	(.9)	(-1.6)	(2.4)	(1.5)	(-.2)
1784	C -3.0	C 3.1	C 5.1	C 7.5	C 14.4	C 16.2	C 16.0	C 15.1	C 16.2	C 9.7	C 8.6	C 2.2
ECART	(-7.7)	(-2.5)	(-1.1)	(-1.8)	(1.7)	(.5)	(-2.0)	(-2.6)	(.8)	(-1.7)	(.7)	(-2.3)
1785	C 6.3	C 3.5	C 2.7	C 7.9	C 12.0	C 16.2	C 17.9	C 16.7	C 16.4	C 11.6	C 8.4	C 4.1
ECART	(1.6)	(-2.1)	(-3.5)	(-1.4)	(-.7)	(.5)	(-.1)	(-.9)	(.9)	(.1)	(.5)	(-.4)
1786	C 7.1	C 5.6	C 4.6	C 8.6	C 11.9	C 17.5	C 17.0	C 17.7	C 14.6	C 9.0	C 6.0	C 5.0
ECART	(2.4)	(.0)	(-1.6)	(-.6)	(-.8)	(1.8)	(-1.0)	(.1)	(-.8)	(-2.5)	(-1.9)	(.5)
1787	C 4.8	C 6.4	C 7.4	C 8.6	C 11.5	C 14.9	C 16.4	C 17.4	C 15.4	C 12.2	C 6.9	C 7.1
ECART	(.1)	(.8)	(1.2)	(-.6)	(-1.2)	(-.8)	(-1.6)	(-.3)	(-.1)	(.8)	(-1.0)	(2.6)
1788	C 6.0	C 6.7	C 7.2	C 9.7	C 14.2	C 15.2	C 16.8	C 17.6	* 13.2	C 11.0	C 6.9	C -.2
ECART	(1.3)	(1.2)	(1.0)	(.4)	(1.5)	(-.5)	(-1.2)	(-.1)	(-2.2)	(-.5)	(-1.0)	(-4.7)
1789	C 4.1	C 7.4	C 4.6	C 8.2	C 13.5	C 13.4	*****	*****	*****	*****	*****	*****
ECART	(-.6)	(1.8)	(-1.6)	(-1.1)	(.8)	(-2.3)	(****)	(****)	(****)	(****)	(****)	(****)
1790	*****	*****	*****	*****	*****	*****	*****	*****	*****	*****	*****	*****
ECART	(****)	(****)	(****)	(****)	(****)	(****)	(****)	(****)	(****)	(****)	(****)	(****)
1791	*****	*****	*****	*****	*****	*****	*****	*****	*****	*****	*****	*****
ECART	(****)	(****)	(****)	(****)	(****)	(****)	(****)	(****)	(****)	(****)	(****)	(****)
1792	*****	*****	*****	*****	*****	*****	*****	*****	*****	*****	*****	*****
ECART	(****)	(****)	(****)	(****)	(****)	(****)	(****)	(****)	(****)	(****)	(****)	(****)

VILLES AVEC LESQUELLES LA CORRELATION EST ELEVEE (VILLE-NOMBRE DE DONNEES COMMUNES-CORRELATION)
LAON (I.D.FRANCE) (50)(.86), LA ROCHELLE(AUNIS)(53)(.86), METZ (LORRAINE) (72)(.82), MULHOUSE (ALSACE) (76)(.82),
CHALONS (CHAMPAG.)(43)(.82), MONTMORENCY(I.D.F.(96)(.81), DUNKERQUE (FLAND.)(75)(.81), NANTES (BRETAGNE) (39)(.81),
VANNES (BRETAGNE) (36)(.80), POITIERS (POITOU) (84)(.80), MONTDIDIER(PICAR.)(66)(.80), PARIS (I.D.FRANCE)(84)(.80),

LES VALEURS BONNES ET CONTROLEES SONT PRECEDEES D'UN 'C'.LES VALEURS NON CONTROLABLES NE SONT PRECEDEES D'AUCUN SIGNE,
ET CELLES SUJETTES A CAUTION D'UN '*' OU D'UN '*' (MOYENNE OU FORTE PROBABILITE D'AVOIR UNE ERREUR)
-.0 = TEMPERATURE NON OBSERVEE OU MOYENNE NON CALCULEE ***** = AUCUNE DONNEE OBSERVEE F = ECART TROP GRAND

ANNEXE 4

Numéro 8

VILLE DE ST BRIEUX (BRET.)

COEFFICIENTS DE CORRELATION (VILLE-NOMBRE DE DONNEES COMMUNES-CORRELATION)

Ville	N	r	Ville	N	r	Ville	N	r	Ville	N	r
LAON (I.D.FRANCE)	50	.86	LA ROCHELLE(AUNIS)	53	.86	METZ (LORRAINE)	72	.82	MULHOUSE (ALSACE)	76	.82
CHALONS (CHAMPAG.)	43	.82	MONTMORENCY(I.D.F.	96	.81	DUNKERQUE (FLAND.)	75	.81	NANTES (BRETAGNE)	39	.81
VANNES (BRETAGNE)	36	.80	POITIERS (POITOU)	84	.80	MONTDIDIER(PICAR.)	66	.80	PARIS (I.D.FRANCE)	84	.80
DIJON (BOURGOGNE)	72	.80	TOURNUS (BOURGOGNE	65	.79	RIEUX (LANGUEDOC)	65	.79	ST MALO (BRETAGNE)	59	.78
ARRAS (ARTOIS)	114	.78	AMSTERDAM (NL)	50	.76	CHARTRES (BEAUCE)	84	.75	MAYENNE (MAINE)	72	.75
TROYES (CHAMPAGNE)	106	.74	HAGUENAU (ALSACE)	111	.73	VIENNE (DAUPHINE)	48	.73	BESANCON(FR.COMTE)	55	.72
ST MAURICE LE GIR.	82	.71	FRANEKER (NL)	48	.70	MONTPELLIER (LANG.	60	.69	BORDEAUX (GUYENNE)	84	.68
LAIGLE (NORMANDIE)	45	.68	ST DIEZ (LORRAINE)	66	.67	CHINON (TOURAINE)	84	.66	LILLE (FLANDRE)	72	.64
CAMBRAI (CAMBRES.)	76	.63	ARLES (PROVENCE)	69	.63	MONTLOUIS (ROUSSIL	73	.61	LONS L.SAU.(FR.CO.	70	.60
ROUEN (NORMANDIE)	67	.60	PONTARLIER(FR.CO.)	65	.58	MONT.DAUPHIN(DAUPH	63	.57	ST PAUL 3CH.(DAUPH	50	.56
VILLEFRANCHE(BEAUJ	45	.55	VIENNE (AUSTRI)	36	.54	DAX (GASCOGNE)	74	.50	MONTARGIS(GATINAIS	48	.47
MANOSQUE(PROVENCE)	60	.46	OLORON (BEARN)	60	.37	MARSEILLE (PROV.)	40	.21	CLERMONT FD.(AUV.)	35	.15
PERPIGNAN(ROUSSIL)	42	.11	LUCON (POITOU)	17	.98	BREDA (NL)	16	.96	VIVIERS(LANGUEDOC)	21	.77
NANCY (LORRAINE)	23	.73	BRUXELLES (B)	0	.00	LA HAYE (NL)	12	.00	TARASCON (PROVENCE	12	.00
BREST (BRETAGNE)	12	.00	ST BRIEUX (BRET.)	113	1.00						

SERIES METEOROLOGIQUES FRANCAISES ENTRE 1776 ET 1792 'TEMPERATURE'

MOYENNES MENSUELLES ET ECARTS DE CES VALEURS A LEUR MOYENNE PRISE POUR CHAQUE MOIS

VILLE DE ARRAS (ARTOIS)
NOMBRE DE DONNEES 169

MOYENNE GENERALE ANNUELLE 9.9
MOYENNES TRIMESTRIELLES D.J.F. 2.5
M.A.M. 9.3
J.J.A. 17.7
S.O.N. 10.0

	JANVIER	FEVRIER	MARS	AVRIL	MAI	JUIN	JUILLET	AOUT	SEPTEMBRE	OCTOBRE	NOVEMBRE	DECEMBRE
MOY.D.MOY. MENSUELLES	1.9	3.5	5.2	9.0	13.8	16.8	18.2	18.0	15.5	9.9	4.8	1.9
1776	.0	.0	.0	.0	.0	.0	.0	.0	.0	.0	.0	.0
ECART	(****)	(****)	(****)	(****)	(****)	(****)	(****)	(****)	(****)	(****)	(****)	(****)
1777	-2.1	C 2.9	C 9.0	C 8.5	C 14.2	C 13.4	* 20.4	C 19.4	C 15.0	* 7.5	C 6.3	C 1.3
ECART	(-4.1)	(-.6)	(3.8)	(-.5)	(.5)	(-3.5)	(2.1)	(1.4)	(-.5)	(-2.4)	(1.5)	(-.7)
1778	*****	*****	*****	*****	*****	*****	*****	*****	*****	*****	*****	*****
ECART	(****)	(****)	(****)	(****)	(****)	(****)	(****)	(****)	(****)	(****)	(****)	(****)
1779	-1.1	C 7.1	C 8.0	C 12.5	C 14.7	C 15.9	C 19.4	C 20.5	C 17.5	C 13.6	C 7.2	C 5.6
ECART	(-3.1)	(3.6)	(2.8)	(3.5)	(1.0)	(-1.0)	(1.1)	(2.5)	(2.0)	(3.7)	(2.5)	(3.7)
1780	C -.6	C 3.0	C 8.9	C 7.9	C 14.0	C 16.2	C 17.9	C 21.1	C 16.7	C 11.6	C 5.4	C 1.0
ECART	(-2.6)	(-.5)	(3.6)	(-1.2)	(.2)	(-.6)	(-.4)	(3.1)	(1.3)	(1.7)	(.6)	(-.9)
1781	C 3.2	C 5.0	C 6.7	C 10.9	C 14.4	C 17.9	C 18.8	C 19.5	C 16.4	C 10.7	C 6.4	C 5.6
ECART	(1.3)	(1.5)	(1.5)	(1.8)	(.6)	(1.0)	(.5)	(1.5)	(.9)	(.9)	(1.6)	(3.7)
1782	C 5.1	C .4	C 5.0	C 8.0	C 11.5	C 17.2	C 17.7	C 14.7	C 14.2	C 7.9	C .9	C 1.3
ECART	(3.2)	(-3.1)	(-.2)	(-1.0)	(-2.3)	(.4)	(-.5)	(-3.3)	(-1.2)	(-2.0)	(-3.9)	(-.7)
1783	C 4.0	C 4.6	C 3.5	C 9.9	C 11.7	C 22.6	C 21.2	C 18.5	C 15.2	C 10.5	C 6.3	C -.5
ECART	(2.1)	(1.1)	(-1.7)	(.8)	(-2.0)	(5.8)	(3.0)	(.5)	(-.2)	(.6)	(1.5)	(-2.4)
1784	C -1.6	C -.5	C 3.0	C 6.3	C 16.1	C 16.9	C 17.9	C 16.2	C 17.2	C 6.9	C 6.5	C -.1
ECART	(-3.6)	(-4.0)	(-2.2)	(-2.8)	(2.4)	(.0)	(-.4)	(-1.8)	(1.8)	(-3.0)	(1.7)	(-2.1)
1785	C 2.9	C -.4	C .5	C 7.4	C 12.9	C 16.2	C 18.0	C 16.2	C 16.1	C 10.1	C 5.0	C .9
ECART	(.9)	(-3.9)	(-4.7)	(-1.7)	(-.9)	(-.6)	(-.2)	(-1.8)	(.7)	(.2)	(.2)	(-1.1)
1786	C 3.5	C 3.0	C 2.0	C 9.9	C 12.6	C 17.1	C 16.1	C 16.7	C 13.5	C 8.0	C 1.9	C 2.6
ECART	(1.6)	(-.5)	(-3.2)	(.8)	(-1.1)	(.3)	(-2.1)	(-1.3)	(-2.0)	(-1.9)	(-2.9)	(.7)
1787	C .7	C 4.7	C 7.6	C 8.1	C 12.1	C 16.2	C 16.9	C 17.2	C 14.9	C 11.9	C 5.1	C 4.6
ECART	(-1.2)	(1.2)	(2.4)	(-.9)	(-1.6)	(-.6)	(-1.4)	(-.8)	(-.6)	(2.0)	(.4)	(2.7)
1788	C 3.6	C 4.5	C 4.6	C 10.4	C 16.0	C 17.5	C 19.2	C 17.4	C 16.4	C 10.1	C 2.9	C -6.4
ECART	(1.7)	(1.0)	(-.6)	(1.3)	(2.2)	(.7)	(1.0)	(-.6)	(.9)	(.2)	(-1.9)	(-8.3)
1789	C .2	C 5.0	C .9	C 8.1	C 15.9	C 15.1	C 17.6	C 18.2	C 14.2	C 9.2	C 3.8	C 4.9
ECART	(-1.7)	(1.5)	(-4.4)	(-.9)	(2.1)	(-1.7)	(-.6)	(.2)	(-1.2)	(-.6)	(-1.0)	(2.9)
1790	C 3.2	C 5.9	C 7.4	C 6.9	C 14.7	C 17.1	C 16.5	C 17.6	C 13.6	C 10.9	C 4.2	C 4.1
ECART	(1.3)	(2.4)	(2.1)	(-2.2)	(1.0)	(.3)	(-1.7)	(-.4)	(-1.8)	(1.0)	(-.5)	(2.2)
1791	C 4.6	C 3.9	C 6.3	C 11.7	C 11.7	C 16.1	C 17.6	C 18.8	C 15.2	C 9.4	* 4.9	C 2.2
ECART	(2.7)	(.4)	(1.0)	(2.7)	(-2.0)	(-.7)	(-.6)	(.7)	(-.2)	(-.5)	(.1)	(.3)
1792	C 3.5	*****	*****	*****	*****	*****	*****	*****	*****	*****	*****	*****
ECART	(1.6)	(****)	(****)	(****)	(****)	(****)	(****)	(****)	(****)	(****)	(****)	(****)

VILLES AVEC LESQUELLES LA CORRELATION EST ELEVEE (VILLE-NOMBRE DE DONNEES COMMUNES-CORRELATION)
MONTDIDIER(PICAR.)(97)(,97), CHALONS (CHAMPAG.)(61)(.89), PARIS (I.D.FRANCE)(108)(.86), DUNKERQUE (FLAND.)(75)(.85),
LAON (I.D.FRANCE) (50)(.85), LA ROCHELLE(AUNIS)(53)(.83), TROYES (CHAMPAGNE)(118)(.82), HAGUENAU (ALSACE) (141)(.81),
ST DIEZ (LORRAINE)(88)(.80), CHARTRES (BEAUCE) (108)(.79), MULHOUSE (ALSACE) (100)(.79), AMSTERDAM (NL) (74)(.79).

LES VALEURS BONNES ET CONTROLEES SONT PRECEDEES D'UN 'C'.LES VALEURS NON CONTROLABLES NE SONT PRECEDEES D'AUCUN SIGNE,
ET CELLES SUJETTES A CAUTION D'UN '*' OU D'UN '**' (MOYENNE OU FORTE PROBABILITE D'AVOIR UNE ERREUR)
-.0 = TEMPERATURE NON OBSERVEE OU MOYENNE NON CALCULEE ***** = AUCUNE DONNEE OBSERVEE F = ECART TROP GRAND

ANNEXE 4

Numéro 9

VILLE DE ARRAS (ARTOIS)

COEFFICIENTS DE CORRELATION (VILLE-NOMBRE DE DONNEES COMMUNES-CORRELATION)

Ville	N	r	Ville	N	r	Ville	N	r	Ville	N	r
MONTDIDIER(PICAR.)	97	.97	CHALONS (CHAMPAG.)	61	.89	PARIS (I.D.FRANCE)	108	.86	DUNKERQUE (FLAND.)	75	.85
LAON (I.D.FRANCE)	50	.85	LA ROCHELLE(AUNIS)	53	.83	TROYES (CHAMPAGNE)	118	.82	HAGUENAU (ALSACE)	141	.81
ST DIEZ (LORRAINE)	88	.80	CHARTRES (BEAUCE)	108	.79	MULHOUSE (ALSACE)	100	.79	AMSTERDAM (NL)	74	.79
TOURNUS (BOURGOGNE	95	.79	ST BRIEUX (BRET.)	114	.78	MONTMORENCY(I.D.F.	120	.78	LAIGLE (NORMANDIE)	45	.78
MAYENNE (MAINE)	103	.77	BREDA (NL)	40	.76	VIENNE (AUSTRI)	48	.76	METZ (LORRAINE)	84	.75
NANTES (BRETAGNE)	63	.74	ST MALO (BRETAGNE)	68	.74	FRANEKER (NL)	72	.73	POITIERS (POITOU)	108	.73
NANCY (LORRAINE)	47	.72	LILLE (FLANDRE)	74	.71	ROUEN (NORMANDIE)	83	.70	BESANCON(FR.COMTE)	79	.70
ARLES (PROVENCE)	69	.69	DIJON (BOURGOGNE)	84	.67	MONTLOUIS (ROUSSIL	76	.67	TARASCON (PROVENCE	36	.66
CHINON (TOURAINE)	108	.66	BORDEAUX (GUYENNE)	108	.66	LONS L.SAU.(FR.CO.	77	.66	LA HAYE (NL)	36	.65
ST MAURICE LE GIR.	100	.63	CAMBRAI (CAMBRES.)	89	.61	RIEUX (LANGUEDOC)	77	.61	MONTARGIS(GATINAIS	48	.59
VIENNE (DAUPHINE)	72	.59	VILLEFRANCHE(BEAUJ	45	.58	MONT.DAUPHIN(DAUPH	63	.58	PONTARLIER(FR.CO.)	113	.56
MONTPELLIER (LANG.	84	.54	ST PAUL 3CH.(DAUPH	50	.51	LUCON (POITOU)	40	.47	DAX (GASCOGNE)	74	.46
VIVIERS(LANGUEDOC)	45	.43	MANOSQUE(PROVENCE)	60	.36	CLERMONT FD.(AUV.)	35	.27	OLORON (BEARN)	60	.25
PERPIGNAN(ROUSSIL)	57	.24	MARSEILLE (PROV.)	52	-.02	RETHEL-MAZ.(CHAMP.	15	.90	BRUXELLES (B)	21	.84
BOULOGNE SUR MER	6	.00	CALAIS (PICARDIE)	8	.00	GUISE (PICARDIE)	0	.00	MAUBEUGE (FLANDRE)	0	.00
SOISSONS (I.D.FR.)	12	.00	ARRAS (ARTOIS)	169	1.00						

SERIES METEOROLOGIQUES FRANCAISES ENTRE 1776 ET 1792 'TEMPERATURE'

MOYENNES MENSUELLES ET ECARTS DE CES VALEURS A LEUR MOYENNE PRISE POUR CHAQUE MOIS

VILLE DE LILLE (FLANDRE)
NOMBRE DE DONNEES 74

MOYENNE GENERALE ANNUELLE 9.9
MOYENNES TRIMESTRIELLES
D.J.F. 2.6
M.A.M. 9.1
J.J.A. 17.7
S.O.N. 10.1

MOY.D.MOY. MENSUELLES <CORRECTION>	JANVIER	FEVRIER	MARS	AVRIL	MAI	JUIN	JUILLET	AOUT	SEPTEMBRE	OCTOBRE	NOVEMBRE	DECEMBRE
	1.9 < .1>	3.4 < .2>	3.7 < .3>	9.0 < .4>	14.5 < .4>	17.0 < .4>	18.6 < .5>	17.4 < .5>	15.9 < .4>	9.1 < .4>	5.4 < .1>	2.6 < .1>
1776	*****	*****	*****	*****	*****	*****	.0	*****	.0	.0	.0	.0
ECART	(****)	(****)	(****)	(****)	(****)	(****)	(****)	(****)	(****)	(****)	(****)	(****)
1777	.0	.0	.0	.0	.0	.0	.0	.0	.0	.0	.0	.0
ECART	(****)	(****)	(****)	(****)	(****)	(****)	(****)	(****)	(****)	(****)	(****)	(****)
1778	.0	.0	.0	.0	.0	.0	.0	.0	.0	.0	.0	.0
ECART	(****)	(****)	(****)	(****)	(****)	(****)	(****)	(****)	(****)	(****)	(****)	(****)
1779	.0	.0	.0	.0	.0	.0	.0	.0	.0	.0	.0	.0
ECART	(****)	(****)	(****)	(****)	(****)	(****)	(****)	(****)	(****)	(****)	(****)	(****)
1780	.0	.0	.0	.0	.0	.0	.0	.0	.0	.0	.0	.0
ECART	(****)	(****)	(****)	(****)	(****)	(****)	(****)	(****)	(****)	(****)	(****)	(****)
1781	.0	.0	*****	.0	.0	.0	.0	.0	.0	.0	.0	.0
ECART	(****)	(****)	(****)	(****)	(****)	(****)	(****)	(****)	(****)	(****)	(****)	(****)
1782	.0	.0	.0	.0	.0	.0	.0	.0	.0	.0	.0	.0
ECART	(****)	(****)	(****)	(****)	(****)	(****)	(****)	(****)	(****)	(****)	(****)	(****)
1783	.0	.0	.0	.0	.0	.0	23.1	C 18.9	C 16.0	C 11.5	C 7.0	C -.2
ECART	(****)	(****)	(****)	(****)	(****)	(****)	(4.5)	(1.5)	(.1)	(2.4)	(1.6)	(-2.9)
1784	C -2.1	C .4	C 3.6	C 6.6	C 16.2	C 17.0	C 17.9	C 16.4	C 17.2	C 7.5	C 6.9	C .6
ECART	(-4.0)	(-3.0)	(-.1)	(-2.4)	(1.8)	(-.0)	(-.8)	(-1.0)	(1.4)	(-1.6)	(1.5)	(-2.0)
1785	C 3.2	C .1	C 1.3	C 8.4	C 13.8	C 17.0	C 18.2	C 17.0	C 16.7	C 4.1	C 5.9	C 1.4
ECART	(1.4)	(-3.3)	(-2.5)	(-.6)	(-.7)	(-.0)	(-.4)	(-.4)	(.9)	(-5.0)	(.5)	(-1.3)
1786	C 3.9	C 4.2	C 2.9	C 10.6	C 13.5	C 18.2	C 16.6	C 17.1	C 13.4	C 8.1	C 2.4	C 3.8
ECART	(2.0)	(.9)	(-.9)	(1.6)	(-1.0)	(1.2)	(-2.0)	(-.3)	(-2.5)	(-1.0)	(-3.0)	(1.1)
1787	C 1.1	C 5.1	C 7.7	C 8.5	C 12.2	C 16.6	C 17.1	C 17.1	C 15.2	C 12.4	C 5.7	C 5.1
ECART	(-.8)	(1.7)	(4.0)	(-.5)	(-2.2)	(-.4)	(-1.5)	(-.3)	(-.6)	(3.3)	(.4)	(2.5)
1788	C 4.1	C 5.0	C 5.5	C 11.0	C 16.5	C 18.0	C 19.6	* 16.5	C 16.7	* 11.0	C 4.2	C
ECART	(2.2)	(1.6)	(1.8)	(2.0)	(2.0)	(1.0)	(1.0)	(-.9)	(.9)	(1.9)	(-1.1)	(2.6)
1789	C 1.1	C 5.5	C 1.5	C 8.9	C 14.7	C 15.4	C 17.9	C 18.8	*****	*****	*****	*****
ECART	(-.8)	(2.1)	(-2.2)	(-.1)	(.3)	(-1.7)	(-.8)	(1.4)	(****)	(****)	(****)	(****)
1790	*****	*****	*****	*****	*****	*****	*****	*****	*****	*****	*****	*****
ECART	(****)	(****)	(****)	(****)	(****)	(****)	(****)	(****)	(****)	(****)	(****)	(****)
1791	*****	*****	*****	*****	*****	*****	*****	*****	*****	*****	*****	*****
ECART	(****)	(****)	(****)	(****)	(****)	(****)	(****)	(****)	(****)	(****)	(****)	(****)
1792	*****	*****	*****	*****	*****	*****	*****	*****	*****	*****	*****	*****
ECART	(****)	(****)	(****)	(****)	(****)	(****)	(****)	(****)	(****)	(****)	(****)	(****)

VILLES AVEC LESQUELLES LA CORRELATION EST ELEVEE (VILLE-NOMBRE DE DONNEES COMMUNES-CORRELATION)
LAON (I.D.FRANCE) (41)(.97), PARIS (I.D.FRANCE)(42)(.85), TROYES (CHAMPAGNE)(65)(.85), METZ (LORRAINE) (42)(.83),
ROUEN (NORMANDIE) (53)(.82), MULHOUSE (ALSACE) (34)(.77), CHARTRES (BEAUCE) (42)(.76), BESANCON(FR.COMTE)(42)(.76),
MAYENNE (MAINE) (74)(.75), ARRAS (ARTOIS) (74)(.71), POITIERS (POITOU) (42)(.70), ARLES (PROVENCE) (60)(.70),

LES VALEURS BONNES ET CONTROLEES SONT PRECEDEES D'UN 'C'.LES VALEURS NON CONTROLABLES NE SONT PRECEDEES D'AUCUN SIGNE,
ET CELLES SUJETTES A CAUTION D'UN '*' OU D'UN '**' (MOYENNE OU FORTE PROBABILITE D'AVOIR UNE ERREUR)
-.0 = TEMPERATURE NON OBSERVEE OU MOYENNE NON CALCULEE ***** = AUCUNE DONNEE OBSERVEE F = ECART TROP GRAND

ANNEXE 4

Numéro 10

VILLE DE LILLE (FLANDRE)

COEFFICIENTS DE CORRELATION (VILLE-NOMBRE DE DONNEES COMMUNES-CORRELATION)

Ville	N	r	Ville	N	r	Ville	N	r	Ville	N	r
LAON (I.D.FRANCE)	41	.97	PARIS (I.D.FRANCE)	42	.85	TROYES (CHAMPAGNE)	65	.85	METZ (LORRAINE)	42	.83
ROUEN (NORMANDIE)	53	.82	MULHOUSE (ALSACE)	34	.77	CHARTRES (BEAUCE)	42	.76	BESANCON(FR.COMTE)	42	.76
MAYENNE (MAINE)	74	.75	ARRAS (ARTOIS)	74	.71	POITIERS (POITOU)	42	.70	ARLES (PROVENCE)	60	.70
CAMBRAI (CAMBRES.)	40	.69	ST MALO (BRETAGNE)	41	.69	BORDEAUX (GUYENNE)	42	.68	LONS L.SAU.(FR.CO.	72	.67
DIJON (BOURGOGNE)	30	.65	MONTDIDIER(PICAR.)	68	.65	ST BRIEUX (BRET.)	72	.64	LAIGLE (NORMANDIE)	45	.64
VILLEFRANCHE(BEAUJ	38	.61	ST MAURICE LE GIR.	42	.61	ST PAUL 3CH.(DAUPH	43	.60	HAGUENAU (ALSACE)	74	.59
DUNKERQUE (FLAND.)	45	.57	MONTMORENCY(I.D.F.	54	.55	TOURNUS (BOURGOGNE	67	.54	MONTARGIS(GATINAIS	42	.54
DAX (GASCOGNE)	40	.53	ST DIEZ (LORRAINE)	68	.51	RIEUX (LANGUEDOC)	67	.43	MONT.DAUPHIN(DAUPH	63	.43
CHINON (TOURAINE)	42	.43	CHALONS (CHAMPAG.)	45	.40	PONTARLIER(FR.CO.)	64	.38	MANOSQUE(PROVENCE)	30	.33
OLORON (BEARN)	42	.27	CLERMONT FD.(AUV.)	35	.24	MONTLOUIS (ROUSSIL	31	.08	VIENNE (AUSTRI)	18	.81
LA ROCHELLE(AUNIS)	21	.79	PERPIGNAN(ROUSSIL)	23	.56	MONTPELLIER (LANG.	18	.52	AMSTERDAM (NL)	8	.00
BREDA (NL)	0	.00	BRUXELLES (B)	0	.00	FRANEKER (NL)	6	.00	LA HAYE (NL)	0	.00
LUCON (POITOU)	5	.00	MARSEILLE (PROV.)	1	.00	NANCY (LORRAINE)	10	.00	NANTES (BRETAGNE)	0	.00
TARASCON (PROVENCE	12	.00	VIENNE (DAUPHINE)	6	.00	VIVIERS(LANGUEDOC)	3	.00	BOULOGNE SUR MER	6	.00
CALAIS (PICARDIE)	8	.00	GUISE (PICARDIE)	0	.00	MAUBEUGE (FLANDRE)	0	.00	RETHEL-MAZ.(CHAMP.	0	.00
SOISSONS (I.D.FR.)	0	.00	LILLE (FLANDRE)	74	1.00						

SERIES METEOROLOGIQUES FRANCAISES ENTRE 1776 ET 1792 'TEMPERATURE'

MOYENNES MENSUELLES ET ECARTS DE CES VALEURS A LEUR MOYENNE PRISE POUR CHAQUE MOIS

VILLE DE MONTDIDIER(PICAR.)
NOMBRE DE DONNEES 110

MOYENNE GENERALE ANNUELLE 9.2
MOYENNES TRIMESTRIELLES D.J.F. 1.9
M.A.M. 8.8
J.J.A. 17.0
S.O.N. 9.1

	JANVIER	FEVRIER	MARS	AVRIL	MAI	JUIN	JUILLET	AOUT	SEPTEMBRE	OCTOBRE	NOVEMBRE	DECEMBRE
MOY.D.MOY. MENSUELLES	1.7	2.7	3.9	8.9	13.5	16.3	17.4	17.3	14.6	9.2	3.6	1.1
1776	*****	*****	*****	*****	*****	*****	*****	*****	*****	*****	*****	*****
ECART	(****)	(****)	(****)	(****)	(****)	(****)	(****)	(****)	(****)	(****)	(****)	(****)
1777	*****	*****	*****	*****	*****	*****	*****	*****	*****	*****	*****	*****
ECART	(****)	(****)	(****)	(****)	(****)	(****)	(****)	(****)	(****)	(****)	(****)	(****)
1778	*****	*****	*****	*****	*****	*****	*****	*****	*****	*****	*****	*****
ECART	(****)	(****)	(****)	(****)	(****)	(****)	(****)	(****)	(****)	(****)	(****)	(****)
1779	*****	*****	*****	*****	*****	*****	*****	*****	*****	*****	*****	*****
ECART	(****)	(****)	(****)	(****)	(****)	(****)	(****)	(****)	(****)	(****)	(****)	(****)
1780	*****	*****	*****	*****	*****	*****	*****	*****	*****	*****	*****	*****
ECART	(****)	(****)	(****)	(****)	(****)	(****)	(****)	(****)	(****)	(****)	(****)	(****)
1781	*****	*****	*****	*****	*****	*****	*****	*****	*****	*****	*****	*****
ECART	(****)	(****)	(****)	(****)	(****)	(****)	(****)	(****)	(****)	(****)	(****)	(****)
1782	*****	*****	*****	*****	*****	*****	*****	*****	*****	*****	*****	*****
ECART	(****)	(****)	(****)	(****)	(****)	(****)	(****)	(****)	(****)	(****)	(****)	(****)
1783	*****	*****	*****	*****	*****	*****	*****	*****	*****	*****	*****	*****
ECART	(****)	(****)	(****)	(****)	(****)	(****)	(****)	(****)	(****)	(****)	(****)	(****)
1784	-1.9	C -.2	C 3.2	C 6.6	C 16.7	C 17.2	C 17.7	C 14.9	C 17.7	C 6.6	C 6.1	C -.4
ECART	(-3.6)	(-3.0)	(-.6)	(-2.2)	(3.2)	(1.0)	(.4)	(-2.4)	(3.2)	(-2.6)	(2.5)	(-1.5)
1785	C 2.7	C .5	C .4	C 7.4	C 12.5	C 16.2	C 18.2	C 16.0	C 15.9	C 9.6	C 4.9	C .4
ECART	(1.0)	(-2.2)	(-3.5)	(-1.5)	(-1.0)	(-.0)	(.9)	(-1.3)	(1.3)	(.4)	(.6)	(-.8)
1786	C 3.1	C 2.4	C 1.7	C 9.7	C 12.7	C 17.6	C 16.4	C 16.9	C 13.0	C 7.2	C 1.6	C 2.1
ECART	(1.4)	(-.4)	(-2.1)	(.9)	(-.8)	(1.3)	(-1.0)	(-.4)	(-1.6)	(-2.0)	(-2.0)	(1.0)
1787	C 1.0	C 4.0	C 7.2	C 8.1	C 11.7	C 16.1	C 16.4	C 17.6	C 14.5	C 12.9	C 4.5	C 4.4
ECART	(-.7)	(1.3)	(3.4)	(-.7)	(-1.8)	(-.2)	(-1.0)	(.3)	(-.1)	(3.6)	(.9)	(3.2)
1788	C 2.9	C 4.4	C 4.0	C 10.0	C 15.7	C 17.8	C 18.9	C 17.2	C 16.1	C 9.1	C 1.6	C -7.7
ECART	(1.2)	(1.6)	(.1)	(1.1)	(2.2)	(1.5)	(1.5)	(-.1)	(1.5)	(-.1)	(-2.0)	(-8.8)
1789	C -.6	C 3.8	C .6	C 7.7	C 15.2	C 14.6	C 17.4	C 18.1	C 13.9	C 8.5	C 3.0	C 3.6
ECART	(-2.3)	(1.0)	(-3.3)	(-1.1)	(1.7)	(-1.7)	(-.0)	(.8)	(-.7)	(-.7)	(-.6)	(2.5)
1790	C 2.0	C 5.0	C 6.6	C 6.6	C 13.8	C 16.0	C 16.0	C 17.5	C 12.9	C 10.4	C 3.8	C 3.1
ECART	(.3)	(2.3)	(2.7)	(-2.2)	(.2)	(-.3)	(-1.4)	(.2)	(-1.7)	(1.1)	(.1)	(2.0)
1791	C 3.6	C 3.0	C 5.1	C 11.6	C 11.4	C 15.7	C 17.6	C 18.4	C 14.5	C 8.5	* 3.6	C 1.4
ECART	(1.9)	(.3)	(1.2)	(2.8)	(-2.2)	(-.5)	(.2)	(1.1)	(-.1)	(-.7)	(.0)	(.2)
1792	C 2.5	C 2.0	C 6.1	C 11.9	C 12.0	C 15.2	C 17.9	C 19.2	C 12.7	C 10.2	C 4.1	C 3.4
ECART	(.8)	(-.7)	(2.2)	(3.0)	(-1.5)	(-1.0)	(.5)	(1.9)	(-1.8)	(1.0)	(.5)	(2.2)

VILLES AVEC LESQUELLES LA CORRELATION EST ELEVEE (VILLE-NOMBRE DE DONNEES COMMUNES-CORRELATION)
ARRAS (ARTOIS) (97)(.97), PARIS (I.D.FRANCE)(36)(.96), DUNKERQUE (FLAND.)(39)(.94), LAON (I.D.FRANCE) (35)(.93),
CAMBRAI (CAMBRES.)(34)(.93), CHALONS (CHAMPAG.)(61)(.93), TROYES (CHAMPAGNE)(59)(.92), ROUEN (NORMANDIE) (47)(.92),
METZ (LORRAINE) (36)(.89), MONTMORENCY(I.D.F.(48)(.86), CHARTRES (BEAUCE) (36)(.86), ST MAURICE LE GIR.(36)(.85).

LES VALEURS BONNES ET CONTROLEES SONT PRECEDEES D'UN 'C'.LES VALEURS NON CONTROLABLES NE SONT PRECEDEES D'AUCUN SIGNE,
ET CELLES SUJETTES A CAUTION D'UN '*' OU D'UN '**' (MOYENNE OU FORTE PROBABILITE D'AVOIR UNE ERREUR)
-.0 = TEMPERATURE NON OBSERVEE OU MOYENNE NON CALCULEE ***** = AUCUNE DONNEE OBSERVEE F = ECART TROP GRAND

ANNEXE 4

Numéro 11

```
                                        VILLE DE MONTDIDIER(PICAR.)

                COEFFICIENTS DE CORRELATION          (VILLE-NOMBRE DE DONNEES COMMUNES-CORRELATION)

ARRAS (ARTOIS)     ( 97)( .97), PARIS (I.D.FRANCE)( 36)( .96), DUNKERQUE (FLAND.)( 39)( .94), LAON (I.D.FRANCE) ( 35)( .93),
CAMBRAI (CAMBRES.)( 34)( .93), CHALONS (CHAMPAG.)( 61)( .93), TROYES (CHAMPAGNE)( 59)( .92), ROUEN (NORMANDIE) ( 47)( .92),
METZ (LORRAINE)    ( 36)( .89), MONTMORENCY(I.D.F.( 48)( .86), CHARTRES (BEAUCE) ( 36)( .86), ST MAURICE LE GIR.( 36)( .85),
HAGUENAU (ALSACE) ( 96)( .85), TOURNUS (BOURGOGNE(106)( .81), MAYENNE (MAINE)   (108)( .80), ST DIEZ (LORRAINE)( 84)( .80),
ST BRIEUX (BRET.) ( 66)( .80), LAIGLE (NORMANDIE)( 45)( .79), VILLEFRANCHE(BEAUJ( 34)( .78), POITIERS (POITOU) ( 36)( .78),
ST MALO (BRETAGNE)( 35)( .77), ARLES (PROVENCE)   ( 54)( .76), ST PAUL 3CH.(DAUPH( 38)( .69), BESANCON(FR.COMTE)( 54)( .67),
RIEUX (LANGUEDOC) ( 71)( .66), LONS L.SAU.(FR.CO.( 73)( .66), LILLE (FLANDRE)   ( 68)( .65), PONTARLIER(FR.CO.)( 81)( .63),
DAX (GASCOGNE)     ( 34)( .60), MONTARGIS(GATINAIS( 36)( .59), CHINON (TOURAINE) ( 36)( .58), MONT.DAUPHIN(DAUPH( 60)( .58),
BORDEAUX (GUYENNE)( 36)( .57), OLORON (BEARN)     ( 36)( .39), CLERMONT FD.(AUV.)( 35)( .22), LA ROCHELLE(AUNIS)( 15)( .98),
DIJON (BOURGOGNE) ( 24)( .87), MULHOUSE (ALSACE) ( 28)( .86), PERPIGNAN(ROUSSIL)( 18)( .75), MONTLOUIS (ROUSSIL( 25)( .45),
MANOSQUE(PROVENCE)( 24)( .14), AMSTERDAM (NL)    (  2)( .00), BREDA (NL)        (  0)( .00), BRUXELLES (B)     (  0)( .00),
FRANEKER (NL)      (  0)( .00), LA HAYE (NL)      (  0)( .00), LUCON (POITOU)    (  5)( .00), MARSEILLE (PROV.) (  0)( .00),
MONTPELLIER (LANG.( 12)( .00), NANCY (LORRAINE)  ( 10)( .00), NANTES (BRETAGNE) (  0)( .00), TARASCON (PROVENCE( 12)( .00),
VIENNE (AUSTRI)    ( 12)( .00), VIENNE (DAUPHINE) (  0)( .00), VIVIERS(LANGUEDOC)(  0)( .00), BOULOGNE SUR MER  (  6)( .00),
CALAIS (PICARDIE) (  8)( .00), GUISE (PICARDIE)  (  0)( .00), MAUBEUGE (FLANDRE)(  0)( .00), RETHEL-MAZ.(CHAMP.(  0)( .00),
SOISSONS (I.D.FR.)(  0)( .00), MONTDIDIER(PICAR.)(110)(1.00),
```

B. PROBLÈMES DE MÉTHODES. ANALYSE DE SÉRIES MÉTÉOROLOGIQUES ANCIENNES (1776-1792) :

Transcription en mesures modernes, détection d'erreurs et présentation sous forme de tableaux en vue de permettre la comparaison avec les données modernes.

par O. MULLER *

I. INTRODUCTION

L'enquête Vicq d'Azyr apporte pour la période allant de 1776 à 1792 diverses observations météorologiques : mesures quotidiennes de la température et de la pression, relevé de la direction principale du vent, du nombre de jours de pluie et formulation d'appréciations qualitatives sur le climat (exemple : temps sec et assez froid) pour l'ensemble du mois [1].

Ces séries météorologiques présentent un double intérêt. Elles permettent d'apprécier les conditions climatiques dans les dernières années de l'Ancien Régime et en même temps donnent la possibilité de saisir l'évolution du climat par comparaison avec les données actuelles. Ceci pose deux sortes de problèmes : validité des mesures recueillies et présentation des résultats. L'ensemble des observations forme-t-il un tout cohérent et peut-il être comparé aux relevés modernes ? Vicq d'Azyr a donné des instructions très strictes sur la manière d'effectuer les observations. Celles-ci portent sur les instruments à employer, leur réglage, leur emplacement et les heures d'observation. Il faut savoir si les médecins ont respecté ces consignes et se demander ensuite si ces instruments et instructions de Vicq d'Azyr correspondent bien aux prescriptions actuelles que définit la météorologie nationale. *A priori* pourront donc s'introduire des erreurs systématiques dues aux règles imposées et des erreurs fortuites dues aux expérimentateurs, appliquant mal ces instructions.

Nous traiterons successivement dans ce texte des problèmes concernant les transformations de mesures anciennes en mesures nouvelles et du codage des informations alphanumériques, puis, pour la température, la solution que nous avons adoptée pour trouver une température moyenne journalière à partir de plusieurs mesures effectuées à des heures différentes et nous exposerons enfin la méthode qui nous a permis de définir pour chaque mesure une « probabilité » d'erreur d'observation.

* Avec la collaboration du Centre de mathématiques appliquées et de calcul de la Maison des Sciences de l'Homme.

1. J. MEYER, *L'enquête de l'Académie de Médecine sur les épidémies*, *supra*, p. 9.

II. PRÉSENTATION DES RÉSULTATS

La comparaison des données anciennes avec les relevés modernes conditionne la présentation des résultats. Une première approche conduit à observer l'évolution du climat entre 1776 et 1792 pour chaque ville : on regroupera dans un tableau toutes les observations d'une même donnée, de façon à trouver une année complète sur une ligne et les résultats relatifs à un mois sur une même colonne (*Cf.* annexe 7 dans laquelle on trouvera les légendes des différents symboles utilisés).

Ville de Paris

	Janvier	Février		Décembre
1776				
1777				
1792				

FIG. 1. — Température.

Cette forme de tableau ne sera finalement employée que pour la température.

Pour faciliter la comparaison avec les relevés modernes, on va créer une seconde forme de tableau inspiré du « Résumé mensuel du temps en France », bulletin édité par la Météorologie nationale. Il présente un résumé des observations météorologiques des stations françaises, regroupées en 14 régions géographiques. On va rassembler toutes les mesures d'un même mois, en réunissant les villes françaises suivant les groupes actuels et en mettant les villes étrangères à part. Il y aura trois tableaux différents, un regroupant les températures, un autre les pressions, et le dernier, représentant davantage le climat, admet comme élément de base le quadruplet : Direction des vents dominants, Nombre de jours de pluie, Appréciation qualitative sur la température et l'hygrométrie et Écart de la température moyenne du mois à sa moyenne pour toutes les années où ce mois a donné lieu à des observations. Le tableau se présente de telle façon que toutes les observations relatives à une même ville se trouvent sur une même ligne, chaque colonne donnant les résultats d'une même année (*Cf.* annexes 4, 5 et 6).

Mois de janvier

	1776	1777	....	1792
Groupe 1 : Abbeville Douai				
Groupe 2 : Auxerre				
....				

FIG. 2. — Pression.

1. Les données.

Les données sont inscrites sur des fiches récapitulatives mensuelles tirées des Archives de l'Académie de Médecine. Pour chaque ville où se déroule l'enquête et pour chaque mois observé, il y a une fiche.

L'étude du fichier comprend deux parties, l'analyse de l'élément de base, la fiche, puis l'étude proprement dite du volume du fichier et de l'importance quantitative des données. Notre but est le traitement de l'ensemble grâce à un ordinateur et l'impression de ces données sous forme de tableaux permettant la comparaison des observations relevées sous l'Ancien Régime avec les relevés météorologiques modernes. Il faudra donc définir des méthodes de transformation des données anciennes en données modernes, condenser certaines données pour l'impression et dégager une nouvelle présentation facilitant la mise sur carte perforée.

Les données qui nous intéressent se divisent en deux groupes, les données quantitatives comprenant la température, sous la dénomination « thermomètre extérieur, moyenne du mois », la pression sous l'appellation « baromètre, moyenne du mois », le nombre de jours de pluie (« jours de pluie ») et des données qualitatives qui sont la direction principale des vents (« vents dominants ») et l'appréciation sur le temps du mois (« température du mois »).

D'autres données, comme les plus grande et moindre chaleurs, les plus grande et moindre élévations du baromètre, et la quantité de pluie tombée dans le mois, seront perforées dans les cartes mais non traitées.

LES UNITÉS DE MESURE.

Les données qui ont besoin d'être transformées en mesures modernes sont la température et la pression. Ce fait influencera la mise sur carte perforée. Les deux données qualitatives, elles, seront condensées à l'aide d'un code, ce qui interviendra avant la perforation.

N° de référence : Histoire et Mémoires de la S.R.M., tome IV (1780-1781), p. 260.
Ville : Marseille
Province : Provence

Site :

Nom de l'observateur :
Thermomètre :

Mois : janvier
Année : 1780

Observations sur la tenue des relevés :

RÉCAPITULATION DU MOIS

Thermomètre extérieur		*Degrés*
Plus grande chaleur		10,5
Moindre chaleur		— 3,0
Moyenne	matin	
	midi	
	soir	
	du mois	4,5

Baromètre		*Pouces*	*Lignes*
Plus grande élévation		28	3,8
Moindre élévation		27	4,0
Moyenne	matin		
	midi		
	soir		
	du mois	27	10,1

Jours	beaux	
	couverts	
	de nuage	
	dc pluie	10
	de neige	
	de vent	
	de brouillard	
	de tonnerre	
	d'aurore boréale	

Vents dominants	N.-O. et S.-E.	
Température du mois	Froid et assez humide	
Quantité de pluie	1	1,6
Divers		

FIG. 3. — Exemple de fiche récapitulative mensuelle.

a) Température.

La température a été relevée en degrés Réaumur et il faut l'exprimer en degrés centigrades. Comme 1° Réaumur vaut 1°,25 centigrade, il faudra appliquer la transformation :

$$Ta = To \times 1,25$$

Ta : température actualisée;
To : température observée;

et dans notre exemple pris à Marseille (fig. 3) 4°,5 Réaumur valent 5°,625 centigrades.

b) *Pression.*

La pression observée en pouces, lignes et douzièmes de ligne de mercure, doit s'exprimer en millibars et doit être réduite ensuite au niveau de la mer. Sachant qu'un pouce vaut douze lignes, donc 144 douzièmes de ligne et qu'un pouce de mercure vaut 27,07 millimètres de mercure, ce dernier valant lui-même 1,33324 millibars on obtient une première pression :

$$PR = \left[NP + \frac{NL}{12} + \frac{NDL}{144}\right] \times 27{,}07 \times 1{,}33324$$

où NP est le nombre de pouces;
NL est le nombre de lignes;
NDL est le nombre de douzièmes de ligne.

Dans notre exemple de Marseille, la pression de 27 pouces, 10 lignes et 1 douzième de ligne équivaut à 1 004,53 millibars. Si la température a été relevée en même temps et si l'altitude de la station est inférieure à 750 mètres, s'introduira une correction « y » multiplicative, qui permettra la réduction de la pression au niveau de la mer :

$$y = \frac{60\,(TM + 269) + ALT}{60\,(TM + 269) - ALT}$$

où ALT est l'altitude de la station;

et TM la « température moyenne » qui vaut $Ta + \frac{ALT}{400}$;

« y » est donc positif. Dans les autres cas ce coefficient vaudra 1. Donc finalement la pression actualisée Pa vaudra PR × y.

A Marseille, comme l'altitude ne joue pas, Pa prendra la valeur de 1 004,53 millibars.

c) Données alphanumériques, appelées ainsi car elles ne subissent aucune transformation à l'intérieur de l'ordinateur.

La donnée *nombre de jours de pluie dans le mois* ne subit aucun changement. Il reste à traiter les données qualitatives, où il a fallu définir un code permettant d'exprimer en quatre lettres au plus les indications de l'observation cela pour permettre une impression qui ne soit pas trop volumineuse mais tout de même explicite.

Pour la direction des vents dominants on a retenu le principe suivant : on utilise les lettres N (Nord), S (Sud), O (Ouest), E (Est) et V (Variable). On a la possibilité d'indiquer deux directions du vent, chacune d'entre elles pouvant être la combinaison de deux directions principales. A Marseille notre exemple donne donc NO SE.

Toutefois lorsque l'indication était plus détaillée, et donc parfois plus confuse, il a fallu simplifier en ne gardant à chaque fois que les deux directions de vent les plus importantes. L'appréciation « variés du Nord au Sud » devient alors

« N-S », celle de « Nord, quelquefois variés », « N-V », Sud-Ouest devenant « SO ». Il arrive que l'observateur indique à la fois la provenance et la direction du vent : Nord + Est-Ouest et Sud donnera alors « NE- ». On peut même trouver trois directions différentes, on décomposera alors en gardant les extrêmes : S-O-SE devient « O-SE », SO-NO et OSO donne « O-SO » et O,NO devient « O-NO ».

L'appréciation sur le temps du mois, elle, est double. Il s'agit pour l'observateur ici de donner son avis sur la température et l'hygrométrie.

Pour l'hygrométrie il a suffi de coder deux qualificatifs, H signifiant humide et S, sec. Les appréciations sur la température sont plus nombreuses, on peut trouver F (froid), C (chaud), D (doux), M (modéré) et V (variable). D'autres indications comme *venteux, brouillard, neige*, ont été négligées, car n'apparaissant que peu souvent. Ces appréciations peuvent être précisées à l'aide d'adverbes, comme : A (assez), T (très) et P (un peu); d'autres n'ont pas été codées, comme *extraordinairement, énormément* qui rentrent dans ce schéma et *peu*, qui étant négatif a été transformé en *assez* de la caractéristique inverse. L'élément obtenu après codage ressemble à celui de la direction des vents, les deux premières lettres étant prévues pour la température et les deux autres pour l'hygrométrie; par exemple dans notre cas, froid et assez humide donnera « F-AH ». Les cas les plus compliqués ont à nouveau été simplifiés, *plus sec qu'humide* deviendra *un peu sec* et *variation de sécheresse et de pluie* donnera *variable*, parfois on a retenu une moyenne comme dans *douce pour la plus grande partie du mois, ensuite froide* qui devient *assez douce*.

Certaines fiches sont incomplètes, le médecin n'effectuant pas toutes les observations. On introduit alors l'appellation ABS (absence de donnée) pour les données qualitatives non relevées quand la fiche existe.

Analyse quantitative du fichier.

La méthode de traitement d'une donnée dépend de son importance numérique. Il en va de même si le nombre d'observations varie beaucoup d'une ville à l'autre, celles-ci ne pouvant pas, alors, être traitées de la même façon. Il faudra donc d'abord étudier le fichier pour alors dégager les rapports entre les données et pour classifier les villes.

L'appel de Vicq d'Azyr a touché environ deux cents médecins, dont nous avons retenu les 172 observateurs ayant rempli au moins six fiches récapitulatives mensuelles. Ils sont 137 en France et 35 à l'étranger à avoir communiqué leurs observations à la Société Royale de Médecine, et parfois un même médecin continuait ses relevés après s'être expatrié [1]. L'enquête s'est déroulée effectivement sur 17 années, de 1776 à 1792 et nous disposons environ de 8 300 fiches récapitulatives mensuelles contre les 35 000 pouvant exister théorique-

1. J. Meyer, *op. cit.*

ment, c'est-à-dire à peine du quart. De plus les fiches sont parfois incomplètes, le médecin oubliant ou n'ayant pas le temps d'observer une ou plusieurs données météorologiques. La donnée mentionnée le plus souvent est la direction principale des vents (7 453 fois), et le moins souvent l'appréciation qualitative sur le temps du mois (5 012 fois). Celle qui nous intéresse le plus, la température, l'a été 6 422 fois.

L'observation n'est pas toujours continue, l'observateur peut s'arrêter quelques mois et parfois plus d'une année avant de recommencer ses relevés. Si on classe alors les villes suivant le multiple de douze du nombre de relevés (donc d'années d'observations) il apparaît qu'un tiers de médecins a fait des relevés sur une durée au plus égale à un an et un autre tiers a observé pendant plus de quatre années, aucun observateur n'ayant fait l'enquête du début à la fin.

Il faut donc séparer les villes en classes. Cette classification est basée sur la température, et on appellera « villes importantes », celles qui présentent plus de 45 observations récapitulatives mensuelles de la température. Il y en a 56 et elles subiront le contrôle pour la température. Les autres constitueront l'ensemble des « villes non importantes ».

Pour permettre la comparaison de ces données anciennes avec les données actuelles, relevées par l'Office national de la Météorologie, on a gardé le découpage de la France par cet Office en quatorze régions, en réunissant toutefois Roussillon-Languedoc avec la Provence pour former un groupe Méditerranée. On a créé également deux groupes de villes étrangères, le nombre d'observateurs habitant l'actuel Bénélux étant assez élevé pour qu'on puisse les mettre à part et l'autre groupe comprenant des villes très dispersées comme Bagdad, Saint-Pétersbourg, New-York, la Martinique, etc., et une forte minorité de sept villes italiennes, la seule ville importante étant Vienne.

A l'intérieur de chaque groupe on rassemblera d'abord les villes importantes puis les villes non importantes. Cette séparation apparaîtra dans les tableaux « seconde manière ».

2. Les problèmes posés par la température.

La température est la donnée climatique quantitative par excellence, qui ne souffre d'aucune interprétation subjective, si elle a été relevée dans de bonnes conditions d'observation. Mais ces conditions sont nombreuses, parfois difficiles à respecter, et un changement dans la manière d'opérer pouvant amener une erreur plus ou moins grande, il faut donc définir de façon précise les instructions à donner aux observateurs. On doit se demander également si les observateurs ont bien respecté ces consignes et finalement si celles-ci correspondent aux normes modernes de l'observation météorologique.

Les conditions d'observation de Vicq d'Azyr sont strictes : le thermomètre doit être lu, les yeux face à l'extrémité de l'instrument. Il doit être placé au nord, s'il se peut isolé du mur et l'on effectuera trois relevés par jour : au lever du soleil, entre 14 et 15 heures et entre 21 et 22 heures [1].

Il faut d'abord s'attacher à l'instrument.L'évolution du thermomètre est à peu près achevée vers 1775. Vicq d'Azyr précise qu'il doit être gradué d'après la méthode dite de Réaumur et qu'il soit de préférence à cuve de mercure. Ici déjà peut se poser le problème de la non-observation des consignes de Vicq d'Azyr : l'observateur ayant cassé son instrument et voulant continuer à effectuer ses relevés peut ensuite se satisfaire d'un thermomètre mal élaboré. De même l'observation peut être effectuée plus ou moins rapidement suivant les jours, donc elle sera alors plus ou moins précise. D'autre part le découpage temporel a pu ne pas être respecté, le médecin n'ayant pas toujours la possibilité d'effectuer les relevés aux heures indiquées. Ces erreurs sont systématiques et mettent en cause la conscience professionnelle de l'observateur. Il apparaît dans la correspondance des médecins avec Vicq d'Azyr [1] que les consignes et la manière de remplir les bordereaux ont été définis de telle façon, que le médecin capable de répondre se classait dans l'élite de la profession, donc comprenait et souscrivait aux exigences de Vicq d'Azyr, les autres préférant ne pas participer à l'enquête. On peut donc supposer que ces erreurs systématiques ne jouent pas ou pas beaucoup. Il restera donc des erreurs accidentelles provenant soit d'une mauvaise observation particulière, soit d'un mauvais report sur le bordereau pouvant se produire au niveau du médecin comme au niveau du bureau centralisateur (ou même actuellement, lors du relevé des données dans les archives de l'Académie de Médecine ou de leur perforation sur carte).

Comment se présente la comparaison avec des relevés modernes ? Les stations non automatiques relèvent les données météorologiques toutes les trois heures. Il existe également des stations automatiques qui ne recueillent en général que les températures maximales et minimales. La comparaison n'étant valable qu'entre éléments de même nature, il s'agit de trouver un moyen pour comparer la moyenne de trois relevés par jour avec la température moyenne quotidienne obtenue en faisant soit la moyenne des huit observations recueillies, soit la moyenne des températures maximale et minimale.

Cette étude montrera qu'il faut abandonner tout contrôle des données anciennes à l'aide des données modernes relevées en des mêmes lieux. On cherchera finalement à retrouver les erreurs accidentelles en faisant un double contrôle, le premier basé sur la comparaison de l'évolution de la température dans des villes voisines, le second basé sur l'évolution de la température, c'est-à-dire sur la grandeur de la variation des écarts d'un mois à l'autre, à l'intérieur de la ville elle-même.

CORRECTIONS DE TEMPÉRATURE.

Plaçons-nous dans le cas où l'observateur respecte les consignes de Vicq d'Azyr telles qu'elles ont été définies plus haut. Il obtiendra à la fin de chaque

1. J. MEYER, *op. cit.*

mois une quantité T qui sera la moyenne prise sur le mois d'une température quotidienne Tq, obtenue elle-même en faisant la moyenne de trois relevés, un au lever du soleil, un vers 14-15 heures et le dernier vers 21-22 heures.

Toutefois cette valeur Tq ne représente pas la vraie température du jour, appelée la moyenne des 24 heures. Elle en est seulement une approximation dont on peut essayer d'évaluer la précision. Alfred Angot [1], en étudiant la variation diurne de la température dans différentes stations, a dressé des tableaux indiquant les corrections que doivent subir les relevés de différentes combinaisons d'heures d'observations pour se ramener à la moyenne des 24 heures. Il a répertorié dans 23 tableaux des combinaisons de 2, 3 et 4 heures [2]. Du fait de la variabilité de l'heure de lever du soleil, on est amené à considérer, suivant la saison, différentes combinaisons de trois heures. On a dressé un tableau de corrections pour Paris (Parc Saint-Maur), en choisissant pour chaque mois la combinaison d'Angot qui se rapproche le plus du triplet : lever du soleil, 14-15 heures, 21-22 heures (fig. 4). A l'époque de Vicq d'Azyr l'heure était l'heure locale, ce qui n'amène donc aucune modification pour les valeurs prises à Paris.

Au Parc Saint-Maur, on va utiliser ainsi les trois combinaisons suivantes (6-14-22), (7-14-21) et (8-14-22). Chaque combinaison possède ses caractéristiques propres, par exemple la seconde citée est toujours négative et beaucoup plus faible pour les stations d'altitude, en moyenne 2 ou 3 fois moins que pour les autres stations françaises étudiées. Toutefois on voit qu'avec cette méthode on peut arriver à un calcul précis de la correction si l'on connaît les heures exactes d'observations. Peut-on être sûr de cela? non car dans la correspondance adressée à la Société Royale de Médecine, beaucoup de médecins affirment avoir eu des difficultés à respecter les consignes de Vicq d'Azyr et s'en être parfois écartés : appel en consultation, variabilité de l'heure de lever du soleil.

Ceci apparaît surtout pour les mois d'été : il suffit que l'heure d'observation du matin passe de 6 heures à 7 heures en juillet pour que la correction passe de + 0°,30 à — 0°,48, donc présente un écart de 0°,78. Il y a ainsi 7 mois où il apparaît un écart supérieur à $\frac{1}{4}$ de degré entre les deux combinaisons, et ce n'est que pour les mois d'hiver qu'il est plus faible et s'annule même pour février et novembre. Sur plus de six mois sur douze, cet écart entre les deux combinaisons que nous donne Angot, les plus proches des consignes de Vicq d'Azyr, est plus grand que la correction cherchée pour se ramener à la température des 24 heures. Ceci pour une variation de l'heure d'observation du

1. A. Angot, *Études sur le climat de la France, Température*, 1897. Première partie : stations de comparaison.

2. Entre autres S $\frac{1}{2}$ (6 + 18), $\frac{1}{2}$ (8 + 20), $\frac{1}{2}$ (min. + max.) etc., $\frac{1}{4}$ (1 + 7 + 13 + 19), $\frac{1}{4}$ (9 + 21 + min. + max.), etc.

Mois	Heure lever du soleil	Combinaisons choisies	Corrections à effectuer	Moyenne et écart 1re combinaison	France sans C.A., Côte d'Azur, Stations d'altitude 2e combinaison	Extrema des corrections pour les stations européennes
				— 0,24 ± 0,05	— 0,20 ± 0,05	— 0,16 et — 0,06
Janv.	7 h 40	7-14-21	— 0,21	— 0,21 ± 0,03	— 0,26 ± 0,04	— 0,12 et — 0,06
		8-14-22	— 0,15	— 0,06 ± 0,03	— 0,08 ± 0,06	
				— 0,19 ± 0,02	— 0,26 ± 0,09	— 0,20 et — 0,03
Févr.	7 h	7-14-21	— 0,19	— 0,03 ± 0,02	— 0,30 ± 0,07	— 0,15 et — 0,04
		8-14-22	— 0,19	— 0,09 ± 0,06	— 0,13 ± 0,10	
				+ 0,16 ± 0,04	— 0,15 ± 0,03	+ 0,11 et + 0,04
Mars	6 h	6-14-22	+ 0,11	+ 0,25 ± 0,04	— 0,07 ± 0,03	— 0,14 et — 0,04
		7-14-21	— 0,14	— 0,04 ± 0,03	— 0,12 ± 0,07	
				+ 0,26 ± 0,04	— 0,39 ± 0,05	+ 0,41 et + 0,12
Avril	5h	6-14-22	+ 0,30	+ 0,23 ± 0,05	— 0,40 ± 0,07	— 0,37 et — 0,14
		7-14-21	— 0,34	— 0,01 ± 0,01	— 0,17 ± 0,04	
				+ 0,15 ± 0,06	— 0,55 ± 0,05	+ 0,27 et + 0,20
Mai	4 h 10	6-14-22	+ 0,25	+ 0,12 ± 0,08	— 0,58 ± 0,06	— 0,63 et — 0,23
		7-14-21	— 0,51	— 0,01 ± 0,02	— 0,21 ± 0,05	
				+ 0,10 ± 0,06	— 0,61 ± 0,06	+ 0,23 et + 0,01
Juin	3 h 50	6-14-22	+ 0,21	+ 0,07 ± 0,06	— 0,67 ± 0,08	— 0,96 et — 0,25
		7-14-21	— 0,54	0,00 ± 0,02	— 0,19 ± 0,04	
				+ 0,19 ± 0,08	— 0,57 ± 0,07	— 0,27 et — 0,02
Juill.	4 h 10	6-14-22	+ 0,30	+ 0,14 ± 0,07	— 0,62 ± 0,10	— 0,82 et — 0,19
		7-14-21	— 0,48	+ 0,02 ± 0,04	— 0,19 ± 0,02	
				+ 0,30 ± 0,04	— 0,53 + 0,10	+ 0,50 et + 0,08
Août	4 h 45	6-14-22	+ 0,34	+ 0,25 ± 0,10	— 0,54 ± 0,07	— 0,42 et — 0,15
		7-14-21	— 0,40	+ 0,02 ± 0,04	— 0,19 ± 0,04	
				+ 0,29 ± 0,06	— 0,32 ± 0,10	+ 0,29 et + 0,10
Sept.	5 h 25	6-14-22	+ 0,27	+ 0,35 ± 0,07	— 0,27 ± 0,07	— 0,23 et — 0,10
		7-14-21	— 0,23	+ 0,01 ± 0,04	— 0,13 ± 0,02	
				+ 0,08 ± 0,02	— 0,16 ± 0,06	— 0,05 et + 0,04
Oct.	6 h 15	6-14-22	+ 0,03	+ 0,24 ± 0,06	— 0,10 ± 0,08	— 0,15 et — 0,03
		7-14-21	— 0,14	— 0,04 ± 0,03	— 0,09 ± 0,02	
				— 0,18 ± 0,03	— 0,29 ± 0,10	— 0,17 et — 0,04
Nov.	7 h	7-14-21	— 0,21	— 0,13 ± 0,09	— 0,40 ± 0,15	— 0,14 et — 0,08
		8-14-22	— 0,22	— 0,06 ± 0,02	— 0,09 ± 0,06	
				— 0,22 ± 0,05	— 0,20 ± 0,07	— 0,18 et — 0,04
Déc.	7 h 40	7-14-21	— 0,21	— 0,24 ± 0,08	— 0,26 ± 0,10	— 0,13 et — 0,04
		8-14-22	— 0,15	— 0,08 ± 0,02	— 0,08 ± 0,05	

FIG. 4. — Corrections d'Angot pour Parc Saint-Maur (en degrés centigrades).

matin mais des conclusions semblables pourraient être tirées en considérant la possibilité du non-respect des heures de l'après-midi et du soir. En dernier lieu les combinaisons seraient différentes d'une ville à une autre et les données nécessaires pour faire un choix sont soit éparpillées dans la correspondance, soit manquent. Pour ne pas introduire une valeur arbitraire fondée uniquement sur les instructions de Vicq d'Azyr, on n'a pas essayé de revenir à la température des vingt-quatre heures.

Le principe d'une correction quantitative précise ayant été rejeté, il est apparu sur les indications de la météorologie nationale que la température prise après le lever du soleil correspond bien assez à la température minimale, Tmin. et celle observée entre 14 et 15 heures à la température maximale, Tmax. Naturellement les remarques faites lors de l'examen de la méthode d'Angot qui permettent la meilleure approche de la température des 24 heures restent valables et une bonne approximation ne peut être obtenue que si l'observateur respecte bien les prescriptions de Vicq d'Azyr. L'avantage de considérer Tmax. et Tmin. réside dans le fait que les stations modernes, automatiques ou non, relèvent ces données à partir desquelles on peut ainsi définir une nouvelle température moyenne TM = Tmax. + Tmin. On dispose également pour un certain nombre de stations françaises, pour les trente dernières années, des indications mensuelles de TM et de T21 qui est la température prise à 21 heures. En faisant l'hypothèse indiquée plus haut, on peut se ramener à T en combinant Tm et T21 :

$$T = \frac{\text{Tmax.} + \text{Tmin.} + \text{T21}}{3}$$

$$\text{TM} = \frac{\text{Tmax.} + \text{Tmin.}}{2}$$

Les observations anciennes nous apportant T et les résultats modernes TM, on est amené à considérer l'écart :

$$\text{TM} - \text{T} = \frac{1\ (\text{TM} - \text{T21})}{3}$$

qui est la quantité à ajouter à T pour retrouver la valeur moyenne TM.

On dispose pour 23 villes à la fois de relevés modernes de TM et T21 sur une durée de 30 ans et d'observations effectuées par les médecins sous la direction de Vicq d'Azyr. On peut supposer que les inégalités de température se détruisent, donc que les moyennes sont significatives lorsqu'on dispose de données sur trente années qui se suivent. Pour ces stations communes, le programme « CORTEM » va calculer pour chaque ville et chaque mois à partir des données modernes TM et T21 (annexe 2) l'écart TM — T théorique (annexe 3). C'est l'écart moyen calculé sur trente ans entre la moyenne mensuelle obtenue à partir de deux valeurs quotidiennes, Tmax. et Tmin., et la moyenne mensuelle calculée en ajoutant à celle-ci, une troisième T21, et on fait alors l'hypothèse que cet écart serait le même si on avait fait les calculs à l'aide des données anciennes.

Le tableau de l'annexe 3 indique que cet écart est toujours positif, faible en hiver et au plus fort à la fin de l'été. Comme on dispose en tout de plus de 130 villes où ont été effectués des relevés et que les 23 villes pour lesquelles ont été faits des calculs de TM — T sont assez bien réparties en France, il s'est présenté le problème d'une interpolation possible. Le tableau de l'annexe 3 montre que des villes voisines comme Nancy et Metz ou Dijon et Mâcon admettent en général des valeurs de TM — T voisines, mais celles-ci peuvent être pour certains mois très différentes : au mois de juin Nancy admet un écart de 0°,3, Metz un de 0°,9, de son côté l'écart à Dijon est nul tandis que celui de Mâcon vaut 0°,4. On arrive à nouveau à des différences entre les écarts plus grandes que la moyenne de ceux-ci. Comme la méthode d'Angot, l'interpolation linéaire n'est donc pas applicable [1].

Cet écart TM — T, dont on ne connaît la valeur pour chaque mois de l'année que pour 23 villes, se révèle être finalement davantage une évaluation qu'une indication numérique précise de l'écart entre la donnée observée au XVIIIe siècle T et la donnée théorique TM.

Le traitement ultérieur se fera sur T et les tableaux donneront T et l'écart TM — T s'il y a lieu. Par raison d'homogénéité, cet écart ne sera pas inclus directement dans T pour donner T + (TM — T) = TM mais inscrit sur une ligne spéciale pour que l'on puisse effectuer ce calcul facilement.

CONTRÔLE DES MESURES.

Il y a deux grandes méthodes d'approche pour essayer de déceler les erreurs s'introduisant éventuellement dans les relevés de température.

On peut d'abord examiner les résultats d'une ville et les comparer entre eux. Cela suppose que l'on dispose d'une théorie permettant d'analyser l'évolution des températures de façon mathématique et de données de base en nombre suffisant pour permettre la comparaison. L'étude de la température montre que celle-ci oscille chaque mois autour d'une moyenne, il faut donc pouvoir fixer les 12 températures moyennes mensuelles; et que cette oscillation n'est pas simple, les écarts à la moyenne pouvant être petits pour certains mois et grands pour d'autres : on parle de saisons régulières et de saisons perturbées, d'années bonnes ou mauvaises sans pouvoir trouver de liens entre elles sauf parfois une légère corrélation entre deux mois successifs. Dans le paragraphe précédent on a vu qu'on ne pouvait pas comparer de façon précise les données relevées sous l'Ancien Régime avec les données modernes, lesquelles relevées sur une durée de plus de trente ans auraient fourni des moyennes significatives. On ne peut donc utiliser que les données recueillies au cours de l'enquête. L'étude du fichier a permis de se rendre compte que dans un tiers des villes seulement on dépassait une durée totale d'observa-

1. A. ANGOT a décomposé ses stations en quatre sous-groupes : France sans Côte d'Azur (Parc Saint-Maur, Nantes, Genève, Clermont-Ferrand, Lyon, Saint-Martin-de-Hinx). Méditerranée (Nice, Marseille, Perpignan), stations d'altitude (Tour Eiffel, Säntis Sonnblick, Puy de Dôme, Pic du Midi) et stations européennes (Pavlovsk, Upsal, Aberdeen, Kiev, Valencia, Falmouth).

tion de quatre années et que deux villes dépassaient les douze ans. On a donc 4 à 12 relevés pour fixer les différentes moyennes mensuelles de ces villes appelées importantes. Les études historiques effectuées sur les dernières années de l'Ancien Régime nous indiquent d'autre part des conditions climatiques extrémales pour certaines années : hivers froids, sécheresse, etc. On se trouve donc en face de moyennes obtenues à l'aide d'un nombre très petit d'observations et d'écarts à la moyenne pouvant, eux, être très importants. Ainsi, même si une théorie existait, elle serait très difficile à appliquer à chaque ville prise isolément.

Mais si on considère les interactions d'une ville sur une autre le problème se présente différemment. On ne définit pas le climat pour un point particulier, mais pour toute une région, voire même la France entière. Toutefois le climat, donc ses composantes comme la température, dépend d'un nombre si élevé de variables que l'on ne peut *a priori* trouver deux endroits admettant le même climat. On ne peut que chercher des ressemblances et le facteur proximité jouant un rôle important, étudier en premier lieu l'évolution de la température dans les villes voisines. Nous avons choisi Paris, Montmorency et Chartres, pour chercher comment se traduit cette ressemblance climatique.

a) Exemple : Étude de l'évolution de la température à Montmorency, en comparaison avec celles de Chartres et de Paris.

Les différents relevés quotidiens de température forment les données de base permettant de suivre l'évolution de la température dans un endroit déter-

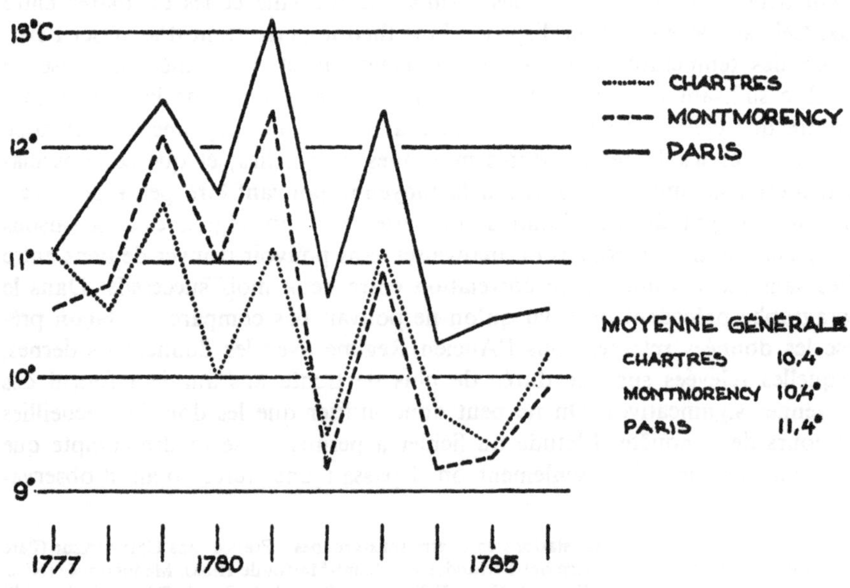

FIG. 5. — Évolution de la température moyenne annuelle.

miné. Mais c'est aussi à ce niveau qu'il est le plus difficile de comparer plusieurs stations : le temps est l'aspect que prend localement une perturbation climatique qui se déplace à la fois dans l'espace et le temps. La moyenne prise sur un intervalle de temps assez grand permettra en même temps de tenir compte de la succession de ces phénomènes passagers et d'éliminer l'influence des petites fluctuations aléatoires qui se contredisent l'une l'autre. Cette donnée sera la température moyenne mensuelle. Celle-ci représente le résumé d'un douzième du cycle annuel des températures, lui-même résumé à l'aide de la température moyenne annuelle.

On observe ce cycle sur dix années. La tendance générale pour chaque station peut alors être définie à l'aide de deux courbes. La courbe de l'évolution de la Température moyenne annuelle (fig. 5) indique la variation d'une année par rapport à une autre et la courbe des moyennes des moyennes mensuelles (fig. 6) montre les caractéristiques générales du cycle annuel.

On remarque une évolution parallèle pour les trois villes : les années chaudes et les années froides correspondent, Paris étant la ville la plus chaude, un degré en moyenne en plus que pour Montmorency et Chartres. La seconde courbe montre que cela provient surtout de l'été, où la différence peut atteindre deux degrés pour certains mois. Elle montre également que les températures se rapprochent au printemps et en automne, que le mois le plus froid est le même, janvier, pour les trois villes. Paris et Chartres admettent juillet comme mois le plus chaud, tandis que août l'est pour Montmorency.

On a trouvé ainsi les tendances générales de l'évolution de la température pour ces trois villes. Mais cette stabilité n'est qu'apparente : en composant ces deux courbes on ne retrouve pas la température instantanée. A Montmorency par exemple la température moyenne annuelle de 1785 est de un degré au-dessous de la moyenne, toutefois la température du mois de janvier est de un degré au-dessus et celle du mois de mars de deux degrés en dessous des moyennes correspondantes à ces mois.

On cherche donc à définir une proximité entre les courbes des températures moyennes mensuelles de ces trois villes. Elles admettent des tracés analogues pour les années 1778, 1780, 1781, 1782, 1786 [1] et qui diffèrent pour les autres années. Comment évaluer ces analogies et ces différences ? Il faut d'abord éliminer les constantes de la température, donc la tendance générale. On va ainsi considérer les écarts de ces nombres à la moyenne des températures moyennes mensuelles (fig. 7). La proximité générale peut alors se définir à l'aide d'un coefficient de corrélation : Montmorency fait avec Paris 0,85 et avec Chartres 0,77. La donnée à étudier sera le triplet mensuel des écarts. Les éléments du triplet, donc les écarts, sont par construction soit positifs, soit

1. Le graphique original de l'auteur n'a pu être reproduit. On pourra suivre l'évolution des températures moyennes mensuelles de Paris, Montmorency et Chartres (pour quatre mois d' « hiver » et cinq mois d' « été ») dans E. Le Roy Ladurie et J.-P. Desaive, *Le climat de la France...*, graphique *supra*, p. 39.

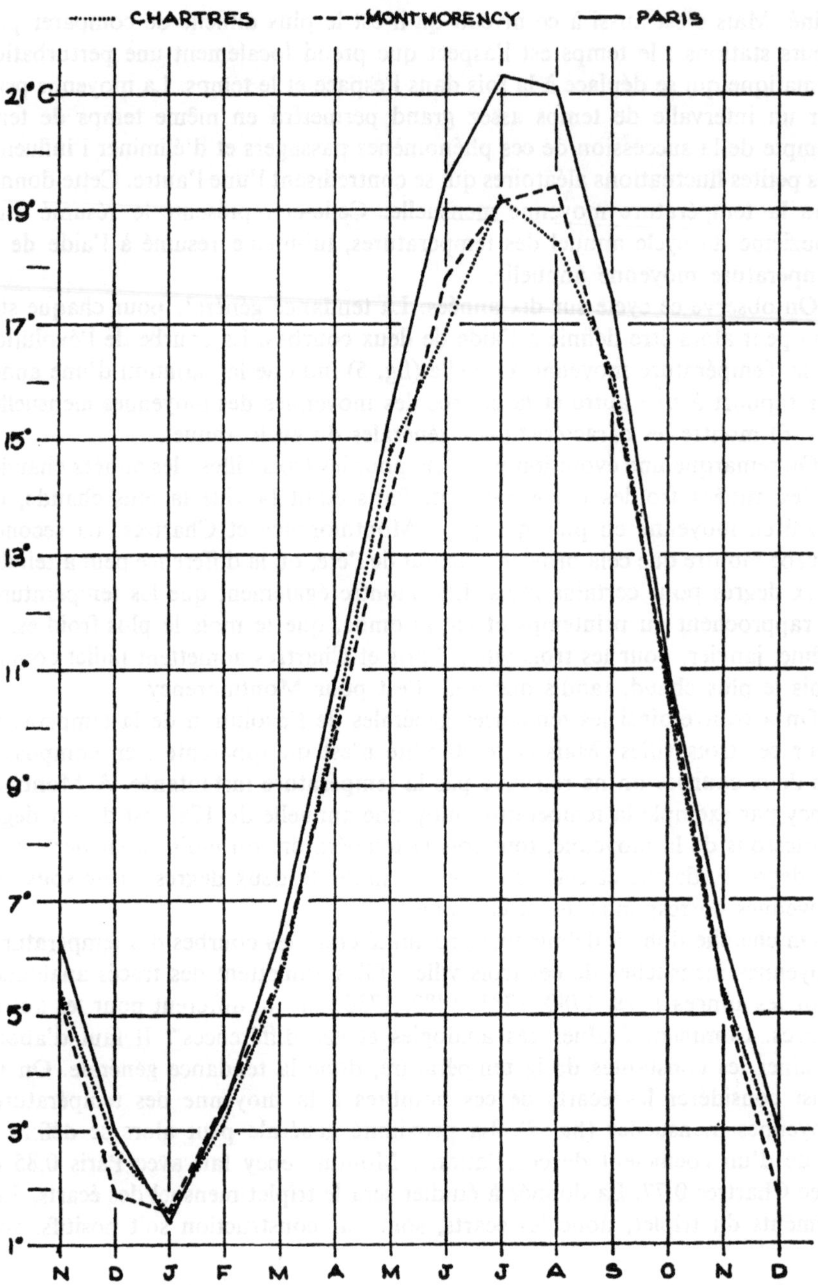

FIG. 6. — **Moyennes des températures moyennes mensuelles (période 1777-1786).**

négatifs, leurs sommes pour chaque mois et chaque ville étant nulles. On peut donc apprécier leur grandeur et leur sens.

Pour la grandeur, il s'agit de comparer un des écarts aux deux autres : on peut considérer la plus grande différence des trois écarts pris deux à deux entre eux. On obtient ainsi 32 fois des écarts distants d'au plus 0°,50 Réaumur en valeur absolue, 37 fois distants de 0°,5 à 1°, 36 fois de 1° à 2°, 8 fois de 2° à 3°, etc., le tout sur 120 observations, la différence la plus élevée étant ici de 5°,5. Il apparaît que plus de 50 fois sur 100 la différence entre les écarts est inférieure à 1 degré Réaumur, mais que cette différence peut être cinq fois plus élevée, donc on ne peut définir une limite à partir de laquelle un écart serait trop important.

Considérons alors les signes des éléments de chaque triplet. S'il y a influence du climat d'une ville sur celui d'une autre la variation de la température en dessous ou au-dessus de sa moyenne en un endroit doit apparaître plus loin. On doit donc observer si les signes sont les mêmes. Or, sur 120 observations, on retrouve 88 fois les mêmes signes à l'intérieur du triplet. Quand dans un triplet un écart admet un signe différent des deux autres alors plus de 80 % des fois celui-ci est inférieur en valeur absolue à 1° Réaumur.

On a vu qu'un faible écart autour de la moyenne n'était pas significatif puisque par exemple une année froide n'entraîne pas que des mois froids. Cela peut aussi s'expliquer à l'aide de l'auto-corrélation qui existe entre deux mois successifs : il faut alors observer la variation des écarts d'un mois à l'autre. Le fait que cette variation se fasse dans le même sens rend moins significative la différence des signes des écarts. Si on observe alors les signes du triplet des variations des écarts d'un mois à l'autre, il apparaît que sur les 32 fois où les signes des écarts sont différents, les signes de variation des écarts le sont dix fois aussi. C'est un chiffre encore trop élevé pour permettre d'en déduire une anomalie. Considérons alors ces dix derniers cas. Ils se divisent en deux groupes : le premier comprend les triplets où le signe différent n'est pas l'apanage de la même ville quand on passe de la considération de l'écart à celle de la variation d'écart. En même temps l'écart de signe différent n'est pas très élevé. Dans le second groupe qui rassemble les triplets de juin 1777, juillet et novembre 1780 et octobre 1784, une ville tranche nettement par rapport aux deux autres : les deux signes sont contraires et la différence des écarts est assez élevée. Pour juin 1778 par exemple, les écarts sont respectivement 3,4, — 2,1 et — 1,3 pour Montmorency, Paris et Chartres, donc une différence d'écart maximale de 5°,5 Réaumur. Ici se particularise donc Montmorency, ce qu'il fait aussi pour juillet 1780 et octobre 1784, Chartres le faisant pour novembre 1780.

On peut considérer le relevé du mois de juin 1777 comme une anomalie : écarts de sens contraire et très importants, ceux du mois précédent n'étant pas significatifs. On retrouve cela également dans la courbe des températures moyennes mensuelles. Il peut s'agir soit d'une température exceptionnelle,

		1777	1778	1779	1780	1781	1782	1783	1784	1785	1786
Janvier	P*	— 0,4 —	— 0,9 +	— 2,2 —	— 2,1 —	— 0,2 +	1,5 —	2,1 +	— 2,8 —	1,4 +	1,2 +
	M*	— 0,8 —	— 0,2 +	— 2,5 —	— 1,6 —	0,5 +	2 —	3,7 +	— 3,6 —	1,1 +	1,6 +
	C*	— 1,3	— 0,5 +	— 3,5 —	— 2,3 —	0,6 +	2,2 +	3,3 +	— 2,4 —	1,9 +	1,9 +
Février	P*	— 0,1 +	— 0,6 +	2,6 +	— 0,8 +	2 +	— 2,1 —	2,2 +	— 2,3 +	— 1,9 —	0,7 —
	M*	— 0,1 +	— 0,7 —	3,3 +	— 0,9 +	2,2 +	— 2,2 —	2,2 —	— 1,8 +	— 2,1 —	0,3 —
	C*	0,7 +	— 1,3 —	+ 2,5 +	— 0,5 +	+ 1,6 +	— 1,4 —	+ 1,4 —	— 2,3 +	— 2,2 —	1,5 —
Mars	P*	2,5 +	— 0,1 +	1,8 —	2,8 +	1,8 —	0,3 +	— 0,7 —	— 2,2 +	— 3,5 —	— 2,4 —
	M*	0,9 +	0,2 +	2,3 —	2,9 +	2,4 +	0,1 +	— 0,7 —	— 2,2 —	— 3,5 —	— 2,3 —
	C*	2,7 +	— 0,3 +	1,7 —	2,1 +	1,8 +	— 0,1 +	— 0,9 —	— 1 +	— 3,4 —	— 2,4 —
Avril	P*	— 0,9 —	0,5 +	2 +	— 1,6 —	2 +	— 1,2 —	1,9 +	— 1,4 +	— 1,6 +	0,7 +
	M*	— 1,5 —	1 —	1,4 —	— 1,5 —	1,5 —	— 1,6 —	1,5 +	— 2,2 +	— 1,2 +	0,5 +
	C*	0,3 —	1,4 +	2,1 +	— 1,9 —	1,7 —	— 1,9 —	1,5 +	— 2,3 —	— 1,2 +	0,6 +
Mai	P*	— 1,7 —	— 0,1 —	— 0,6 —	0,5 +	1,8 —	— 2,2 —	0,7 —	2,8 +	— 0,9 +	— 0,6 —
	M*	— 1,1 +	0,3 —	0,6 —	1,6 +	2,3 +	— 2,7 —	— 1,4 —	1,7 +	— 1,2 +	— 0,4 —
	C*	— 0,5 —	— 0,6 —	— 0,1 —	0,1 +	0,4 —	— 2,5 —	— 2,1 —	5,3 +	— 0,1 +	0,1 +
Juin	P*	— 2,1 —	0,0 +	— 2,3 —	0,3 —	1,9 +	0,8 +	1,3 +	— 0,1 —	— 0,5 +	0,5 +
	M*	3,4 +	— 0,4 —	— 0,5 —	0,1 —	0,8 —	0,2 +	— 1,4 +	— 1,3 —	— 1,5 —	0,2 +
	C*	— 1,3 —	— 0,3 +	— 1,1 —	0,2 +	— 0,1 —	2,1 +	0,1 +	0,9 —	— 2,8 —	2,5 +

		1777	1778	1779	1780	1781	1782	1783	1784	1785	1786
Juillet	P*	— 2 +	1,7 +	— 0,1 +	— 0,5 —	0,6 —	0,4 —	3,5 +	— 0,9 —	— 0,7 —	— 2,1 —
	M*	— 0,8 —	+ 0,9 +	+ 0,6 +	0,6 +	1,1 +	— 0,3 —	+ 1,9 +	— 1,0 +	— 1,0 +	— 2 —
	C*	1,6 +	0,1 +	— 0,9 +	— 0,8 —	— 0,8 —	1,1 —	2 +	— 0,8 —	— 0,3 +	— 1,4 —
Août	P*	0,6 +	0,8 —	0,7 +	4,7 +	0,8 +	— 2,2 —	0,7 —	— 2,3 —	— 2,5 —	— 1,6 +
	M*	— 0,4 +	0,5 —	1,2 +	2,8 +	0,9 —	— 3 —	— 0,0 —	— 2,4 —	— 2,4 —	+ 2,2 +
	C*	2,4+	0,6 +	— 0,6 +	2 +	— 0,1 +	— 2 —	0,3 —	— 1,6 —	— 0,9 —	0,1 +
Septembre	P*	0,4 —	— 1,5 —	0,6 —	— 0,1 —	1 +	— 0,3 +	0,0 —	1,1 +	0,5 +	— 1,7 —
	M*	0,4 +	— 1,7 —	1,7 +	0,9 —	0,7 —	— 0,6 +	— 0,8 —	1,1 +	0,2 +	— 1,8 —
	C*	1,3 —	— 2,4 —	0,5 +	— 0,4 —	— 0,2 —	— 0,6 +	0,0 —	1,4 +	1,6 +	— 1,3 —
Octobre	P*	0,3 —	— 1 +	2,5 +	0,9 +	— 0,0 —	— 1,2 —	1,3 +	— 2,1 —	0,5 —	— 1,1 +
	M*	0,5 +	— 1 +	2,4 +	1,3 +	0,3 —	— 1,8 —	0,1 +	1,1 +	— 0,4 —	— 2,6 —
	C*	1,4 +	— 1,2 +	5,8 +	— 0,1 +	— 0,8 —	— 1,7 —	1 +	— 1,7 —	— 0,6 —	— 2,4 —
Novembre	P*	1,2 +	2 +	1,2 —	— 0,7 —	0,6 +	— 2,9 —	1 —	+ 0,9 +	— 0,3 —	— 3,1 —
	M*	1 +	1,1 +	1,6 —	— 0,1 —	0,5 +	— 2,6 —	0,7 +	0,5 —	— 0,5 —	— 2,1 +
	C*	0,7 —	1,6 +	0,9 —	0,3 +	0,3 +	— 3,7 —	1,1 +	0,6 +	— 0,7 —	— 1,2 +
Décembre	P*	— 1,3 —	2,3 +	2,7 +	— 2,3 —	3 +	0,2 +	— 2,5 —	— 1,8 —	— 0,3 —	
	M*	— 1,6 —	2,5 +	3,3 +	— 1,8 —	2,4 +	— 0,2 +	— 2,6 —	— 2,2 —	— 0,4 +	
	C*	— 0,8 —	2,1 +	3,5 +	— 2 —	2,1 +	— 0,3 +	— 1 —	— 2,5 —	— 0,8 —	

* P = Paris, M = Montmorency, C = Chartres.

Fig. 7. — Écarts de la température moyenne mensuelle à sa moyenne pour chaque mois prise sur la période de 1777 à 1786 et signe de la variation des écarts d'un mois à son précédent pour les villes de Paris, Montmorency et Chartres.

soit d'un mauvais relevé de l'observateur. Pour s'en rendre compte, il faudra faire davantage de comparaisons avec d'autres villes.

Finalement il apparaît que les villes de Montmorency, Chartres et Paris possèdent des climats voisins, ce que l'on peut déceler en faisant un calcul de corrélation sur la température. Ceci établi, on peut rechercher si les mesures relevées sont bonnes ou non. Pour cela on ne peut pas s'appuyer sur la grandeur des écarts, mais on peut considérer la combinaison des signes : écarts et variations d'écarts. Si celle-ci est différente de celles établies pour les autres villes, on peut conclure à une anomalie qui souvent doit provenir de l'observateur.

b) Tests d'erreurs.

On va donc supposer que pour chaque ville I (I ε EVI : ensemble des villes importantes, qui seront les seules à être testées) il existe un ensemble de villes A (I) qui présentent chacune une évolution voisine de la température, c'est-à-dire où, soit les écarts de la température à sa moyenne, soit les variations de l'écart d'un mois à l'autre sont de même sens.

Étant donné I, comment former A (I). La localisation géographique voisine de Chartres, Montmorency et Paris s'est traduite par un coefficient de corrélation, calculé sur l'écart, élevé (autour de 0,80). Inversement si la corrélation entre deux villes est élevée, elles suivront une même évolution de la température. Il suffirait donc de calculer la corrélation de I avec toutes les autres villes et ne garder que les villes où ce coefficient est élevé. Toutefois on peut prévoir que la plupart des villes non importantes, du fait de leur faible total d'observations, auront un coefficient de corrélation faible avec I. Finalement I sera corrélé avec un ensemble de villes B (I) comprenant toutes les autres villes importantes et les villes non importantes de son groupe : A (I) ⊂ (B (I) est tel que le coefficient de corrélation (I, J), J ε A (I) est supérieur à 0,7.

Le coefficient de corrélation ρ (I, J) est calculé sur les écarts de la température moyenne mensuelle d'un mois à sa moyenne prise sur toutes les années où il y a eu une observation ce mois-là à la fois dans les deux stations. Donc si :

m est le mois,
a est l'année,
n (m,I,J) le nombre d'années où la température a été observée à la fois pour I et J,
T (m,a,I) la température moyenne mensuelle dans la ville I, alors les écarts valent :

$$E(m, a, I) = \left[T(m, a, I) - \frac{1}{n(m, I, J)} \sum_{t=1}^{ANN} T(m, t, I) \right] \times \Delta(m, a, I, J)$$

$$E(m, a, J) = \left[T(m, a, J) - \frac{1}{n(m, I, J)} \sum_{t=1}^{ANN} T(m, t, J) \right] x \, \Delta(m, a, I, J)$$

où ANN est le nombre total d'années de l'enquête et :
$\Delta(m, a, I, J) = 1$ s'il y a en observation à la fois dans I et J pour le couple (mois m, année a),
$= O$ sinon;

Le coefficient de corrélation s'exprime alors sous la forme :

$$\rho(I, J) = \sum_{m=1}^{MO} \sum_{a=1}^{ANN} E(m, a, I) \, x \, E(m, a, J) \Bigg/ \left[\sum_{m=1}^{MO} \sum_{a=1}^{ANN} E(m, a, I)^2 \, x \sum_{m=1}^{MO} \sum_{a=1}^{ANN} E(m, a, J)^2 \right]^{\frac{1}{2}}$$

où MO est le nombre de mois dans l'année.

Entre I et les villes de A (I) le coefficient de corrélation $\rho(I,J)$, $J \varepsilon A(I)$ est donc supérieur à 0,7 et normalement, soit les écarts E(m, a, I) et E (m, a, J) sont de même sens, soit la variation d'écart se produit dans le même sens.

En appelant $s = m + (a - 1) \times ANN$ le rang de l'observation depuis le début de l'enquête, nous pouvons transformer nos notations et les écarts deviennent

$$F(s, I) = E(m, a, I)$$
$$F(s, J) = E(m, a, J)$$

On introduit alors les quantités, $1 \leqslant s \leqslant NO$ ($NO = MO \times ANN$ est le nombre maximal d'observations possibles par ville) :

$ED(s, J) = 1$ si à la fois $F(s, I)$, $F(s, J)$, $F(s - 1, I)$, $F(s - 1, J)$ sont différents de zéro,
$= 0$ sinon,

$EC(s, J) = 1$ si à la fois :
a) $ED(s, J) = 1$
b) $F(s, I)$ et $F(s, J)$ sont de signe contraire, de même que $F(s, I) - F(s - 1, I)$ et $F(s, J) - F(s - 1, J)$

donc que l'on est en dehors des conditions normales explicitées plus haut
$= 0$ sinon.

On effectue le calcul pour toutes les villes de A (I) et on forme :

$$R(s, I) = J \varepsilon A(I) \frac{\Sigma \, EC(s, J)}{\Sigma \, ED(s, J)}$$

qui est le rapport du nombre d'observations de la température dans la ville I qui sortent du cadre de notre hypothèse, au nombre d'observations qui ont pu être testées. Plus ce rapport est élevé, plus l'observation du mois s, T (s, I) se différencie des observations qui ont pu être relevées dans les villes formant A (I).

On dira alors que, dans le cadre de notre hypothèse, si $R(s, I) < 0{,}5$ il y a une probabilité faible, donc non probante de suspecter une erreur pour T (s, I), et si $0{,}5 \leqslant R(s, I) < 0{,}75$ ou si $0{,}75 \leqslant R(s, I) \leqslant 1$ il y a des probabilités moyenne ou forte de suspecter la valeur en question.

On a effectué ainsi un premier contrôle, qui compare les mesures recueillies dans une ville avec celles de villes où la température suit une évolution semblable. Celle-ci est attestée par un coefficient de corrélation, résumé global qui ne révèle pas les irrégularités en petit nombre, et ce contrôle est effectué d'après le signe des écarts : on ne s'occupe pas de la dimension de l'écart, car si dans la ville X, la température est par exemple de 3° en dessous de la moyenne, il n'y a pas de raison que ce soit exactement le cas dans Y. Donc le test peut faire accepter des écarts de plusieurs dizièmes de degrés comme de plusieurs dizaines de degrés, si les autres conditions sont réunies.

On a donc cherché à introduire un second test basé sur la grandeur des températures de I. L'analyse du triplet de villes, Montmorency, Chartres, Paris, a montré que les écarts des températures à la moyenne sont en valeur absolue en dessous d'un certain seuil qui est peu élevé et qu'en même temps la différence de température des mêmes mois pour deux années successives était aussi inférieure à un autre seuil F.

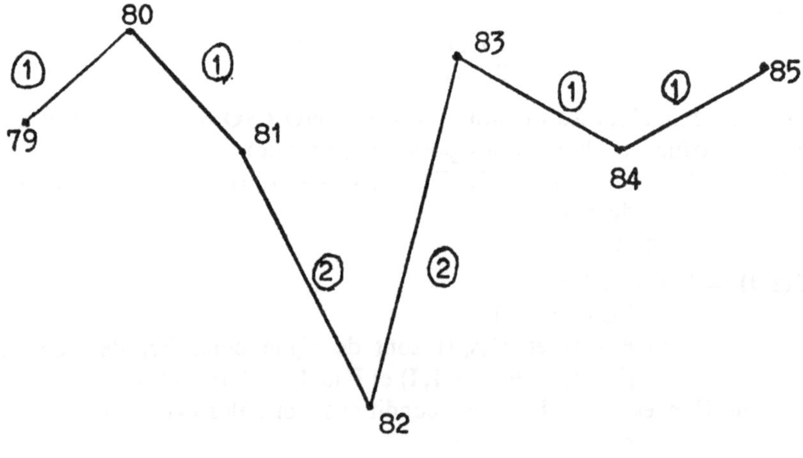

Cas 1 : $T(I) - T(I - 1) > F$
Cas 2 : $T(I) - T(I - 1) < F$
T (I) étant la température du mois fixe m et de l'année I.
T (82) étant encadré par deux cas, 2 est jugé excessif.

T (m, a, I) étant la température moyenne mensuelle dans la ville I pour le mois m et l'année a, le test sera effectué ainsi :

$$|T(m, a, I) - T(m, a-1, I)| > F$$
$$|T(m, a, I) - T(m, a+1, I)| > F$$
$$\Rightarrow T(m, a, I) \quad \text{excessif}$$

c'est-à-dire si l'écart de la température moyenne du mois m et de l'année a à celles du même mois des années précédentes et suivantes est trop élevé en valeur absolue.

c) *Résultats.*

Si on fait une analyse rapide des résultats des deux tests on peut exprimer les remarques suivantes.

Premier test.

Pour effectuer le test, il faut chercher l'ensemble A (I) des villes dont la corrélation avec I est supérieure à 0,7. Si deux villes ont peu de dates communes d'observations il arrive que la corrélation soit très forte et sans signification, car on doit calculer douze moyennes, une par mois, et le calcul d'écart se fait alors sur deux ou trois ou même moins de valeurs, représentant le nombre d'années où ce mois a donné lieu à une observation. On a retranché alors de A (I) les villes à corrélation forte avec I qui ont moins de 30 mois d'observations en commun avec I.

Les corrélations en général sont fortes. Il y a en tout 56 villes importantes et pour Montmorency A (I) comprend 59 éléments dont 4 présentent avec elle une corrélation non significative. Sur ces cinquante cinq villes retenues plus de la moitié (28) ont avec elle une corrélation supérieure à notre limite retenue (0,7) et pour 47 la corrélation est supérieure à 0,5. Nous avons supposé que le voisinage géographique impliquait une corrélation élevée. Cela ne se vérifie pas toujours et, inversement, des villes éloignées ont parfois une corrélation forte avec la ville testée. A Montmorency :

— corrélation forte avec Laon, Paris, Troyes ce qui vérifie notre hypothèse;
— corrélation forte avec La Rochelle (0,87) mais plus faible avec Bordeaux (0,60);
— corrélation forte avec Dunkerque (0,89) mais faible avec Lille (0,55);
— corrélation assez forte (0,75) avec la ville de Vienne en Autriche, voisine de celle avec Chartres (0,77).

Ces contradictions apparentes surviennent certainement d'un nombre pas assez élevé de dates communes d'observations. Toutefois les seuils du test ont été choisis *a priori* assez élevés pour que ces anomalies prévisibles n'entraînent pas d'erreurs.

Les tests d'écarts dont les résultats sont positifs, donc où il apparaît un doute sur la valeur testée, sont peu nombreux. Notre analyse de Montmorency en prévoyait trois après la comparaison avec Chartres et Paris, en la comparant avec toutes les villes retenues, il ne reste que l'observation d'octobre 1784 qui est précédée du signe indiquant une probabilité moyenne d'erreur.

Deuxième test.

Révélant les valeurs extrêmes, il ne fait pas de distinction entre les erreurs de l'observateur et les valeurs dues à des années sortant de l'ordinaire, où il a fait très froid ou très chaud.

Il ne donne donc qu'une indication qu'il faudra vérifier en la comparant, dans le tableau seconde manière, avec les températures des villes et des mois voisins.

Ce test a été effectué pour F = 6°C. Les températures précédées de F (résultat positif du test) ont été vérifiées dans les archives et il y a eu peu de corrections à faire (50 sur un total de plus dc 6 000 données). Ces corrections effectuées, le test n'avait plus qu'une valeur indicative, faisant ressortir les années extrêmes. Comme il se superposait au premier test dans le tableau, on a décidé de la refaire pour une valeur F = 16°, maximum d'écart entre deux années successives pour un même mois, trouvé à Bâle dans l'intervalle de temps 1786-1792. Les valeurs à test positif qui subsistent après ce second passage en ordinateur sont alors vraiment à rejeter.

AUTRES CALCULS ET PRÉSENTATION DÉFINITIVE DES TABLEAUX.

Le problème de départ était de construire des tests pour examiner la validité des températures et imprimer ces dernières sous forme de tableaux. Le test sur les écarts suppose des calculs de corrélations et de moyennes et pour ne pas perdre le bénéfice de ces opérations on a décidé de calculer en plus les moyennes générales trimestrielles et la moyenne générale annuelle.

Dans le premier tableau on fait figurer finalement toutes ces moyennes, moyenne générale annuelle, moyennes générales trimestrielles et moyennes générales mensuelles et les corrections de température s'il y a lieu, comme il a été précisé dans le paragraphe qui traite de cette question. L'élément de base est la température moyenne mensuelle, accompagnée par le résultat final des tests, et l'écart de celle-ci à la moyenne générale mensuelle correspondante. Dans une annexe à ce tableau on imprime toutes les villes de A (I), accompagnées de la corrélation et le nombre commun de mois d'observation avec la ville testée I (annexe 7).

Le second tableau ne donne pas lieu à des calculs, seulement au rangement des données du premier tableau, l'élément de base étant alors la température moyenne mensuelle accompagnée du résultat correspondant des tests, une colonne étant réservée aux corrections de température s'il y a lieu (annexe 5).

3. Les problèmes posés par le traitement des autres données.

Les données restantes n'ont pas subi de contrôle statistique et ont été imprimées sous forme de tableaux « seconde manière ». Les données ont été séparées en deux. D'un côté la « pression », élément numérique précis, a obtenu son propre tableau. D'autre part, on a regroupé les trois données alphanumériques, « direction des vents », « nombre de jours de pluie » et « appréciations qualitatives sur le temps du mois », avec une quatrième, « écarts de la température moyenne mensuelle à sa moyenne » pour former le dernier tableau. Cette séparation a deux raisons : un seul tableau regroupant la pression et les autres données devenait illisible, et si les données alphanumériques définissent un résumé global du temps du mois, la pression, dépendant trop de la localisation (en plein air, en ville, en bas ou en haut d'une colline, etc.) donne une indication plus difficile à apprécier.

PRESSION (PROGRAMME PRES).

Comme nous l'avons vu lors de l'étude d'une fiche la pression relevée sous forme de trois quantités (pouces, lignes et 1/12 de ligne) s'exprime sous forme de deux quantités, l'élément principal étant la pression en millibars et l'autre l'indication de l'absence ou de la présence de l'observation de la température sous forme d'un astérisque ou d'un blanc. Nous avons 6 909 observations de la pression, donc davantage que pour la température (6 422) et il arrive parfois que les deux observations ne sont pas faites en même temps : dans notre extrait de tableau (annexe 4) on dénombre la présence de 67 fiches mensuelles dont 6 sans observations de la température comme de la pression, et trois autres où l'on a la pression sans connaître la température.

L'observation de la pression a été définie par Vicq d'Azyr de la même manière draconnienne que celle de la température [1]. Nous aurions donc pu faire la même étude que celle faite pour la température, mais cette donnée est moins parlante, représente moins le climat d'un lieu et les erreurs qui s'introduisent sont en plus grand nombre que pour la température. Il y a entre autres les erreurs venant de la difficulté de réglage et de lecture du baromètre, erreur pouvant être importante pour un non-scientifique, et celles s'introduisant lors d'une erreur sur la température se répercutant sur la pression lors de la réduction de cette dernière au niveau de la mer.

Cette dernière erreur peut être évaluée sous forme d'erreur relative à partir de la formule :

$$P = PR \times \frac{60\,[TM + (ALT/400) + 269] + ALT}{60\,[TM + (ALT/400) + 269] - ALT}$$

En introduisant la dérivée logarithmique, on obtient l'erreur relative due à la température :

$$\Delta TM \frac{2\,ALT \times 60}{60\,(TM + (ALT/400) + 269) + ALT} \times \frac{1}{60\,(TM + ALT/400 + 269) - ALT}$$

ce qui donne si on prend l'exemple suivant :

$$ALT = 400 \text{ m}$$

$$TM = 30°C$$

$$\Delta TM \times \frac{48\,000}{60^2 \times 300^2 - 400^2} \neq \frac{\Delta TM}{6\,500}$$

1. J. MEYER, *op. cit.*

Un exemple voisin avec TM = 0° C et ALT = 400 → $\frac{\Delta \text{TM}}{5\,000}$

Comme la pression est voisine de 1 000 millibars, une erreur de 1° C sur la température introduit une erreur de moins de 0,2 millibars sur la pression. Comme en général l'altitude est plus faible et que l'erreur sur la température ne peut excéder 5° C, on arriverait au maximum à une erreur de un millibar, négligeable devant les erreurs de réglage et de lecture. On a finalement décidé uniquement de transformer les pressions en mesures modernes et de les imprimer dans des tableaux récapitulatifs mensuels (annexe 4), sous une présentation voisine de celle retenue pour le tableau « seconde manière » de la température.

RÉSUMÉ SUR LE TEMPS DU MOIS (PROGRAMME TEMPE).

Les données restantes sont plus ou moins subjectives. La plus subjective est l' « appréciation sur la température et l'hygrométrie du mois », appelée « TM », qui est la donnée qui dépend le plus de l'observateur car il ne s'aide dans ce cas d'aucun instrument de mesure. Les appréciations sont basées sur les antithèses chaud-froid et sec-humide complétées par des adverbes comme *assez*, *trop*, *un peu*, ainsi qu'on a pu le voir dans le chapitre sur l'étude du fichier, permettant à l'observateur de nuancer son jugement et de le rendre assez précis. Les autres données sont plus scientifiques, pour la « direction principale des vents », appelée « DV », on doit relever la direction des vents dominants du mois, avec la possibilité d'indiquer soit une, soit deux directions, comme par exemple NE ou NE-S. Ceci donne une bonne indication s'il y a vraiment eu une direction privilégiée, mais peut représenter également une moyenne si le vent a soufflé dans tout un secteur de la rose des vents. La donnée « nombre de jours de pluie dans le mois » appelée « JP » ne permet d'apprécier ni la quantité de pluie tombée ni le nombre d'heures pendant lesquelles ce phénomène a eu lieu.

Finalement la donnée la plus subjective est aussi précise, sinon plus que les deux autres données, mais l'imprécision a fait rejeter tout contrôle, même comparatif entre villes voisines. Toutefois la réunion de ces trois données donne un aperçu assez complet du temps du mois, DV et JP complétant et permettant parfois de mieux comprendre l'appréciation TM. Avant la mise au point du thermomètre et des autres instruments de mesure du temps, les relevés météorologiques consistaient en appréciations qualitatives. Ici on dispose des deux mesures de la température et du triplet DV, JP, TM. On a donc réuni ensemble ces données, en prenant pour la température, l'écart de la température moyenne mensuelle à sa moyenne, appelé « EC ». Cette dernière quantité est donc la seule donnée du quadruplet à avoir été contrôlée. Les seuls problèmes qui se sont donc posés ici sont ceux de la codification, traité dans le chapitre « Étude du fichier », et celui de la présentation des résultats. Les données ont été regroupées sous forme rectangulaire, EC et TM sur la ligne supérieure DV et JP en dessous, comme par exemple :

— 0,3 AF S
N NO 10

signifiant, écart de température égal à — 0,3 degré centigrade, vent ayant soufflé principalement du nord et du nord-ouest, 10 jours de pluie dans le mois, le temps ayant été assez froid et sec. Ce quadruplet est souvent incomplet, la donnée la plus observée DV l'a été 7 453 fois et la moins observée TM, 5 012 fois. Il forme en dernier lieu un élément d'un tableau « seconde manière », comme celui défini pour la pression (annexe 6). On pourra ainsi comparer les appréciations des observateurs d'une même région et relever les contradictions apparaissant, s'il y a lieu, quand on passe de l'un à l'autre : les écarts de température étant voisins, les appréciations qualitatives peuvent être opposées.

ANNEXES

Le traitement par ordinateur a nécessité la mise en action de sept programmes différents. On trouvera ici les principales entrées et sorties de ces programmes.

Un premier programme traite les cartes perforées obtenues à partir du fichier écrivant température et pression en unités nouvelles.

Il imprime pour chaque ville les totaux des différentes mesures météorologiques (annexe 1 : cartes « totaux »).

Le programme suivant calcule les corrections de température (annexe 2 : cartes « entrées », annexe 3 : cartes « sorties »).

Un programme différent a été utilisé pour chaque tableau « deuxième manière », que ce soit la pression (annexe 4), la température (annexe 5) ou le résumé sur le temps du mois (annexe 6).

Le programme le plus important traite la température, effectue les tests d'erreurs, et imprime les résultats sous forme de tableaux par ville (annexe 7).

Enfin un dernier programme donne un aperçu global du fichier, en ventilant les données par groupes géographiques (annexe 8).

ANNEXE 1

CARTES « TOTAUX ».

Pour chaque ville on indique l'altitude et le nombre de mois pendant lesquels les différentes mesures météorologiques effectuées dans la ville : pression — température — nombre de jours de pluie — direction principale des vents — appréciation qualitative sur le temps du mois ont été relevées.

L'enquête s'est déroulée sur 17 années (204 mois). Aucune ville n'a été observée pendant tout ce laps de temps. Le fichier comprend 8 300 relevés mensuels pour 172 villes, donc une moyenne de 48 relevés par ville.

Les observateurs n'attachent pas la même importance à chaque donnée, relèvent surtout celles qui leur semblent les plus faciles à observer. Cet ordre n'est pas le même pour tous, certains observent davantage la température, d'autres la pression, etc.

	ALT.	T	P	JP	DV	TM	N° GR.
AGDE (Languedoc)	7	0	0	32	33	32	13
AIX (Provence)	177	15	15	15	15	15	13
ALBE (Montferrat)	172	5	5	5	17	12	5
AMSTERDAM (Hollande)	5	98	98	30	30	13	15
ANCENIS (Anjou)	13	4	4	5	11	9	11
ANGUILLARA (Italie)	— 0	11	11	11	0	0	14
ARGENTAT (Limousin)	188	35	38	52	52	52	6
ARLES (Provence)	9	69	69	69	67	69	13
ARRAS (Artois)	72	169	169	92	179	14	1
AURILLAC (Auvergne)	631	0	2	26	26	2	6
AUXERRE (Bourgogne)	102	18	18	17	18	18	2
AVEYZAC (Nebousan)	680	0	0	0	9	9	12
AVRANCHES (Normandie)	55	11	11	16	20	9	9
BAGDAD (Asie)	35	13	13	9	13	0	14
BAGNÈRES-DE-LUCHON (Comminges)	630	6	6	6	6	6	12
BALERNE (Franche-Comté)	310	17	7	7	0	1	4
BEAUNE (Bourgogne)	218	19	19	19	19	15	4
BEAUPUY (Périgord)	100	0	0	7	7	0	12
BESANÇON (Franche-Comté)	242	77	55	77	77	21	4
BILLOM (Auvergne)	355	0	38	38	39	6	6
BORDEAUX (Guyenne)	5	131	132	132	132	131	12
BOULOGNE-SUR-MER (Boulonnais)	5	6	14	13	13	2	1

	ALT.	T	P	JP	DV	TM	N° GR.
Bourbonne-les-Bains (Champagne)	260	16	27	37	37	3	2
Breda (Hollande)	9	52	49	27	26	1	15
Brest (Bretagne)	34	13	16	12	12	12	10
Briançon (Dauphiné)	1326	0	0	0	0	0	5
Bruxelles (Belgique)	20	45	45	45	45	45	15
Bruyères (Lorraine)	500	18	22	22	22	22	2
Calais (Picardie)	5	8	8	8	8	0	1
Cambrai (Cambrésis)	75	101	112	111	112	24	1
Castelnaudary (Languedoc)	165	8	8	8	8	8	13
Castelsarrasin (Languedoc)	84	17	17	17	17	17	12
Caussade (Quercy)	109	30	30	30	30	27	6
Cavaillon (Provence)	75	24	24	15	36	14	13
Châlons (Champagne)	83	61	64	62	64	63	2
Chambon (Auvergne)	920	0	0	13	21	21	6
Champagnole (Franche-Comté)	538	0	24	24	24	12	4
Chartres (Beauce)	142	120	120	119	120	50	8
Châtellerault (Poitou)	60	0	0	22	24	1	11
Chinon (Touraine)	37	132	132	131	132	132	7
Chioggia (Italie)	5	0	12	12	0	0	14
Clermont-Ferrand (Auvergne)	401	45	61	62	53	15	6
Clisson (Bretagne)	42	0	12	12	12	12	11
Copenhague (Danemark)	20	11	11	11	11	1	14
Crespano (Italie)	300	0	12	12	0	0	14
Cusset (Bourbonnais)	274	33	33	43	43	43	6
D'Aligre (Aunis)	—0	36	36	36	35	3	11
Dax (Gascogne)	12	74	74	86	88	73	12
Dieppe (Normandie)	5	9	9	9	9	0	9
Dijon (Bourgogne)	247	96	99	95	96	84	4
Dunkerque (Flandre)	5	75	75	75	75	33	1
Époisses (Bourgogne)	266	0	45	44	45	45	4
Erlau (Hongrie)	170	10	10	0	0	0	14
Étampes (Ile de France)	90	12	12	24	24	2	8
Fontenay-le-Comte (Poitou)	24	34	33	34	30	31	11
Franeker (Hollande)	1	96	96	95	95	42	15
Gde-Chartreuse (Dauphiné)	977	13	13	24	1	0	5
Gd-Combe (Franche-Comté)	1000	1	57	67	67	60	4
Gray (Franche-Comté)	221	31	31	30	31	20	4
Grenoble (Dauphiné)	214	12	12	12	23	23	5
Guadeloupe (Antilles)	—0	29	29	29	29	29	14
Guise (Picardie)	97	0	0	26	27	26	1
Haguenau (Alsace)	130	140	143	143	142	141	3
La Haye (Hollande)	10	48	48	48	48	13	15
Laigle (Normandie)	209	45	45	50	58	46	9
Laon (Ile de France)	130	50	50	50	50	50	1
La Rochelle (Aunis)	5	54	54	56	56	56	11
La Tremblade (Saintonge)	4	0	12	3	12	4	11
Leyde (Hollande)	1	12	12	0	0	0	15
Les Essarts (Poitou)	100	0	0	32	41	42	11
Leeuwarden (Hollande)	80	36	35	0	0	12	15
Liège (Belgique)	65	12	12	12	12	0	15

	ALT.	T	P	JP	DV	TM	N° GR.
LILLE (Flandre)	21	74	74	156	155	150	1
LONDRES (Angleterre)	26	36	36	0	0	0	14
LONS-LE-SAUNIER (Franche-Comté)	255	73	73	71	73	73	4
LORETTE (Comminges)	280	0	0	19	24	24	12
LUÇON (Poitou)	10	55	55	67	68	10	11
LYON (Lyonnais)	169	19	19	19	19	9	4
MÂCON (Bourgogne)	175	7	7	7	7	0	4
MAESTRICHT (Hollande)	70	9	9	9	9	0	15
MANOSQUE (Provence)	387	60	60	12	60	54	13
MARANS (Aunis)	6	3	3	0	7	0	11
MAROSTICA (Italie)	105	0	12	12	0	0	14
MARSEILLE (Provence)	5	54	55	68	78	65	13
MARTIGUES (Provence)	5	9	9	9	9	9	13
MAUBEUGE (Flandre)	134	0	0	37	37	2	1
MAYENNE (Maine)	124	114	114	113	114	114	11
MEAUX (Ile de France)	52	30	31	5	5	9	8
METZ (Lorraine)	173	84	84	106	108	84	3
MEZIN (Guyenne)	65	0	107	106	107	5	6
MILAN (Italie)	128	12	24	24	12	0	14
MIREBEAU (Poitou)	111	0	0	12	35	1	11
MIRECOURT (Lorraine)	289	36	0	36	36	3	3
MOLSHEIM (Alsace)	200	0	0	12	12	0	3
MONTARGIS (Gâtinais)	88	48	48	71	72	65	7
MONTAUBAN (Languedoc)	87	43	77	74	70	47	12
MONT DAUPHIN (Dauphiné)	1050	63	63	60	62	41	5
MONTDIDIER (Picardie)	97	110	110	108	108	107	1
MONTLOUIS (Roussillon)	1600	76	76	76	75	75	13
MONTLUÇON (Bourbonnais)	207	13	12	17	17	17	6
MONTMORENCY (Ile de France)	130	144	143	143	143	143	8
MONTPELLIER (Languedoc)	50	108	108	108	108	95	13
MORTEAU (Franche-Comté)	772	16	0	4	4	0	4
MULHAUSEN (Alsace)	240	112	112	112	112	112	3
MUR-DE-BARREZ (Rouergue)	800	0	27	26	27	15	6
NANCY (Lorraine)	212	71	71	71	71	24	3
NANTES (Bretagne)	8	86	86	100	98	108	11
NEUCHÂTEL (Suisse)	438	13	13	13	13	13	14
NEUVILLE (Lyonnais)	177	23	23	23	22	23	4
NEW YORK (Amérique du Nord)	10	18	18	18	18	0	14
NIDERBRONN (Alsace)	192	0	0	0	0	0	3
NÎMES (Languedoc)	39	23	23	29	29	24	13
NOZEROY (Franche-Comté)	796	43	43	40	42	41	4
OBERNHEIM (Alsace)	185	42	108	108	108	3	3
OLÉRON (Aunis)	—0	35	35	40	40	19	11
OLORON (Béarn)	220	60	60	60	60	2	12
ORLÉANS (Orléanais)	110	13	13	45	44	45	7
PADOUE (Italie)	33	10	45	43	11	11	14
PARIS (Ile de France)	50	132	132	132	132	130	8
PERPIGNAN (Roussillon)	37	80	76	78	80	14	13
POITIERS (Poitou)	116	132	120	130	132	125	11
PONTARLIER (Franche-Comté)	837	125	96	129	88	23	4
PONTORSON (Normandie)	18	20	20	20	20	2	9

	ALT.	T	P	JP	DV	TM	N° GR.
Port-Louis (Guadeloupe)	5	12	12	12	12	0	14
Provins (Champagne)	92	10	10	0	10	10	8
Ratisbonne (Allemagne)	308	30	30	24	30	0	14
Rethel (Champagne)	74	27	27	27	27	12	1
Rieux (Languedoc)	115	77	82	82	77	41	13
Rodez (Rouergue)	632	42	42	51	51	0	6
Rome (Italie)	40	9	9	14	14	0	14
Rotterdam (Hollande)	10	34	34	34	34	0	15
Rouen (Normandie)	10	94	95	94	94	95	9
Sables-d'Olonne (Poitou)	5	12	12	1	0	0	11
Saint-Brieuc (Bretagne)	99	113	137	125	136	88	10
Saint-Diez (Lorraine)	343	88	97	94	96	95	3
Saint-Domingue (Antilles)	—0	9	9	9	1	9	14
Saint-Genies (Rouergue)	420	0	0	15	15	16	6
Saint-Jean-d'Angély (Saintonge)	30	34	34	31	34	29	11
Saint-Maixant (Poitou)	65	4	4	7	7	7	11
Saint-Malo (Bretagne)	5	80	80	102	102	101	10
Saint-Maurice-le-Girard (Poitou)	50	119	119	121	120	123	11
Saint-Omer (Artois)	21	14	14	14	14	2	9
Saint-Paul-Trois-Châteaux (Dauphiné)	111	50	50	71	73	87	13
Saint-Petersbourg (Russie)	5	14	14	12	12	0	14
Saint-Saturnin (Provence)	422	12	0	17	25	31	13
Saint-Sever Cap (Gascogne)	102	24	24	23	23	12	12
Salon (Provence)	82	12	12	5	5	5	13
Schaffhausen (Suisse)	431	0	0	0	0	0	14
Seurre (Bourgogne)	181	30	30	29	30	30	4
Sévérac-le-Château	750	0	0	0	0	0	6
Soissons (Ile de France)	55	20	21	23	23	23	1
Spanendam (Hollande)	1	24	24	0	0	0	15
Stockholm (Suède)	5	22	0	21	21	0	14
Strasbourg (Alsace)	139	3	51	51	51	0	3
Tarascon (Provence)	9	48	0	47	48	15	13
Tivoli (Saint-Domingue)	—0	13	46	48	47	1	14
Tonneins (Guyenne)	39	19	19	18	18	17	12
Toulon (Provence)	5	32	32	31	32	4	13
Toulouse (Languedoc)	146	26	26	28	29	26	12
Tournus (Bourgogne)	193	106	106	106	105	98	4
Troyes (Champagne)	113	121	122	119	121	120	2
Udine (Italie)	108	0	12	12	0	0	14
Vabres (Rouergue)	310	0	19	19	19	0	6
Vannes (Bretagne)	22	36	32	39	39	38	10
Versailles (Ile de France)	132	12	6	1	11	0	8
Vienne (Autriche)	167	48	36	0	12	0	14
Vienne (Dauphiné)	158	84	84	84	84	2	13
Villefranche (Beaujolais)	191	45	45	98	101	95	4
Vire (Normandie)	134	15	15	15	21	0	9
Viviers (Languedoc)	71	57	57	54	57	6	13
Wassy (Champagne)	170	32	32	44	45	44	2
Zurich (Suisse)	460	12	12	12	12	0	14

ANNEXES 2 ET 3

CARTES « ENTRÉES » DU PROGRAMME DE CALCUL DES CORRECTIONS DE TEMPÉRATURE.

Pour 23 des 172 villes observées avant la Révolution Française, on dispose de résultats modernes de la température sous forme de moyennes des trente dernières années. Pour chacune de ces villes on indique sur une première carte les douze moyennes mensuelles (TM) de la température moyenne quotidienne obtenue en faisant la demi-somme des températures maximales et minimales. Sur une seconde carte se trouvent les moyennes mensuelles (T 21) des températures relevées chaque jour à 21 heures.

ANNEXE 2

LILLE	07301	2.9	2.6	6.4	8.7	12.6	15.1	17.1	17.0	14.8	11.0	6.4	4.7
LILLE	07301	2.5	2.0	5.4	7.5	11.3	13.8	15.5	15.4	13.5	9.8	6.0	4.5
AUXERRE	01102	2.6	2.9	7.6	10.0	13.9	16.7	18.7	18.2	15.8	11.1	6.2	4.6
AUXERRE	01102	2.3	2.6	6.8	9.3	13.1	15.9	17.8	16.9	14.5	9.9	5.7	4.3
NANCY	10603	1.1	1.4	5.8	8.7	12.9	16.1	18.0	17.2	14.7	9.9	5.3	3.3
NANCY	10603	0.7	0.6	4.4	7.4	11.9	15.3	17.1	15.7	12.8	7.9	4.6	2.7
METZ	08903	1.2	1.6	6.2	9.2	13.4	18.4	18.3	17.5	15.0	10.0	5.5	3.3
METZ	08903	1.0	1.1	5.4	8.6	12.8	15.7	17.5	16.4	13.5	8.7	4.8	2.9
STRASBOURG	15403	1.0	1.5	6.4	9.7	14.1	17.2	19.2	18.4	15.5	10.2	5.2	2.9
STRASBOURG	15403	0.6	0.8	5.4	8.6	12.9	16.1	17.8	16.8	13.8	8.5	4.5	2.5
MULHAUSEN	10403	0.5	1.3	6.2	9.0	13.6	16.8	18.9	18.2	15.3	10.2	5.0	2.7
MULHAUSEN	10403	0.2	0.4	5.1	8.1	12.5	15.6	17.5	16.6	13.6	8.3	4.0	1.9
BESANÇON	01904	1.5	2.3	7.1	9.6	13.9	16.8	18.7	18.1	15.8	10.7	5.7	3.6
BESANÇON	01904	1.1	1.8	6.2	8.8	12.6	15.6	17.6	16.1	14.1	9.1	5.0	3.0
DIJON	05004	1.7	2.5	7.3	10.1	14.4	17.3	19.4	18.6	16.1	10.8	5.7	3.6
DIJON	05004	1.3	2.1	6.7	9.8	14.0	17.3	19.0	17.9	15.1	9.7	5.2	3.2
MÂCON	07904	2.0	2.8	7.7	10.2	14.5	17.7	19.3	19.0	16.4	11.1	6.1	3.9
MÂCON	07904	1.6	2.4	7.0	9.6	13.7	16.6	18.8	17.8	15.2	10.0	5.6	3.6
LYON	07804	2.5	3.3	8.2	10.7	15.0	18.3	20.5	19.8	17.1	11.7	6.7	4.6
LYON	07804	2.0	2.8	7.5	10.0	14.2	17.4	19.7	18.7	15.9	10.6	6.2	4.1
CLERMONT-FERRAND	04206	2.5	3.1	7.7	9.7	13.7	16.8	19.0	18.4	15.9	10.9	6.4	4.5
CLERMONT-FERRAND	04206	2.2	2.5	6.7	8.9	13.0	16.2	18.2	17.3	14.8	9.9	5.8	4.2
ORLÉANS	11707	2.9	3.2	7.2	9.4	13.3	16.1	18.1	17.7	15.5	11.1	6.4	4.9
ORLÉANS	11707	2.7	2.9	6.6	9.1	12.9	15.9	17.8	16.9	14.7	10.2	6.0	4.8
PARIS/ORLY	11908	3.0	3.3	7.3	9.9	13.9	16.5	18.5	17.9	15.7	11.2	6.6	5.0
PARIS/ORLY	11908	2.8	3.2	7.1	9.8	13.6	16.3	18.2	17.3	14.9	10.5	6.3	4.9
ROUEN	13209	3.4	3.5	7.1	9.2	13.0	15.5	17.4	17.0	15.1	11.2	6.8	5.4
ROUEN	13209	3.4	3.3	6.5	8.4	12.3	14.8	16.5	16.0	14.1	10.4	6.6	5.4

Brest	02510	6.2	5.7	8.1	9.1	11.8	14.2	15.7	16.0	14.8	12.2	8.9	7.8
Brest	02510	5.8	5.1	7.2	8.0	10.7	13.0	14.4	14.6	13.5	11.2	8.4	7.5
Nantes	10711	5.0	5.2	8.7	10.6	14.0	16.8	18.6	18.2	16.4	12.6	8.1	6.9
Nantes	10711	4.6	4.5	7.9	9.8	13.1	15.9	17.6	17.0	15.0	11.4	7.4	6.5
Bordeaux	02112	5.5	5.8	9.8	11.5	15.0	17.6	19.2	19.3	17.4	13.0	8.5	7.1
Bordeaux	02112	4.8	4.9	8.8	10.5	13.8	16.4	18.0	17.8	15.7	11.5	7.3	6.4
Toulouse-Blag.	15912	4.7	5.2	9.5	11.0	15.1	18.3	20.4	20.4	18.1	13.0	8.3	6.6
Toulouse-Blag.	15912	4.3	4.5	8.7	10.2	14.2	17.6	19.7	19.4	16.8	12.0	7.4	6.1
Perpignan	12013	7.8	7.9	11.7	13.7	17.6	20.8	23.6	23.0	20.7	15.9	11.6	9.6
Perpignan	12013	6.8	7.0	10.8	12.6	16.6	19.9	22.6	21.8	19.5	14.8	10.5	8.9
Montpellier	10213	6.0	6.4	10.0	12.3	16.1	19.6	22.3	21.5	19.0	14.4	10.0	7.9
Montpellier	10213	5.0	5.5	9.4	11.6	15.5	19.1	21.8	20.6	18.0	13.2	8.9	6.9
Nîmes	11213	6.0	6.5	10.3	12.8	16.9	20.5	23.3	22.5	19.8	14.7	9.9	7.7
Nîmes	11213	4.9	5.3	9.0	11.3	15.2	18.9	21.6	20.6	17.8	13.1	8.8	6.8
Marignane	08413	5.8	6.4	10.1	12.4	16.5	20.3	22.9	22.4	19.7	14.8	10.2	7.8
Marignane	08413	4.9	5.7	9.5	12.1	16.0	19.9	22.5	21.8	18.9	13.8	9.3	7.1
Toulon	15813	8.8	8.8	11.1	13.2	16.7	20.1	22.6	22.3	20.5	16.3	12.7	10.5
Toulon	15813	8.3	8.2	10.8	12.7	15.9	19.2	21.5	21.2	19.5	15.5	11.9	9.9

Cartes « sorties » de ce programme.

Avec ces données on calcule la quantité $\frac{TM - T\,21}{3}$, qui représente la quantité à ajouter à la moyenne recueillie sous l'Ancien Régime pour se placer dans les conditions modernes d'observation.

Pour la plupart des villes cette quantité est faible en hiver et forte en été, sauf pour la région méditerranéenne où elle est déjà forte en hiver.

ANNEXE 3

Lille	073 1	.1	.2	.3	.4	.4	.4	.5	.5	.4	.4	.1	.1
Auxerre	011 2	.1	.1	.3	.2	.3	.3	.3	.4	.4	.4	.2	.1
Nancy	106 3	.1	.3	.5	.4	.3	.3	.3	.5	.6	.7	.2	.2
Metz	089 3	.1	.2	.3	.2	.2	.9	.3	.4	.5	.4	.2	.1
Strasbourg	154 3	.1	.2	.3	.4	.4	.4	.5	.5	.6	.6	.2	.1
Mulhausen	104 3	.2	.3	.4	.3	.4	.4	.5	.5	.6	.6	.3	.3
Besançon	019 4	.1	.2	.3	.3	.4	.4	.4	.7	.6	.5	.2	.2
Dijon	050 4	.1	.1	.2	.1	.1	.0	.1	.2	.3	.4	.2	.1
Mâcon	079 4	.1	.1	.2	.2	.3	.4	.2	.4	.4	.4	.2	.1
Lyon	078 4	.2	.2	.2	.2	.3	.3	.3	.4	.4	.4	.2	.2
Clermont-Ferrand	042 6	.1	.2	.3	.3	.2	.2	.3	.4	.4	.3	.2	.1
Orléans	117 7	.1	.1	.2	.1	.1	.1	.1	.3	.3	.3	.1	.0
Paris/Orly	119 8	.1	.0	.1	.0	.1	.1	.1	.2	.3	.2	.1	.0
Rouen	132 9	.0	.1	.2	.3	.2	.2	.3	.3	.3	.3	.1	.0
Brest	02510	.1	.2	.3	.4	.4	.4	.4	.5	.4	.3	.2	.1
Nantes	10711	.1	.2	.3	.3	.3	.3	.3	.4	.5	.4	.2	.1
Bordeaux	02112	.2	.3	.3	.3	.4	.4	.4	.5	.6	.5	.4	.2
Toulouse-Blag.	15912	.1	.2	.3	.3	.3	.2	.2	.3	.4	.3	.3	.2
Perpignan	12013	.3	.3	.3	.4	.3	.3	.3	.4	.4	.4	.4	.2
Montpellier	10213	.3	.3	.2	.2	.2	.2	.2	.3	.3	.4	.4	.3
Nîmes	11213	.4	.4	.4	.5	.6	.5	.6	.6	.7	.5	.4	.3
Marignane	08413	.3	.2	.2	.1	.2	.1	.1	.2	.3	.3	.3	.2
Toulon	15813	.2	.2	.1	.2	.3	.3	.4	.4	.3	.3	.3	.2

ANNEXE 4

PRESSION.

Les pressions transformées en millibars sont réunies pour chaque mois, ville par ville et année par année. Les villes elles-mêmes sont regroupées suivant leur localisation géographique et suivant l'importance numérique du nombre de mois pendant lesquels la pression a été observée.

Une différence a été établie entre le fait qu'aucune donnée météorologique n'avait été recueillie (résultat *******) et le fait que, soit la température, soit le nombre de jours de pluie, etc., avaient été relevés, la pression ne l'étant pas (résultat : — 0,00). Toutes les fois que la température n'a pas été observée, la pression se trouve précédée d'un astérisque. Cela exprime que la pression correspondante n'a pas pu être ramenée au niveau de la mer.

ANNEXE 4

SÉRIES MÉTÉOROLOGIQUES FRANÇAISES ENTRE 1776 ET 1792. PRESSION, MOYENNES MENSUELLES. MOIS DE JANVIER *(Suite)*.

	ND	1776	1777	1778	1779					1785
GROUPE 8										
VILLES IMPORTANTES										
CHARTRES (Beauce)	120	*******	1022.33	1008.50	1028.13	1015.79	1019.88	1007.26	1008.19	1013.76	1000.14
MONTMORENCY (Ile de France)	143	1011.14	1018.45	1014.08	1033.61	1015.97	1023.70	1021.30	1017.36	1017.39	1017.80
PARIS (Ile de France)	132	1009.38	1016.03	1013.77	1029.70	1012.54	1020.05	1018.97	1009.62	1013.57	1015.97
VILLES NON IMPORTANTES										
ÉTAMPES (Ile de France)	12	*******	*******	*******	*******	*******	*******	* -.00	*******	1013.77	*******
MEAUX (Ile de France)	31	*1000.27	1013.50	1010.95	1027.14	*******	1017.26	1013.43	1007.56	*******	*******
PROVINS (Champagne)	10	*******	*******	*******	*******	1012.94	*******	*******	*******	*******	*******
VERSAILLES (Ile de France)	6	*******	*******	*******	*******	*******	*******	*******	*******	*******	*******
GROUPE 9										
VILLES IMPORTANTES										
LAIGLE (Normandie)	45	*******	* -.00	*******	*******	*******	*******	*******	*******	* -.00	*******
ROUEN (Normandie)	95	*******	*******	1004.77	1024.59	1013.06	*******	*******	*******	1013.30	1013.27
VILLES NON IMPORTANTES										
AVRANCHES (Normandie)	11	*******	*******	* -.00	*******	*******	*******	1021.89	*******	*******	*******
DIEPPE (Normandie)	9	*******	*******	*******	1031.23	*******	*******	*******	*******	*******	*******
PONTORSON (Normandie)	20	*******	*******	*******	*******	*******	*******	*******	1003.20	*******	*******
SAINT-OMER (Artois)	14	*******	1012.68	*******	*******	*******	*******	*******	*******	*******	*******
VIRE (Normandie)	15	*******	*******	*******	* -.00	* -.00	*******	*******	*******	*******	*******
GROUPE 10										
VILLES IMPORTANTES										
SAINT-BRIEUC (Bretagne)	137	*******	*******	*1004.53	*1019.57	1020.14	1027.31	1029.55	1020.38	1024.92	1023.23
SAINT-MALO (Bretagne)	80	*******	*******	1008.40	1030.97	*******	*******	1019.68	1009.40	1013.92	1014.16

Les pressions observées sont ramenées au niveau de la mer sauf celles précédées d'un * (température absente).
-.00 : pression non observée ou moyenne non calculée. ******* = aucune donnée observée.
ND : nombre total de pressions observées dans cette ville.

ANNEXE 5

Température.

Ce tableau est du même genre que celui de l'annexe 4 mais concerne les températures moyennes mensuelles, transformées en degrés centigrades. Les valeurs des villes importantes peuvent avoir été contrôlées, elles sont alors précédées d'un signe qui peut être soit un C, indiquant qu'il n'y a pas lieu de douter de la mesure recueillie, soit un astérisque ou un double astérisque, qui n'affirme pas que la mesure est mauvaise mais qu'il existe une probabilité moyenne (0,5) ou forte (0,75) qu'elle soit entachée d'une erreur. L'élément COR représente la quantité, calculée par le programme CORTEM, qu'on doit ajouter à toutes les observations de la même ville pour se retrouver dans les conditions modernes d'observation.

ANNEXE 5

SÉRIES MÉTÉOROLOGIQUES FRANÇAISES ENTRE 1776 ET 1792. TEMPÉRATURE, MOYENNES MENSUELLES. MOIS DE JANVIER *(Suite)*.

	ND	COR	1776	1777	1778	1779	1780	1781	1782	1783	1784	1785	1786	1787
GROUPE 8														
VILLES IMPORTANTES														
CHARTRES (Beauce)	120		****	.1	C 1.0	C –2.7	C –1.3	C 2.4	C 4.4	C 5.6	C –1.4	C 4.0	C 4.0	****
MONTMORENCY (Ile de France)	144		–4.1	C 1.3	C 2.0	C –.9	C .2	C 2.9	C 4.7	C 6.9	C –2.2	C 3.6	C 4.2	C .1
PARIS (Ile de France)	132	.1	–5.2	C 1.6	C 1.0	C –.6	C –.5	C 1.9	C 5.2	C 6.0	C –1.4	C 3.9	C 3.6	****
VILLES NON IMPORTANTES														
ÉTAMPES (Ile de France)	12		****	****	****	****	****	****	.0	****	–.4	****	****	****
MEAUX (Ile de France)	30		.0	1.9	2.7	.9	****	2.7	5.0	7.7	****	****	****	****
PROVINS (Champagne)	10		****	****	****	****	1.3	****	****	****	****	****	****	****
VERSAILLES (Ile de France)	12		****	****	****	****	****	****	****	****	****	****	1.4	****
GROUPE 9														
VILLES IMPORTANTES														
LAIGLE (Normandie)	45		****	.0	****	****	****	****	****	****	.0	****	C 5.0	C 2.9
ROUEN (Normandie)	94	.0	****	****	C .9	C 1.6	C –1.7	****	****	****	C .4	C 5.7	C 6.0	C 2.5
VILLES NON IMPORTANTES														
AVRANCHES (Normandie)	11		****	****	.0	****	****	****	4.1	****	****	****	****	****
DIEPPE (Normandie)	9		****	****	****	1.1	****	****	****	****	****	****	****	****
PONTORSON (Normandie)	20		****	****	****	****	****	****	****	7.1	****	****	****	****
SAINT-OMER (Artois)	14		****	–.2	****	****	****	****	****	****	****	****	****	****
VIRE (Normandie)	15		****	****	****	.0	.0	****	****	****	****	****	****	****
GROUPE 10														
VILLES IMPORTANTES														
SAINT-BRIEUC (Bretagne)	113		****	****	.0	.0	1.5	C 5.6	C 6.7	C 7.6	C –3.0	C 6.3	C 7.1	C 4.8
SAINT-MALO (Bretagne)	80		****	****	C 3.8	C 3.0	****	****	8.5	C 7.5	C 3.2	C 6.6	C 6.6	.0

Les valeurs bonnes et contrôlées sont précédées d'un C. Les valeurs non contrôlables ne sont précédées d'aucun signe, et celles sujettes à caution d'un * ou d'un ** (moyenne ou forte probabilité d'avoir une erreur).

.0 : température non observée ou moyenne non calculée.

ND : nombre total de températures observées dans cette ville.

***** : aucune donnée observée.

F : écart trop grand.

COR : corrections de température.

ANNEXE 6

RÉSUMÉ SUR LE TEMPS DU MOIS.

Ce tableau regroupe ensemble quatre des données météorologiques de base : température sous forme de l'écart à la moyenne, appréciation qualitative sur le temps du mois, direction principale des vents et nombre de jours de pluie, sous la même présentation que pour les tableaux des annexes 4 et 5. Certains quadruplets sont incomplets; pour Orléans manque la température et à Chartres, l'appréciation sur le temps du mois.

Le tableau permet toutefois la comparaison entre une donnée quantitative (la température) et trois autres qui sont plus ou moins qualitatives. Il apparaît une certaine constance dans l'appréciation qualitative sur le temps du mois quand on passe d'un observateur à l'autre : le mois de janvier de l'année 1776 est qualifié de très froid, ceux des années 1782 et 83 sont doux, les autres étant froids tout court. Mais pour chaque observateur les limites sont arbitraires quand il s'agit de passer d'une appréciation à une autre : pour l'observateur de Montmorency, « froid » s'étend de — 3°,8 C à 1°,3 C de part et d'autre de la moyenne et celle de 5°,3 C au-dessus est qualifiée de « douce. »

En réalité on ne peut séparer le quadruplet en ses parties; par exemple à Montargis en 1776, « sec » apparaît avec 13 jours de pluie, tandis que en 1784 « humide » est lié à 8 jours de pluie : mais dans le premier cas il a fait très froid et seulement froid dans le second ce qui permet de faire la synthèse.

Des contradictions réelles semblent apparaître quand on passe d'un observateur à l'autre pour les relevés de la direction principale des vents : pour certaines années ils sont d'accord, quand les vents sont orientés du N. ou N.-E., d'autres fois il peut y avoir interversion comme S. S.-O. et N.-E. N.-O. pouvant provenir d'une confusion origine — direction des vents, et parfois complète contradiction comme en 1781 N.-S. à Chinon et O. à Chartres.

ANNEXE 6

SÉRIES MÉTÉOROLOGIQUES FRANÇAISES ENTRE 1776 ET 1792. MOIS DE JANVIER *(Suite)*.

	NO	1776	1777	1778	1779	1780	1781	1782	1783	1784
GROUPE 7										
VILLES IMPORTANTES										
CHINON (Touraine)	132	–6.4 F H N NE 12	.5 F H E O 14	–1.2 F H N NE 15	–5.5 TF TS NE 3	–1.7 F H N NE 9	2.0 AF H N S 5	3.0 D H SO 15	3.2 D H S SO 18	–1.8 F H NE 9
MONTARGIS (Gâtinais)	48	**** TF S NE 13	**** D H S SO 16	**** ABS. ABS. **	**** ABS. ABS. **	**** ABS. ABS. **	**** ABS. ABS. **	**** ABS. ABS. **	1.8 D H S 15	–1.6 F H S E 8
VILLES NON IMPORTANTES										
ORLÉANS (Orléanais)	13	**** ABS. ABS. **	**** ABS. ABS. **	**** ABS. ABS. **	**** ABS. ABS. **	**** F S E NE 9	**** F H SO 12	**** D H O SO 16	**** ABS. ABS. **	.0 F H NE 12
GROUPE 8										
VILLES IMPORTANTES										
CHARTRES (Beauce)	120	**** ABS. ABS. **	–1.5 S SO 12	–.6 E SO 14	–4.4 NNE 7	–2.9 E 17	.8 O 13	2.8 O 20	4.0 D H O 17	–3.0 F H N NE 17
MONTMORENCY (Ile de France)	144	–5.7 TF H NE 10	–.3 F H NE NO 18	.5 F H NE SO 15	–2.4 F S E 3	–1.3 F H NE N 13	1.3 F H O SO 14	3.2 D H SO 21	5.3 D H SO 18	–3.8 F H NE N 16
PARIS (Ile de France)	132	–6.7 TF H NE 10	.2 F H S SO 14	–.4 F H NE 16	–2.0 F S NE 2	–1.9 F H E NE 10	.5 F H SO NE 8	3.8 D H SO 13	4.6 D H SO 16	–2.8 F H NO 17
VILLES NON IMPORTANTES										
ÉTAMPES (Ile de France)	12	**** ABS. ABS. **	**** ABS. ABS. **	**** ABS. ABS. **	**** ABS. ABS. **	**** ABS. ABS. **	**** ABS. ABS. **	**** D H S N 3	**** ABS. ABS. **	.0 N NE 8

EC : Ecart de la température à sa moyenne.
TM : Appréciations qualitatives sur le temps du mois (température-hygrométrie).
DV : Directions principales des vents.
JP : Nombre de jours de pluie.

EC : **** : Température non observée.
DV : N : Nord, O : Ouest, S : Sud, E : Est.
JPO : Donnée non observée.
TM : Température : F : Froide, C : Chaude. M : Modérée, D : Douce, T : Tempérée,

--- 'Hygrométrie' : S : Sec, H : Humide.
V : Variable, A : Assez, T : Très, P : Un peu,
--- ABS. : Aucune donnée observée.
ND : Nombre total de températures observées dans cette ville.

ANNEXE 7

TEMPÉRATURE — TESTS D'ERREURS.

Ce tableau réunit toutes les températures moyennes mensuelles relevées dans une même ville, ici Montmorency. Il donne les moyennes et les écarts à cette moyenne pour chaque mois de ces températures, les moyennes saisonnières et la moyenne générale annuelle. S'il y a lieu, sur une ligne supplémentaire, se trouveront les corrections à ajouter pour se placer dans les conditions modernes d'observation (*cf.* annexes 2 et 3).

Si cette ville est importante (nombre de données supérieur à 45), elle est corrélée avec toutes les autres villes de son groupe et toutes les villes importantes. Ces villes sont rangées en deux sous-groupes par corrélation décroissante, d'abord les villes qui ont plus de 30 données communes avec la ville considérée, ensuite les autres, dans la seconde partie du tableau.

La corrélation est élevée ($\geqslant$ 0,7) avec les villes de l'Ile de France, naturellement, mais aussi avec celles de Normandie, Bretagne, Alsace, Lorraine, Bourgogne, etc., donc avec celles de la région située au-dessus de la Loire. On tombe entre 0,5 et 0,6 pour les régions méditerranéennes et l'Aquitaine, le minimum de 0,11 étant atteint pour Marseille. Des exceptions apparaissent toutefois : la corrélation avec Lille est faible — celle avec Viviers (Languedoc) est forte, de même qu'avec Vienne en Autriche qui est la ville la plus éloignée de Montmorency.

Le contrôle effectué en comparant les résultats de Montmorency avec ceux de Paris et de Chartres laissait apparaître trois cas douteux : juin 1777, juillet 1780 et octobre 1784. Il ne subsiste que ce dernier relevé, affecté d'une probabilité moyenne d'être entaché d'une erreur quand on effectue la comparaison avec les villes à corrélation importante avec Montmorency, comparaison avec un maximum de 25 villes à la fois, corrélation supérieure à 0,7; toutes les autres observations satisfaisant aux impératifs du contrôle.

ANNEXE 7

SÉRIES MÉTÉOROLOGIQUES FRANÇAISES ENTRE 1776 ET 1792. — TEMPÉRATURE, MOYENNES MENSUELLES ET ÉCARTS DE CES VALEURS A LEUR MOYENNE PRISE POUR CHAQUE MOIS. VILLE DE MONTMORENCY (ILE DE FRANCE); NOMBRE DE DONNÉES, 144. MOYENNE GÉNÉRALE ANNUELLE, 10.4; MOYENNES TRIMESTRIELLES, D.J.F., 2.3; M.A.M., 9.8; J.J.A., 18.7; S.O.N., 10.7.

	JANVIER	FÉVRIER	MARS	AVRIL	MAI	JUIN	JUILLET	AOUT	SEPTEMBRE	OCTOBRE	NOVEMBRE	DÉCEMBRE
MOYENNE DES MOYENNES MENSUELLES	1.5	3.4	5.7	9.8	13.9	17.8	19.1	19.4	15.9	10.9	5.3	1.9
1776	–4.1	c 6.0	c 8.4	c 11.1	c 11.9	c 17.1	c 20.0	c 18.8	c 14.4	c 11.6	c 6.9	c 3.4
ÉCART	–5.7	2.6	2.7	1.3	–2.0	–.6	.9	–.6	–1.5	.7	1.6	1.4
1777	c 1.3	c 2.6	c 6.7	c 8.0	c 12.7	c 22.1	c 18.0	c 19.9	c 16.5	c 11.5	c 7.1	c .6
ÉCART	–.3	–.8	1.1	–1.8	–1.2	4.4	–1.1	.5	.6	.6	1.8	–1.3
1778	c 2.0	c 1.9	c 5.9	c 11.1	c 14.5	c 17.4	c 20.1	c 20.0	c 13.9	c 9.6	c 7.2	c 5.7
ÉCART	.5	–1.5	.2	1.3	.6	–.4	1.0	.6	–2.0	–1.3	1.9	3.8
1779	c –.9	c 6.9	c 8.5	c 12.9	c 14.9	c 16.0	c 19.7	c 20.9	c 18.1	c 13.9	c 7.9	c 6.7
ÉCART	–2.4	3.5	2.8	3.1	1.0	–1.8	.7	1.5	2.3	2.9	2.6	4.8
1780	c .2	c 1.6	c 9.2	c 8.0	c 16.1	c 18.0	c 19.7	c 22.9	c 17.1	c 12.5	c 5.7	c .4
ÉCART	–1.3	–1.8	3.6	–1.8	2.2	.2	.7	3.5	1.3	1.6	.4	–1.6
1781	c 2.9	c 5.5	c 8.6	c 13.0	c 17.0	c 18.9	c 20.4	c 20.5	c 16.9	c 11.3	c 6.5	c 5.6
ÉCART	1.3	2.1	2.9	3.2	3.1	1.1	1.3	1.1	1.0	.3	1.2	3.7
1782	c 4.7	c –.1	c 5.7	c 7.9	c 10.7	c 18.1	c 18.6	c 15.7	c 15.2	c 8.6	c 2.6	c 2.4
ÉCART	3.2	–3.5	.1	–1.9	–3.2	.4	–.5	–3.6	–.6	–2.3	–2.7	.4
1783	c 6.9	c 5.5	c 4.7	c 11.7	c 12.4	c 16.1	c 21.4	c 19.4	c 15.0	c 11.0	c 6.7	c –.6
ÉCART	5.3	2.1	–.9	2.0	–1.5	–1.6	2.3	.0	–.9	.1	1.4	–2.6

1784	c −2.2	c .5	c 2.9	c 7.1	c 16.2	c 16.2	c 17.7	c 16.4	c 17.4	* 12.2	c 6.5	c −.1
ÉCART	−3.8	−2.9	−2.8	−2.7	2.3	−1.5	−1.3	−3.0	1.5	1.3	1.2	−2.1
1785	c 3.6	c .1	c 1.3	c 8.4	c 12.6	c 17.2	c 17.7	c 16.4	c 16.2	c 10.4	c 5.2	c 2.1
ÉCART	2.1	−3.3	−4.4	−1.4	−1.3	−.5	−1.3	−3.0	.4	7.6	−.1	.2
1786	c 4.2	c 3.1	c 2.7	c 10.5	c 13.6	c 18.1	c 16.5	c 22.1	c 13.8	c 7.6	c 3.2	c 3.5
ÉCART	2.7	−.3	−2.9	.7	−.3	.4	−2.6	2.8	−2.1	−3.3	−2.1	1.6
1787	c .1	c 5.1	c 7.6	c 8.9	c 12.6	*****	*****	*****	*****	*****	*****	*****
ÉCART	−1.4	1.7	1.9	−.9	−1.3	****	****	****	****	****	****	****
1788	*****	*****	*****	*****	*****	*****	*****	*****	*****	*****	−2.0	c −6.6
ÉCART	****	****	****	****	****	****	****	****	****	****	−7.3	−8.6
1789	c 1.4	c 5.2	c 1.6	c 8.8	c 15.6	*****	*****	*****	*****	*****	*****	*****
ÉCART	−.2	1.9	−4.1	−1.0	1.7	****	****	****	****	****	****	****
1790	*****	*****	*****	*****	*****	*****	*****	*****	*****	*****	*****	*****
ÉCART	****	****	****	****	****	****	****	****	****	****	****	****
1791	*****	*****	*****	*****	*****	*****	*****	*****	*****	*****	*****	*****
ÉCART	****	****	****	****	****	****	****	****	****	****	****	****
1792	*****	*****	*****	*****	*****	*****	*****	*****	*****	*****	*****	*****
ÉCART	****	****	****	****	****	****	****	****	****	****	****	****

Villes avec lesquelles la corrélation est élevée (ville-nombre de données communes-corrélations).

MEAUX (Ile de France) (30) (.90), DUNKERQUE (Flandre) (58) (.89), LAON (Ile de France) (50) (.87), LA ROCHELLE (Aunis) (53) (.87), MONTDIDIER (Picardie) (48) (.86), PARIS (Ile de France (132) (.85), TROYES (Champagne) (104) (. 83), MULHOUSE (Alsace) (112) (. 83), ST-BRIEUC (Bretagne) (96) (.81), NANCY (Lorraine) (68) (.81), HAGUENAU (Alsace) (93) (.80), TOURNUS (Bourgogne) (47) (.79).

Les valeurs bonnes et contrôlées sont précédées d'un C. Les valeurs non contrôlables ne sont précédées d'aucun signe, et celles sujettes à caution d'un * ou d'un ** (moyenne ou forte probabilité d'avoir une erreur).

-.0 : Température non observée ou moyenne non calculée.

***** : Aucune donnée observée,

F : Écart trop grand.

ANNEXE 7 *(suite)*

Ville de Montmorency (Ile de France).

Coefficients de corrélation (ville-nombre de données communes-corrélation).

MEAUX (Ile de France)	(30)	(.90),	DUNKERQUE (Flandres)	(58)	(.89),
LAON (Ile de France)	(50)	(.87),	LA ROCHELLE (Aunis)	(53)	(.87),
MONTDIDIER (Picardie)	(48)	(.86),	PARIS (Ile de France)	(132)	(.85),
TROYES (Champagne)	(104)	(.83),	MULHOUSE (Alsace)	(112)	(.83),
SAINT-BRIEUC (Bretagne)	(96)	(.81),	NANCY (Lorraine)	(68)	(.81),
HAGUENAU (Alsace)	(93)	(.80),	TOURNUS (Bourgogne)	(47)	(.79),
POITIERS (Poitou)	(132)	(.79),	ARRAS (Artois)	(120)	(.78),
SAINT-MALO (Bretagne)	(80)	(.78),	BESANÇON (Franche-Comté)	(61)	(.77),
BREDA (Hollande)	(52)	(.77),	VIVIERS (Languedoc)	(57)	(.77),
NANTES (Bretagne)	(85)	(.77),	CHARTRES (Beauce)	(120)	(.77),
DIJON (Bourgogne)	(96)	(.76),	VIENNE (Autriche)	(48)	(.75),
SAINT-DIEZ (Lorraine)	(48)	(.75),	FRANEKER (Hollande)	(96)	(.74),
METZ (Lorraine)	(84)	(.73),	SAINT-MAURICE-LE-GIRARD (Poitou)	(119)	(.71),
VIENNE (Dauphiné)	(84)	(.71),	LAIGLE (Normandie)	(31)	(.71),
LA HAYE (Hollande)	(48)	(.69),	CHINON (Touraine)	(132)	(.69),
AMSTERDAM (Hollande)	(98)	(.69),	CAMBRAI (Cambrésis)	(101)	(.68),
ROUEN (Normandie)	(87)	(.66),	CLERMONT-FERRAND (Auvergne)	(44)	(.65),
MAYENNE (Maine)	(54)	(.64),	MONTLOUIS (Roussillon)	(76)	(.63),
ARLES (Provence)	(56)	(.62),	PONTARLIER (Franche-Comté)	(94)	(.62),
BRUXELLES (Belgique)	(45)	(.61),	MONTPELLIER (Languedoc)	(108)	(.61),
BORDEAUX (Guyenne)	(131)	(.60),	SAINT-PAUL-3CH. (Dauphiné)	(49)	(.58),
MONTARGIS (Gâtinais)	(48)	(.57),	RIEUX (Languedoc)	(48)	(.56),
LONS-LE-SAUNIER (Franche-Comté)	(52)	(.56),	LILLE (Flandre)	(54)	(.55),
TARASCON (Provence)	(48)	(.54),	LUÇON (Poitou)	(52)	(.48),
MANOSQUE (Provence)	(60)	(.48),	DAX (Gascogne)	(74)	(.43),
VILLEFRANCHE (Beaujolais)	(45)	(.40),	MONT-DAUPHIN (Dauphiné)	(46)	(.38),
OLÉRON (Béarn)	(60)	(.34),	PERPIGNAN (Roussillon)	(80)	(.26),
MARSEILLE (Provence)	(54)	(.11),	CHALONS (Champagne)	(26)	(.98),
ÉTAMPES (Ile de France)	(12)	(.00),	PROVINS (Champagne)	(10)	(.00),
VERSAILLES (Ile de France)	(12)	(.00),	MONTMORENCY (Ile de France)	(144)	(.00),

ANNEXE 8

Résumé du fichier.

Les différentes données météorologiques ont été comptabilisées pour chaque groupe. Les groupes pour la France sont ceux de la météorologie nationale :

Groupe	*Région*
1	Nord
2	Champagne — Lorraine
3	Alsace
4	Jura — Bourgogne — Lyonnais
5	Alpes
6	Massif Central
7	Berry — Orléanais
8	Ile de France
9	Normandie
10	Bretagne
11	Vendée — Poitou
12	Aquitaine — Pyrénées
13	Languedoc — Provence
14	Étranger, sauf Hollande et Belgique
15	Hollande et Belgique

En mettant à part l'appréciation qualitative sur le temps du mois (T Mois), dans chaque groupe de la France, en moyenne la température a été le moins souvent et la direction des vents le plus souvent observée, avec une différence maximale de 20 % environ, sauf pour le groupe 5 où le nombre d'observations de température est moitié de celui de chacun des autres. Il apparaît une autre différence, celle entre plaine et montagne, la moyenne des relevés des températures par observateur étant très faible en montagne.

Le nombre total de relevés mensuels est de 8 300, la donnée météorologique la plus relevée, la direction principale des vents représente les 90 % de cette quantité. En classant les villes par nombre total d'observations de la température, il apparaît que 30 % des villes ont été observées moins de 12 fois et que seulement 12 % des médecins ont suivi l'enquête sur plus de la moitié de la durée de celle-ci, aucun ne l'ayant effectuée du début à la fin.

ANNEXE 8

PROGRAMME « LISVIL ». SÉRIES MÉTÉOROLOGIQUES FRANÇAISES ENTRE 1776 ET 1792. NOMBRE TOTAL DE DONNÉES RELEVÉES PAR GROUPE.

GROUPE	VILLES NON IMPORTANTES	VILLES IMPORTANTES	TEMP	PRES	JOPL	VENT	TMOIS	TOTAL DES VILLES	MOYENNE PAR OBSERVATEUR DU NOMBRE TOTAL DE TEMPÉRATURES OBSERVÉES PAR GROUPE
1	6	6	640	660	726	814	443	12	53
2	4	2	266	285	301	307	270	6	44
3	5	5	576	666	733	736	462	10	57
4	12	6	728	779	889	850	650	18	40
5	4	1	93	93	101	103	76	5	18
6	13	1	198	409	498	500	219	14	14
7	1	2	193	193	247	248	242	3	64
8	4	3	460	454	424	445	344	7	65
9	5	2	208	209	218	236	154	7	30
10	2	2	242	265	278	289	239	4	60
11	13	6	722	733	822	876	694	19	38
12	9	3	400	435	470	483	364	12	33
13	9	11	898	840	910	999	665	20	45
14	23	1	332	426	358	268	64	24	14
15	6	5	466	462	300	299	126	11	42
TOTAL	116	56	6422	6909	7275	7453	5012		48

Nombre total de villes importantes, 56.
Sup. du nombre de villes importantes par groupe, 11.
Sup. du nombre de villes non importantes par groupe, 13.

Répartition des villes suivant le nombre d'années d'observations de la température.

	1	2	3	4	5	6	7	8	9	10	11	12	13	14	15	16	17	18	19	20
	51	37	19	13	11	6	9	5	5	6	4	4	1	0	1	0	0	0	0	0
CUMUL	51	88	107	120	131	137	146	151	156	162	166	170	171	171	172	172	172	172	172	172

CHAPITRE II

MALADES ET MALADIES A LA FIN DU XVIIIe SIÈCLE *

Par JEAN-PIERRE PETER

Cet article a été publié déjà en 1967. Il présentait le premier aperçu d'un travail qui s'est prolongé trois ans au-delà. Les conclusions d'aujourd'hui ne coïncident pas toutes avec les hypothèses d'alors. Néanmoins, il nous a semblé utile de reproduire ce texte tel quel. Non seulement parce qu'il donne une vue d'ensemble du matériel traité; parce que encore il permettra de comparer les intentions premières avec le point d'arrivée, tel que le second tome de cet ensemble le fera connaître. Une recherche se juge aussi par son histoire; c'est-à-dire par ses hésitations, ses retours, ses ajustements. Hors des résultats (tantôt copieux, tantôt décevants), la démarche suivie et l'évolution des problèmes posés ont en elles-mêmes valeur et signification scientifiques. A ce titre, un texte de ce genre, ne fût-il qu'un moment de la recherche, entre dans la série des éléments qui permettent de la comprendre; — chaînon et témoignage. Isolé, il ne serait plus qu'une scorie; en le faisant suivre bientôt par la publication finale, nous choisissons de faire bouger l'un par l'autre, de rendre à cette recherche sa vibration temporelle et interrogative.

Qui voudrait faire un voyage fantastique, celui-ci ira plonger dans les archives anciennes de la Société Royale de Médecine [1]. Je dis bien un voyage fantastique. Pour le pittoresque, le pathétique, pour le tragique, les archives judiciaires du XIXe siècle sont une voie meilleure. Mais ici, vous entrez dans un monde où, d'abord, la couleur des choses et leur figure sont dites avec des mots qui ne sont plus les nôtres. Hésitation, déjà. Au point qu'on ne distingue plus si la langue seule, hermétique, estompe les objets et les repousse dans je ne sais quelle bizarrerie de contours ou d'essence. Ne serait-ce pas plutôt que la réalité elle-même y refuse toute mesure que nous chercherions à lui appliquer ? Contrée où l'inimaginable croise chaque chemin. L'homme bientôt n'est plus un homme tant prolifère en lui tout ce dont nous sommes susceptibles ou tissus, et qui nous anéantirait si, devenus prudents et armés, nous ne le contenions : le ver insidieux, alors universel, la maladie rongeuse, la faim désespérante qui

* *Annales E.S.C.* 1967, n° 4, juill.-août, pp. 711-751.

1. Académie Nationale de Médecine : Archives de la Société Royale de Médecine, cartons 85 à 201 (nous écrirons S.R.M 85-201).

rend la mère capable de dévorer son propre enfant, comme un défi à la fatalité [1]; l'alliance étroite de l'homme et de la bête, l'un s'astreignant à la résistance de l'autre, si bien qu'il soumet un module de l'équilibre animal (à l'accord de la bête, finalement) le choix du médicament qu'il prendra [2]. Ce creuset de forces incohérentes et de logiques à rebours, cet univers sans police, si par ce mot il faut entendre de préférence la plus subtile des polices, celle par laquelle nous nous contrôlons nous-mêmes, ces hystéries qui font épidémie, ces dérapages de la raison, cette richesse du délire que tout nous conseille aujourd'hui de contraindre et de tranquilliser, — de tout cela la clef est confiée à qui entre dans l'étroit réduit où sommeille, à l'Académie de Médecine, la correspondance reçue par Vicq d'Azyr, de 1774 à 1794 [3].

Il va sans dire qu'au delà de l'impression d'étrange se révèle un territoire bien réel, bien assis, où nous pouvons, semant les repères d'une géodésie inquisitrice, mener notre recherche. Histoire de la santé, des états de santé, de la morbidité, déchiffrement de maladies masquées sous le vocabulaire, géographie de celles-ci, parcours, impact et développement des épidémies, modes de vie et d'hygiène dans les campagnes ou dans les villes, ce sont les tracés et les buts d'un travail qui se poursuit encore, où chaque pas fait découvrir qu'on ne vient que d'entrer. L'avenir dira s'il est possible de faire rendre à ces rayons tout leur miel.

1. Dans un *Mémoire sur une maladie qui a régné à Schlestatt en l'année* 1785, par Lorentz, premier médecin de l'hôpital de Strasbourg (S.R.M. 143 n° 6), nous apprenons l'extrême détresse des pauvres gens et leur grand nombre. Dans certains quartiers, « le même poêle [entendons « un feu »] servait communément à loger deux ou trois familles de manière que 120 pieds carrés [environ 13 m²] de sol étaient quelquefois occupés par 10, 12, jusqu'à 15 individus ». Misère et désespoir en font des victimes de choix. « Je verrai toujours, dit l'observateur, deux malheureux que je trouvai à demi nuds, rongés de leur propre ordure, qui fourmillaient de vers. Je puis bien dire que la maladie fut presque toujours le moindre des maux que j'avais devant les yeux [...] Pour croire toutes ces extrémités, il faut les avoir vues. » Dans cet extrême dénuement et chaque famille voyant sa misère s'accroître par la maladie d'un des siens, les pauvres renoncent à lutter : « je ne vis les plaintes cesser que du moment qu'ils se sentaient malades, parce qu'alors ils espéraient de mourir ». Vingt ans après, à proximité de Sélestat, dans une maison également misérable, une femme « avoue sans émotion, que dans l'extrême besoin où elle se trouvait elle a tué son enfant avec un couperet, et lui a enlevé une cuisse qu'elle a fait cuire [...] Interrogée sur le motif qui l'a portée à commettre une semblable action, elle répond que c'est la misère, et ajoute que Dieu l'a abandonnée ». Ni avant, ni après le crime elle n'a donné le moindre signe de dérangement mental. Cependant, à l'époque du meurtre, elle avait encore, dans sa maison, des légumes et quelques poules. Mais elle était surtout affolée par la misère menaçante et par les cris de l'enfant affamé. Elle déclara d'ailleurs : « qu'elle savait que son action ne pourrait rester cachée, mais qu'elle avait pensé qu'il lui était indifférent de quelle manière elle périrait, puisqu'elle ne pourrait manquer de mourir de misère, surtout depuis que l'inondation, occasionnée par le débordement du Rhin, avait détruit jusqu'à ses dernières espérances ». Reisseisen, « Cas extraordinaire d'infanticide », *Annales de Médecine Politique de Kopp*, 1817, 11ᵉ vol.

2. « [Compte tenu de la mauvaise volonté des paysans à prendre des remèdes], c'est d'après mon expérience que je sais que le parti le plus court et le plus assuré est, sur toutes choses, de leur donner de temps en temps la thériaque, car, comme ils la regardent comme un remède universel pour toutes les maladies de leurs bestiaux, ils imaginent qu'on ne peut leur donner rien de meilleur pour combattre toutes celles qui leur arrivent. » Laservolle, médecin à Montignac, Lettre à Vicq d'Azyr, décembre 1777, S.R.M. 143. (La thériaque est une médecine où la chair de vipère, séchée et pulvérisée, entre parmi une soixantaine d'autres ingrédients.)

3. Le fonds Vicq d'Azyr (Arch. S.R.M.) étant resté au centre de notre recherche, nous n'avons pas moins élargi celle-ci à d'autres sources : sondages dans les archives départementales (Série C, Registres de l'Intendance), Bibliothèques municipales (manuscrits), littérature médicale des XVIIIᵉ et XIXᵉ siècles.

A. HISTOIRE DESCRIPTIVE D'UN DOCUMENT

La Société Royale de Médecine fut fille des Lumières. Une rencontre l'engendra. Dans celle-ci, des deux protagonistes, l'Académie des Sciences fut l'un. En effet, comme la médecine des Facultés était alors, en France, la plus rétrograde d'Europe, les médecins d'un génie moins obscur trouvaient à s'exprimer au sein favorable de cette Compagnie plus novatrice; non sans y puiser le désir, vite devenu projet, d'avoir leur propre académie ou société. Bon nombre d'entre eux étaient chargés de soins aux hôpitaux; médecins moins mondains que les autres. De là, chez eux, deux pentes de l'esprit. Le nombre et l'anonymat des malades, l'exagération des maux que présentaient ceux-ci, excite leur esprit à la recherche. S'ils peuvent atteindre ce but, ce sera, pensent-ils, au moyen d'une observation plus minutieuse, plus positive, sinon — déjà — par l'expérimentation. L'hôpital comme laboratoire : il fait naître le regard scientifique. Mais cette humanité douloureuse qu'ils traitent, aiguise en eux le souci collectif, statistique, social dirait-on de nos jours, de la santé publique. C'est donc par leur intermédiaire que, seconde partie prenante à l'origine de la Société Royale, l'administration se trouve intéressée à ce qui tend vers ses propres buts [1]. La nouvelle compagnie, sous ces doubles auspices, sera le lieu commun, et d'une nouvelle pensée théorique, et d'une tentative avancée de recherche appliquée visant au « Bien public ». D'où le programme à deux étages : « *médecine pratique* » ou « *d'observation* » (doctrine); *enquête sur les épidémies* (application).

En 1776, lorsque nous la prenons à sa fondation, cette anti-faculté que la Faculté scandalisée dénonce aussitôt avec rage, ignore cependant qu'elle porte en son sein les germes d'une mutation définitive de la médecine; la Révolution politique et sociale qui allait survenir, sur ce point également devait jouer le rôle d'accoucheuse. Elle ignorait aussi — elle eût été décontenancée de le savoir — que ce vaste tableau clinique de la France dont elle pensait, au Dix-Août près, tirer une sorte de code des lois qui présidaient à l'apparition et à l'évolution des maladies, que cette enquête, inachevée puis tombée dans l'oubli, ferait le bonheur — et l'effroi — d'historiens qui s'y attaqueraient après bientôt deux siècles écoulés. Mais, paradoxe : si l'on consulte les rapports réguliers que les médecins dits « des épidémies » ont fait pendant tout le XIXe siècle aux préfets, à la Commission d'Hygiène, à l'Académie de Médecine, on voit que le modèle, la méthode, l'esprit, certaines idées aussi, en sont repris de cette

1. Turgot est à l'origine de ce courant. En arrivant au Contrôle Général, il méditait d'organiser un service médical pour le peuple. Pour ce faire, il fallait doter les campagnes de praticiens qui ne fussent pas prisonniers de la scholastique propre aux facultés. Celles-ci montraient d'ailleurs leur hostilité à toute réforme. Aussi Turgot les prend-il à revers en créant, par arrêt du Conseil (29 avril 1776) une Commission de Médecine chargée d'étudier épidémies et épizooties. Elle devient Société Royale sous Necker, ayant pour charge : *a)* d'enquêter sur les épidémies; *b)* de les discuter et interpréter; *c)* de prescrire les méthodes curatives les mieux adaptées. Il s'agit bien d'un corps médical distinct, branché sur le pouvoir et ayant autorité, théoriquement, sur l'ensemble de la profession.

ancienne enquête. La lumière a percé le boisseau. Elle baigne une réalité durable; et le travail de l'historien, avec elle, trouve à s'étendre, homogène, continu, dans le temps. Maladies et états de santé, enfin, ont les supports de leur histoire [1].

Jean Meyer esquisse très pertinemment l'histoire du fonds d'archives dont nous parlons [2]. Qu'il soit permis d'y renvoyer, d'autant que l'auteur, non content de donner une soite d'inventaire sommaire des richesses qui s'y trouvent, trace un tableau vivant de l'effort que ces médecins de province, correspondants de la Société Royale, ont poursuivi, aux prix de mille difficultés et de bien des hésitations. L'afflux inattendu de mémoires précis, les séries détaillées d'observations cliniques et de mesures météorologiques, souvent suivies sur quinze années et plus, témoignent du besoin réel auquel répondait l'appel fait à la compétence de ces hommes. Ils y trouvaient, pour la première fois, l'occasion de forcer l'isolement provincial, de confronter leur expérience, de soigner en ayant enfin, grâce à l'œuvre collective, une connaissance opératoire des liaisons spatiales, des concomitances cosmiques et organiques qui, selon eux, présidaient universellement — et dans le particulier du périmètre où ils exerçaient — à la démarche, aux progrès, aux variations et aux enchaînements des maladies.

Jean Meyer insiste sur le climat scientifique dont l'enquête fut le fruit. « Contrairement à un préjugé communément répandu, écrit-il, les grandes découvertes ne s'expliquent pas nécessairement par une vue nouvelle des problèmes. » Ici, les médecins novateurs, voire précurseurs, s'appuient aussi bien sur d'anciennes idées. Comme la Réforme à la Bible, la médecine qui rénove et qui change, revient en même temps à la lettre d'Hippocrate. Aussi, des hypothèses théoriques dont découle l'enquête, la plus déterminante est celle-ci, qui fait du rythme des saisons, de leurs vicissitudes, l'un des facteurs décisifs de la santé et, plus encore, de la morbidité.

Restait à découvrir comment s'établissait réellement cette corrélation entre climat et maladies : ce fut le but de cette immense somme d'observations proposée puis rassemblée par la Société Royale de Médecine. A ce point, cepen-

1. En fonction de cette continuité nous cherchons à inscrire cette recherche dans une durée plus longue. Des sondages effectués dans quelques dépôts d'archives (Deux-Sèvres, Vienne, Seine-et-Oise entre autres) nous ont convaincu de la richesse fréquente des séries 5 M1 (Santé publique et salubrité), 6 M2 (Maladies épidémiques) et 10 M (Statistique médicale et sanitaire) quand elles existent. De toute façon, il y a là une documentation précieuse qui se suit de façon homogène jusqu'à 1914. L'Académie de Médecine, d'autre part, a poursuivi depuis 1826 ces enquêtes sur les épidémies (Rapports de la Commission des épidémies au ministre de l'Intérieur, tous les cinq ans dans les Mémoires de l'Académie). Par malheur, les documents qui ont servi à les constituer, envoyés de chaque département par les médecins des épidémies, sont actuellement abandonnés dans un local dépendant non des Archives mais du Secrétariat de cette Académie; inaccessibles et, de toute façon, entassés dans le plus grand désordre. On en détruit chaque année une bonne quantité pour faire de la place. Comment sauver ces trésors ?

2. *Cf. supra*, J. Meyer, Introduction, p. 11 et suiv.

dant, l'intention s'est comme pervertie : l'hypothèse, qui commandait la recherche, en a grevé les résultats. L'enquête ne pouvait pas ne pas trouver ce qu'elle cherchait, mais elle ne pouvait trouver que cela, dans la mesure où elle postulait, avant de commencer, la vérité du rapport qu'elle voulait élucider. Elle se boucle sur elle-même. Dès lors, toute la glu fixiste des catégories mentales va contraindre la réalité, l'immobiliser en une structure. La chose vue est quadrillée de classifications, d'opérations et de combinaisons qui renvoient à un champ de savoir irréductible au nôtre. Les leçons de l'enquête en sont-elles compromises ? et ses présupposés font-ils perdre au document toute valeur ? Nous nous le sommes demandé et cet article ne vise au fond qu'à répondre. Du moins, à un certain niveau d'analyse, et pour autant que nos médecins ont relevé scrupuleusement température et pression de l'air, qu'ils ont minutieusement décrit la suite des modifications que la maladie impose au corps, au point de tout noter — y compris ce dont ils ne comprenaient ni la nature, ni la cause —, alors beaucoup de choses restent susceptibles de servir à notre travail. Encore qu'il y ait au départ, pour nous faire achopper, ces instruments météorologiques imparfaits, cette langue médicale dont nous avons perdu les clefs... Tout cela va nous retenir longuement.

Chargé, pour ce qui est de nous, de faire venir au jour, à travers cette source, une archéologie de la morbidité, il a fallu convenir vite que nous risquions, nous égarant dans l'ambiguïté des textes, de n'arriver, sans le savoir, qu'à une géologie de la pensée médicale. Or cette étude-là a déjà été faite et de façon péremptoire [1]; il n'y a pas à y revenir. Notre lot — voyageur qui, pris au labyrinthe dont il cherche le mot, ne doit céder à aucun jeu de ses miroirs — était d'atteindre, au-delà du discours, l'espace libre dont notre document, sous tant de voiles et de réfractions, rend compte cependant; l'espace où se jouèrent, très rigoureusement, très matériellement, sans métaphores et par le jeu scientifiquement traduisible de leurs organes, de leurs cellules, de leurs défenses, la vie, la mort et la souffrance de quelques millions d'hommes.

Cent cinquante médecins environ correspondirent avec Vicq d'Azyr pour ce vaste recensement. Une cinquantaine d'entre eux suivirent l'enquête sur une période dépassant dix années. Mois après mois, ils remplirent des tableaux imprimés à deux parties. Sur la première, ils consignaient les trois lectures quotidiennes du thermomètre, les relevés barométriques, les moyennes mensuelles de ces mesures, l'ensoleillement, l'humidité, les pluies, la direction des vents, leur force, et tous autres météores intéressants. La seconde partie, dite « nosologie », laisse la place aux observations de médecine, et ce tout à fait librement : où l'un nommera brièvement les cinq ou six maladies qu'il a le plus couramment soignées dans le mois, l'autre décrira par une note circonstanciée comment ces

1. M. Foucault, *Naissance de la clinique. Une archéologie du regard médical*, Paris : P.U.F., 1963, XV-216 p.

maladies sont apparues, les symptômes qu'elles revêtaient, leur succession, la gravité des effets, la proportion d'issues funestes, les soins qu'il a donnés. Souvent, le correspondant illustrera son observation en exposant des cas précis touchant tel homme de tel âge dont l'affection a pris telle forme soit exemplaire, soit rare; telle fille, ou femme, ou personne qui a été sauvée ou qui aura succombé. A l'occasion, le médecin consulte les membres de la Société au sujet d'une maladie inhabituelle, voire inconnue, d'un accident exceptionnel ou de toute autre observation digne d'être retenue. Discipline astreignante que celle-ci; et, à la différence du tableau météorologique étalonné dont la disposition même incitait aux mesures ordonnées, cette observation mensuelle de médecine pour laquelle peu de règles étaient prévues obligeait à résumer et à choisir. Plus encore, elle obligeait à fragmenter des cycles continus d'épidémies dont le fait de les rompre chaque mois contredisait l'unité. Cette partie de la tâche, d'apparence commode, a donc posé bien des problèmes aux correspondants.

C'est la raison pour laquelle prolifèrent les annexes. Toutes ces lettres qui doublent les envois ou qui se substituent à eux (« Monsieur, je vous adresse mes observations pour les trois derniers mois de 1782... » — « J'ai différé depuis longtemps de faire parvenir à la Société Royale les tableaux que... », etc.), il n'est pas rare qu'elles contiennent un commentaire pénétrant au fil duquel, à travers les excuses ou les éclaircissements, apparaissent dans leur réalité foisonnante les conditions dans lesquelles travaille le médecin, le milieu social et humain où il exerce au prix de telle ou telle difficulté, soit impuissant, soit débordé, soit insuffisamment secondé. Trop occupé pour remplir ponctuellement des imprimés, il va dans une longue lettre (ou dans un rapport global) synthétiser l'histoire de toute une année de soins, de cas, d'épidémies. Il y a aussi ces fléaux qui s'abattent, ces villages écrasés par la mort, ces troubles mystérieux que rien ne préparait à comprendre, et qu'il a fallu endiguer au hasard. Cela sera l'objet tout trouvé d'un Mémoire particulier de cinq ou vingt ou cinquante pages, d'autant plus opportun qu'il comble un retard des envois [1], et dont on espère qu'il sera lu publiquement en séance de la Société, qu'il obtiendra l'insertion aux annales de la compagnie [2], ou la récompense d'un jeton, d'une médaille, d'un prix peut-être. Voilà rompu l'anonymat où confinait la province.

Ce n'est pas un hasard, par conséquent, si ces écrits dépassent de très loin, en nombre et en valeur, la masse des tableaux météo-nosologiques. Les entourages de l'enquête ont fini par l'emporter sur elle : ils en constituent le fonds le plus précieux. En eux, par eux, la médecine s'affirme comme l'expression d'un monde.

1. « ... Le temps ne m'ayant pas permis de rédiger mes observations nosologiques du dernier trimestre, j'ai l'honneur de vous adresser ci-joint un petit *mémoire* sur une observation assez intéressante pour mériter l'attention des gens de l'art. C'est pourquoi je vous prierai, Monsieur, d'en donner lecture, dans une séance de la Société Royale et prier MM. les praticiens éclairés qui la composent de donner leur avis... », J. Gallot, Lettre à Vicq d'Azyr, 21 novembre 1784, S.R.M. 189

2. *Histoire et Mémoires de la Société Royale de Médecine* pour les années 1776 à 1789, 10 vol., Paris, 1779-An VI.

Cependant, la Société Royale de Médecine tenait à sa définition première de l'enquête. Recevant des observations médicales inégales entre elles, elle décida de les publier chaque année sous la forme d'un *résumé*, au mois le mois, qui ne retiendrait le contenu que des seuls « tableaux ». Le résumé devait, dans l'esprit des éditeurs, suffire à éclairer les relevés météorologiques mensuels imprimés tels quels, en regard. Le rapport maladie-climat apparaîtrait ainsi, croyaient-ils, dans sa rigueur.

Ce sont les éléments statistiques utiles à l'histoire du climat (et commodes puisque imprimés) qui ont intéressé d'abord Emmanuel Le Roy Ladurie. De là procède l'enquête menée sous sa direction par la VIe Section de l'École Pratique des Hautes Études. Chemin faisant, et quitte à mettre en fiches les données climatiques, on fit relever également et coder [1] l'imprimé médical — le résumé de Vicq d'Azyr. Ce fichier nous fut alors confié; bourré d'énigmes et, sous celles-ci, de pièges.

Nous ne pouvions rien espérer en tirer tant que nous n'aurions pas répondu à quelques questions préjudicielles, relatives :

a) *Au traitement dont les documents de base avaient été l'objet pour être publiés en résumé; donc à la valeur de ce résumé;*

b) *Au vocabulaire médical archaïque, à première vue indéchiffrable;*

c) *A l'utilisation complémentaire, en partie ou en totalité, des textes* manuscrits *(tableaux, observations, mémoires, lettres et rapports des médecins), supports virtuels de notre fichier, mais absents de celui-ci;*

d) *Au gauchissement dans l'observation, que le point de vue doctrinal « aériste » (ou « climatiste ») avait fait subir à la réalité morbide que le médecin était censé rapporter.*

Première précaution : un sondage au 1/100e a déterminé si l'imprimé, les résumant, reflétait fidèlement, ou non, les observations mensuelles des correspondants (tableaux manuscrits). Il fallut reconnaître que l'un et l'autre corps de documents n'avaient que peu de points communs. Le filtre interposé entre eux n'avait laissé passer dans la publication qu'un minimum d'informations. Que décider alors ? En premier lieu, il n'y avait qu'à considérer que nous avions, non pas deux formes d'une même source, mais bien deux sources différentes, qu'il faudrait traiter comme telles. L'une, énorme, touchant à cent domaines, serait explorée ou sondée à loisir, peu à peu, par fragments; tandis que l'autre, bien qu'univoque, permettrait pour cette raison même un repérage rapide de la situation, à tâche ensuite d'en préciser les accidents ou les points forts à l'aide du fonds général. En second lieu, et à l'inverse, il fallait convenir que les obscurités du fichier ne seraient résolues (appréciation du résumé; traduction de la nosologie en diagnostics modernes, etc.) qu'en recourant sans cesse à la source primitive, à l'imposante masse de lettres et mémoires. D'où un travail en va-et-vient.

La publication résumée se présente comme une longue liste de maladies,

1. En vue du passage ultérieur en ordinateur.

suivie chronologiquement. Ainsi, pour donner un exemple, nous aurons en décembre 1783 [1] :

Aix : fluxions, rhumes, rhumatismes, vertiges, péripneumonies, petites véroles;

Argentat : rhumes, péripneumonies;

Bordeaux : fièvres intermittentes, fièvres puerpérales, petites véroles;

Brest : rougeoles, fièvres intermittentes, petites véroles;

Chinon : fièvres bilieuses, engorgements de poitrine, fluxions.

... etc.

Nous ferons grâce au lecteur des trois mille cinq cents fiches dont sont tirés ces cinq exemples, pour en venir aux leçons qui se dégagent de la totalité.

1° La publication restreint les observations manuscrites circonstanciées. Elle les ramène à la série sèche des noms de maladies qu'elles contiennent [2].

2° Ce faisant, elle réduit les contenus significatifs. Elle tient pour scories ce qu'on pourrait à bon droit considérer comme l'essentiel.

3° Du moins, parce qu'elle traite les documents, elle en éponge les diversités d'observation et de regard. Elle rend aux données leur homogénéité, et les constitue en un « ensemble » dont chaque article peut être comparé à l'autre.

4° Cependant, elle impose, à son tour, un « regard ». Car ce résumé ne va pas sans *traduction*. Il signale l'emprise d'une école. Certaines appellations sont modifiées, des symptômes prolixes sont regroupés sous le vocable d'une seule entité morbide [3]. Disons que les informations, moulées dans un code propre de terminologie nosologique, s'uniformisent pour notre commodité dans la proportion exacte où, traduites, elles se trouvent gauchies.

5° Les séries publiées sont partielles. Vicq d'Azyr et son équipe, reculant

1. *Histoire et Mémoires de la S.R.M.*, tome V, pour 1783 (1re partie), Paris, 1787, p. 300 et suiv. (tabl. 25). Les tableaux ne sont publiés que pour les années 1776 à 1786 incluse.

2. Arles, septembre 1783, « Observations » (Bret, médecin) : « Les rougeoles ont continué, et c'est surtout dans ce mois qu'il est mort plusieurs enfants, non dans le cours de la rougeole, mais de ses suites, telles que la diarrhée, la dysenterie, ou tenesme, qui étaient accompagnées d'une petite fièvre continue avec redoublement sans frissons. Cette diarrhée mal traitée (...) les jetait dans le marasme et enfin ils périssaient dans la troisième ou quatrième semaine et quelquefois plus tard. Je n'en ai vu mourir aucun de ceux dont la rougeole n'a été accompagnée que de la coqueluche... il n'y a eu dans le mois aucune autre maladie régnante et le nombre des autres malades a été peu considérable. » *Imprimé* : fièvres intermittentes, diarrhée, dysenterie, rougeole.

3. Poitiers (De la Mazière, médecin), juin 1782, S.R.M. 184 : le correspondant écrit, en substance, que les fièvres tierces intermittentes ont dominé, récidivant avec assez de facilité; les malades rendaient beaucoup de matières bilieuses. Il y a eu des fièvres double-tierces et des fièvres quotidiennes tenaces et rebelles, ainsi que des fièvres catarrhales rebelles. Il signale encore « quantité d'éruptions » qu'il attribue à la chaleur, laquelle « raréfie le sang ». Des fièvres putrides malignes ont été longues, mais sans mauvaises suites. Il y a eu quelques morts subites. — La Société fait publier : affections catarrhales, fièvres intermittentes, fièvres putrides éruptives. — On voit que cette dernière expression conjugue et mêle deux notations, « quantité d'éruptions » et « fièvres putrides malignes », selon un principe d'association qui nous échappe. En mars de la même année un terme synthétisait quatre appellations différentes mais le procédé nous semblait plus clair; le correspondant ayant décrit des rhumes, affections catarrhales, coqueluches d'adultes et fièvres catarrhales qui présentaient toutes des symptômes analogues de congestion pulmonaire ou de bronchite, Vicq d'Azyr traduit : fluxions de poitrine.

devant un travail surhumain [1], n'ont retenu que *a)* les observations dont la série formait une suite assez régulière dans le temps; *b)* celles dont le manuscrit était suffisamment clair et bien écrit; *c)* celles qui respectaient le support uniforme des « tableaux » préparés dont la Société assurait l'impression et l'envoi.

6° Sont éliminés par conséquent les matériaux suivants :
a) Observations épisodiques.
b) Observations mensuelles adressées sur papier libre (lettres, rapports, etc.) sauf lorsque le médecin reproduit, avec colonnes tracées à la plume, etc., le modèle imprimé.
c) Observations rédigées en dépit de la norme. Certains médecins préfèrent en effet n'envoyer qu'un rapport chaque année. Ils en ventilent le contenu soit par raisons, soit par grands groupes de maladies ou d'épidémies. Remarquons que ces rapports sont en général les plus intelligemment conçus, donc les plus constamment intéressants.
d) Mémoires particuliers sur une épidémie précise. Ils sont le fait de médecins très occupés qui ne peuvent correspondre chaque mois, et qui souvent ne s'intéressent qu'à l'impact d'épidémies qui ont affecté une partie notable de la population.
e) Tableaux mensuels ponctuellement remplis quant à la météorologie, mais ne faisant mention d'aucune maladie tant que la situation de santé est normale (maladies courantes). Ces médecins ne livrent d'observations que lorsque l'état de choses leur paraît s'aggraver (une épidémie sérieuse ou un taux élevé de malades divers). D'où l'irrégularité extérieure de leur travail. Mais celle-ci traduit seulement qu'ils ont une autre conception du niveau où se place l'enquête. Ici, le « blanc » ne veut pas dire « observations : néant », mais « rien d'important à signaler », là où d'autres inscrivent néanmoins la routine des dartres, des gouttes ou des rhumes.

A vrai dire, les choix et les transpositions de Vicq d'Azyr ne sont pas les seuls qu'on doive mettre en cause. Au demeurant ils seraient véniels, puisqu'à côté de la publication privative, nous disposons bel et bien, en toutes circonstances, des cartons gorgés de manuscrits. Il est plus délicat, pour nous, que les médecins eux-mêmes, selon l'idée qu'ils se faisaient de l'enquête en cours, et en fonction surtout de leur formation, mieux, de leur appartenance médicale, aient contribué à l'ambiguïté, à la disparité secrète des données dont nous disposons. Chaque terme n'y pèse pas, en valeur, le même poids que l'autre, malgré l'apparence. Tout est à double sens. Telle appellation *(fièvre continue,* ou même *rhume)* ne désignera pas des affections identiques, selon que l'un ou l'autre médecin l'utilise. A quoi se fier ? L'inquiétude s'accroît lorsque nous découvrons que

1. Voulant reprendre ce travail après 1826, l'Académie de Médecine chargea une Commission de publier un rapport d'ensemble sur cette enquête vieille de quarante ans et plus. Après quatre années de travail, des mémoires conservés aux Archives, elle n'avait pu analyser que ceux qui concernaient un seul nouveau département, l'Ain. Il fallut renoncer... *Cf. Mémoires de l'Académie de Médecine,* t. III, 1833, pp. 377 et suiv.

certains nous donnent pour le tableau exact des maux qu'ils ont soignés alentour, ce qui n'en représente qu'une part; mais partie dont ils jugent qu'elle est seule à compter.

Voici l'observation de Morel, médecin à Villefranche-sur-Saône, pour janvier 1785 : « La coqueluche a enfin cessé (...) La rougeole a paru chez quelques sujets où elle n'a pas été plus fâcheuse que la petite vérole, dont l'épidémie se soutient sur le même pied que les mois précédents. Les autres maladies régnantes ont été plutôt *des indispositions relatives à l'idiosyncrasie des individus* qu'occasionnées par l'état de l'atmosphère qui a été assez salubre »[1]. Nous le voyons, pour cet observateur la chose allait sans dire : n'importaient que les maladies épidémiques. Son opinion s'est fondée sur trois raisons que nous pouvons déduire : 1. la Société Royale de Médecine s'intéresse d'abord aux épidémies (attitude d'évaluation); 2. celles-ci affectent un grand nombre de personnes et, par là, relèvent d'une médecine collective; à ce titre, elles seules ont une valeur quasi statistique, d'où leur place élective dans un rapport d'enquête (attitude d'investigation objective); 3. elles sont et elles seules, dans la dépendance du climat (attitude d'interprétation doctrinaire). Le choix est cohérent, mais orienté; et le sable est mouvant...

Un confrère, appliquant d'autres grilles, aboutira à d'autres solutions. Il aura jugé différemment des critères qu'il estime être ceux de la Société Royale. Il sera persuadé, à l'inverse du premier, qu'il n'y a pas de maladie qui ne soit gouvernée, peu ou prou, par des facteurs climatiques. Aussi aurons-nous des observations comme celles-ci, où la menue monnaie des accidents isolés ou banaux est recueillie précieusement dans l'escarcelle : « (...) des vieillards, des malades de langueur ont péri en peu de jours, n'ayant eu qu'un peu de fièvre et sans accidents annonciateurs » (Poitiers, février 1784)[2]; « plusieurs éruptions sur le corps occasionnent beaucoup d'ardeur » (*ibid.*, juillet 1782); « (...) éclipse de l'entendement » (Laigle, mai 1784)[3]; « abcès au genou » (*ibid.*, juillet).

Revenons à l'imprimé, qui résume ces maux. De trois fiches, l'une portant par exemple, *petites véroles*, *rougeoles* (Villefranche-sur-Saône); l'autre, *fièvres tierces*, *fièvres continues rémittentes*, *folie* (Laigle); et la troisième, *rhumes*, *fièvres intermittentes*, *rhumatismes*, *éruptions* (Poitiers), nous ne saurons pas, sans recherches minutieuses sur les systèmes respectifs des médecins, qu'elles diffèrent en valeur. Mises en machine, elles sauront bien, elles, nous égarer. Les éruptions bénignes de l'une, le cas unique de folie de l'autre pèseront aussi lourd que la rougeole épidémique et meurtrière de la première. Dans une même fiche, l'abcès au genou aura une importance égale à celle de la fièvre continue comateuse dont nous devinons (parce qu'au point où nous en sommes nous pouvons supposer qu'il s'y cache un typhus) qu'elle a dû brûler la population de Laigle d'une toute autre flamme. Enfin, toute question posée en vue d'établir un bilan des folies ou des éruptions verra Villefranche nous répondre « néant », alors

1. S.R.M. 194. C'est nous qui soulignons.
2. S.R.M. 184.
3. S.R.M. 152.

qu'il n'est pas exclu que s'y soient présentés des cas de ce genre. Bilan bancal.

Ainsi, les médecins ont « trié ». Les uns ont fondé leur rapport sur l'idée qu'il faut consigner tout *impact* de la maladie, quel que soit pour chacune le nombre des cas qu'il en a relevé. Les autres ont estimé qu'il convenait de retenir les seules maladies qui auraient frappé beaucoup de monde. C'est-à-dire que l'accent est porté sur les espèces de maladies — sur *la* maladie, en fin de compte — d'un côté; sur la population, de l'autre, et pour mieux dire, sur l'importance des phénomènes « lourds » qui l'affectent. L'approche collective et la distributive s'entrecroisent ainsi, et l'enquête s'accroche en des points du panneau qui ne se répondent pas.

Mais à ces clous nous restons nous-mêmes suspendus. Ce qui nous manque, dans tout cela, c'est un quelconque effort de mesure. Or nous ne savons jamais *combien* de gens ont eu la fièvre pourpre, ni le nombre des enfants qu'a touchés la variole. L'imprimé, par nature, est muet sur ce point. Les textes manuscrits parfois, pour les épidémies les plus graves, fournissent quelques chiffres de décès, sans les rapporter vraiment au nombre des malades, moins encore à celui de la population [1]. Si par hasard, pour un village, un bourg ou un quartier de ville, le taux nous est une fois fourni, encore désirerions-nous savoir quel périmètre parcourait ce médecin et jusqu'à quelles bornes il soignait. A quelques exceptions près, nous ne le saurons jamais. Alors, comme les médecins dont l'effort nous a préparé ces documents, nous coulerons notre curiosité dans un moule de pensée globale. Notre travail prendra la maladie pour base; non le malade. Il abandonnera l'individu, du moins en tant qu'il est unité de démographie. Nous découvrirons quelles maladies étaient endémiques, et quelles récessives; nous connaîtrons celles qui sévissaient localement, celles au contraire qui se répandaient en traînées de feu; nous pourrons repérer des groupements, des cycles, des points noirs, des raz de marée. Mais nous n'aurons pas encore la statistique du nombre des malades.

Voilà en somme un document plein de lacunes : dans le temps, dans l'espace [2], dans les contenus. Pourtant, il nous agrée, nous l'adoptons. Que tous les médecins n'aient pas envoyé le même type d'observations (deux lignes, deux pages, vingt pages); que la réduction ultérieure du manuscrit à la publication ait rogné, corrigé, traduit — donc déformé; que des sources très riches n'aient pas trouvé

1. « Les fièvres catarrhales (...) se sont montrées dans quelques cantons avec un appareil tout à fait effrayant. Elles règnent depuis quinze à seize mois, et elles ont fait des ravages dans tous les endroits où elles ont régné. Le premier village qui en a été attaqué fut celui de Caisses et les hameaux de sa dépendance. Douze personnes furent enlevées en une semaine (...) dans cette paroisse assez considérable (...) La maladie tuait très promptement. La plupart des malades étaient enlevés à la fin du quatrième jour; quelques-uns périssaient dès le troisième (...) Au village de Laqui, paroisse de Carlepont (ces maladies) ont attaqué plus du tiers des habitants. Déjà un grand nombre en avaient été victimes lorsque je (fus appelé). » Dufour, médecin des hôpitaux de Noyon, chargé des épidémies, « Mémoire sur la ville de Noyon », 1782, manuscrit 20 p., S.R.M. 159.

2. Les localités pour lesquelles nous avons des rapports mensuels poursuivis sur plus de cinq ou six ans se répartissent sur le territoire de façon assez homogène, si ce n'est trois grosses lacunes : l'ouest breton et bas-normand, le nord-ouest du Plateau central, le sud-est alpin, représentés chacun par un seul correspondant constant.

à être transposées dans l'imprimé, donc dans nos fiches, qui en procèdent — nous dirions volontiers : qu'importe!

Faut-il en effet se laisser aveugler par des discontinuités repérables, donc réductibles ? négliger l'importance de la source sous prétexte d'interférences de la doctrine ? Comme nous l'avons déjà expliqué, nous trouvons trop d'avantages dans ce double enregistrement (l'imprimé; les manuscrits) pour ne pas décider d'en forcer les chicanes. Dans ce but, notre fichier vaudra comme un outil de fouille : de l'imprimé, fertile en dépit et à cause de sa contraction, pourra surgir une cartographie élémentaire des maladies (et plutôt des symptômes que des maladies). S'en dégagera aussi une première image des rythmes et des itinéraires selon lesquels se propagèrent les épidémies. Munis de ces leçons, nous aurons les moyens d'attaquer aux points appropriés l'écrasante masse fructueuse du fonds Vicq d'Azyr.

Le seul obstacle véritable que nous ayons craint de ne pas vaincre, nous l'avons trouvé dans la terminologie médicale ancienne. Par elle, tout devenait énigme. La contourner, la laisser en suspens, opaque et lourde derrière nous, c'était errer à jamais. Il a fallu entrer droit dedans et faire la percée.

B. DES NOMS DE MALADIES...

Le souci qui fonde notre étude n'est pas né avec notre génération. Déjà l'on devinait au siècle dernier que l'ensemble des maladies d'un groupe humain avait une histoire propre [1]. Cependant, on ne s'inquiétait pas de remonter très haut dans la chronologie de cette évolution; et si les documents auxquels nous nous consacrons en ce moment comptent au nombre de ceux qui répondraient à cette ambition, ils l'entravent aussitôt. Voici : intéressés que nous sommes par la fréquence actuelle des troubles cardio-vasculaires (entre autres), nous demanderions-nous ce qu'il en fut voilà deux siècles, que nous apprendrait notre archive ? — Rien. Et des maladies mentales ? — Aussi peu. Il en irait semblablement des hépatites à virus, de la tuberculose, des micoses, des leucémies, et de bien d'autres affections. Pourquoi cela ? Deux raisons l'expliquent.

D'abord, ce que nous connaissons des maladies a changé. Nouveau savoir, nouveaux noms. Selon les idées que s'en font les médecins, selon les bases conceptuelles de leur diagnostic, les maladies, croirait-on, se divisent ou s'aiguisent. Ce qu'un ancien diagnostic englobait se sera différencié depuis en plu-

1. Bertillon père, plaidant pour une statistique des causes de décès, écrivait déjà : « ... un des intérêts qui s'attacheront à ces documents, qui deviendront précieux pour l'avenir, c'est qu'on pourra y étudier les modifications que le temps, la civilisation, la science apportent dans les rapports et l'intensité des maladies. N'est-ce pas une des lacunes les plus regrettables de notre temps que de ne pouvoir apprécier les progrès réels ou vains de nos efforts en hygiène, en thérapeutique, en économie sociale ? (...) Aussi ces archives des causes de décès seront-elles fouillées par nos fils, quand ils voudront faire l'histoire pathologique de l'humanité et se rendre compte si les espèces morbides agissent avec plus ou moins d'intensité en leur temps qu'elles n'agissaient au nôtre. » Dr BERTILLON, « Considérations sur la statistique des causes de décès », *Union Médicale*, 1856, p. 534.

sieurs entités nouvelles. Ainsi confondait-on, sous le nom d'asthme, des troubles qui n'étaient pas tous l'asthme allergique proprement dit, parmi lesquels, par exemple, les troubles respiratoires dus à la décompression cardiaque [1]. De multiples maladies infectieuses, dont les typhus, ont trouvé un cadre unitaire après qu'on les ait ramenées à l'agent microbien responsable, les *rickettsies*. Chacun sait que l'ancienne *anémie pernicieuse* recouvrait, mais ne recouvrait pas seulement, ce qu'à présent on connaît être un cancer des cellules qui régissent la production des globules du sang.

Mais il se trouve, et c'est la seconde cause de décalage, que les maladies elles-mêmes ont changé, non seulement de fréquence, mais de nature — du moins de caractères. Comme les sociétés, elles sont soumises à des lois de changement perpétuel. Qu'il y aura de risques, alors, à vouloir déceler, sous un terme archaïque, la maladie qui lui correspondrait aujourd'hui ! Sera-ce bien la même ? On voit que notre effort est menacé de quelques ambiguïtés : la morbidité *spécifique* d'une population n'est pas au rendez-vous des diagnostics anciens.

Dans le principe, le tableau était donc sombre. Parcourant le fichier issu de la publication de Vicq d'Azyr et recueillant l'énoncé mensuel du nom des maladies qui ont régné en chaque lieu, nous nous sommes bientôt trouvé à la tête d'une liste de 420 termes médicaux. Il faudrait les transcrire pour permettre au lecteur de juger... Voici à titre indicatif un mince échantillon :

Abcès gangréneux
Affection catarrhale
Affection chronique
Affection vaporeuse
Anasarque
Angine couenneuse
Angine putride
Asphyxie
Attaque de nerfs
Bouffissure
Colique bilieuse
Colique du Poitou
Convulsions
Coup de sang
Coup de soleil
Cours de ventre
Crachement de sang
Démangeaisons
Dépôts
Dévoiement
Diarrhée
Douleurs de poitrine
Dysenterie
Dysenterie bilieuse
Dysenterie inflammatoire (etc.)
Ébullition du sang
Éruption aux viscères
Fluxion catarrhale
Frissons
Passion iliaque

... etc., parmi lesquels le système des *fièvres* fournit 128 titres, comme, par par exemple :

fièvre d'accès, f. aiguë, f. automnale, f. bilieuse, f. bilieuse inflammatoire, f. continue, f. continue aiguë (... ou continue bilieuse, cont. exacerbante, cont. inflammatoire bilieuse), f. éphémère, f. exanthématique, f. intermittente, f. maligne, f. putride...

dont chacune admet toute la combinatoire des qualificatifs.

1. Il n'y a pas de symptomatologie du cœur avant 1806. C'est Corvisart qui a permis de différencier les troubles cardiaques et pulmonaires.

C'est un rébus. Le hiatus qui se révèle ici tient à un fait d'histoire. A partir des années 1840-1850, la pensée médicale a subi une mutation radicale; et l'évolution a porté sur la définition même de la maladie. Depuis cette césure, le diagnostic médical — bon ou mauvais, qu'il soit même transitoire jusqu'à ce que de nouveaux moyens d'investigation et de connaissance l'affermissent — repose sur une conception *anatomique* et *étiologique* de la maladie; alors que la nosographie qu'il nous revient de déchiffrer se définit par cela, qu'elle découpe et ventile les caractères distinctifs de la maladie à partir et à l'aide de *symptômes* et de *syndromes*. Par conséquent, faire correspondre exactement à chaque mot ancien un nom de maladie tiré de la médecine contemporaine, c'est-à-dire, traduire, n'est pas possible en droit. Il n'y a pas de base logique commune aux deux systèmes de référence. A tel point qu'un moment, nous avons pensé à renoncer. Les médecins, auxquels nous avons demandé conseil, nous déconseillèrent d'entreprendre pareil transvasement. Certains, cependant, nous ont proposé des biais. Il fallait prendre les choses à un autre niveau, plus modeste mais plus fructueux [1].

C'est pourquoi nous avons choisi de pousser chaque terme jusqu'au point où, une fois absorbés les reflets déformants qu'il renvoie en tant qu'élément d'un système, il peut nous fournir une information, si élémentaire soit-elle, sur la morbidité réelle. Pour un grand nombre qui nous laissent à la fleur des choses, quelques autres nous mènent en plein sol, aux racines. Si grâce à ces derniers nous saurons, pour un peu, de quoi les hommes étaient malades, les premiers nous permettront quand même de dire, mieux que jamais encore, et pour humble que soit cette approche, comment les gens se portaient — il faudrait dire : comment ils se mal portaient.

Parmi les termes les plus simples d'apparence, les plus encourageants mais aussi les plus fourbes, voici d'abord ceux qui demeurent des entités nosologiques, des « maladies », d'aujourd'hui. Ce sont les aphtes, l'angine, la colique métallique (ou, comme on dit à présent, le saturnisme), la petite vérole (ou variole), la rougeole, la grippe, le lumbago, les furoncles (furonculose), les oreillons, la sciatique, l'urticaire, et quelques autres. En fait, ils sont en petit nombre.

Or, nous l'avons vu pour l'asthme, si l'appellation s'est maintenue, les contenus, eux, se sont, dans bien des cas, différenciés. L' « angine » ancienne (ou « esquinancie », son synonyme) désigne en vrac pharyngites, amygdalites, angine rouge, angine de Vincent; ce peut être aussi la première et la seule manifestation saisissable d'un début de poliomyélite surmontée. Les médecins rassemblaient sous le nom d' « affections scorbutiques » une série de signes cliniques analogues ou partiellement analogues qui renverraient de nos jours à beaucoup d'autres affections que le scorbut. Pour peu que les dents se soient déchaussées et que les gencives aient saigné, qu'il y ait eu douleur articulaire, ecchymoses,

1. Nous voulons remercier ici pour leur aide précieuse M. le Professeur Huard, MM. les Docteurs J. N. Biraben, M. D. Grmek, Ph. Chavanne, L. Dulieu et A. Carré, qui ont répondu attentivement à nos questions et, pour certains, souffert patiemment nos « consultations » réitérées et souvent longues.

le tout accompagné de faiblesse généralisée, nous verrions apparaître la mention de scorbut là où il y avait, peut-être, arthritisme, pyorrhée alvéolaire et anémie ou fatigue cardiaque, ou bien encore septicémie. La « jaunisse » ancienne sera aussi, outre ce que son nom évoque encore, l'ictère infectieux, l'ictère hémorragique, le signe d'une spirochétose ou d'un cancer soit du foie soit de la tête du pancréas. La « phtisie » n'équivaut pas dans tous les cas, à la tuberculose pulmonaire. Etc.

A l'autre extrémité se pressent ces termes plus timides qui désignent de simples symptômes ou des accidents limités, lesquels ne permettent pas de poser un diagnostic. Tels sont les saignements de nez, boutons, asphyxie, céphalalgie (mal de tête), coup de soleil (traduisons *insolation*), enrouement, éruptions, fluxions (à la tête, sur les yeux), indigestion, mal d'estomac, toux, vomissement. J'en mets bonne mesure : le fonds ne manque pas. Ici, la précision n'est pas possible. Qui saura deviner si cette « diarrhée tormineuse » signale un embarras gastrique, une dysenterie, une parasitose, une intoxication, la typhoïde, que sais-je ? Le « crachement de sang » est susceptible de nous mener plus loin. Non pas qu'il ne soit ambigu. Cancers du poumon, du larynx, infection de la trachée peuvent l'avoir provoqué. Mais il y a statistiquement plus de chances pour qu'il s'agisse d'une hémoptysie liée à la tuberculose pulmonaire. C'est un cas analogue que celui des « paralysies ». Lors même que nous serions en droit d'hésiter, pensant tantôt à un tabès syphilitique, tantôt à une sclérose en plaque, sinon aux atteintes de la poliomyélite, et généralement aux diverses lésions de la moelle épinière, tout nous indique finalement (et surtout les *mémoires* manuscrits que nous avons sondés à ce sujet) qu'il faut le plus souvent entendre par ce mot les troubles de la motricité qui accompagnent et signalent des accidents vasculaires au niveau de l'encéphale.

Bref, ces séries de symptômes réclament des précautions. Mais, à quelque niveau qu'elles puissent servir, les informations qu'ils nous donnent n'ont pas à être rejetées. Elles parlent. Soit ténue, soit perçante, leur voix alimente un discours abondant où nous est proposée l'histoire quotidienne des *états de santé*.

Viennent enfin ces dénominations dont on ne comprend rien. Cette médecine nous paraît baragouiner. Que sont la « porcelaine » et le « feu Saint-Antoine » ? que recouvre la « fièvre putride bilieuse pétéchiale maligne » ? à quoi ressemble la « putride pourprée » ? Qu'il y ait dans toute recherche une part de passion détective, de tels accidents de parcours en convaincraient : le fin mot se dérobe; et l'on n'a plus de cesse, face au verrou, qu'on n'en ait découvert le secret.

Or tout incitait, ici à ne pas essayer. Ni porte, ni secret; illusion d'une énigme à percer. Voilà ce qu'on nous rétorquait. La vérité aurait tenu ailleurs : ces mots étranges de l'ancienne médecine sont au cœur d'un système de pensée ; à la fois son support et son produit. Hors de lui, ils perdent sens et valeur. Si les rapports qu'ils ont entre eux sont cohérents, donc intelligibles, il faut voir en retour que ces rapports font toute leur cohérence, la seule; et ce serait la preuve que les rapports que ces noms ont avec la réalité organique ne sauraient être qu'allusifs, illusoires, en fin de compte indéchiffrables. Car, en termes étroits d'analyse structurale (puisque c'est bien de la rigidité de ce système-là qu'il s'agit, qui fait frein à notre mouvement), il n'y a pas d'aveu pour les passages, pour la mobilité. Tout moment fait prison. Il n'a pas d'avenir. Il se cantonne dans sa cohérence. L'hominien n'a pas puissance d'aller à l'homme. Cuvier l'emporte à jamais sur Geoffroy-Saint-Hilaire et Darwin. L' « esquinancie couenneuse » se trouve prise dans le réseau de significations qui l'assigne à sa place. Elle ne saurait équivaloir à rien des affections réelles que nous connaissons, n'étant que sa propre dénomination, qui l'enferme. L'esprit qui la nommait n'avait pas la syntaxe du nôtre.

Une telle approche est licite, d'autant qu'elle fait comprendre les choses en profondeur. Mais nous contestons les clôtures qu'elle admet et impose, considérant pour nous qu'elles peuvent être, en toute rigueur de méthode, franchies. Encore faut-il justifier ce point de vue. C'est pourquoi nous devrons, un moment encore, laisser en suspens le lecteur qu'intriguerait la « synoque muqueuse ». Pour révéler licitement sa nature et parler librement de typhoïde, il faut lever auparavant cette hypothèque, la dernière.

Le corps de documents formé par les réponses à l'enquête de la Société Royale témoigne d'un moment privilégié dans l'histoire de la médecine. La pensée médicale s'y montre en gésine; inconsciente d'ailleurs de sa propre aventure. Ce qu'on y sent mûrir, c'est une nouvelle intelligence des rapports de la vie et de la maladie. Le médecin, placé au confluent de l'une et de l'autre, ressent que son action est appelée à changer et de sens et de terrain. Il entrevoit pour la première fois, au-delà des chimères de doctrine qui le lui cachent encore, l'objet de son effort : la maladie logée, inscrite dans le corps, dans l'homme. Jusqu'alors, elle existait pour soi, en soi. L'organisme malade, peu à peu, émerge à la conscience, à la vue.

Cependant, prise à la fin du XVIIIe siècle, cette école qui porte en elle l'avenir, donne avant tout les apparences de la confusion. Elle oscille et transige au faîte d'un système à deux versants : la *classe* et la *constitution.* Cette incertitude signale précisément une pensée qui va bouger. Voyons-en les deux termes.

A la médecine des espèces morbides, elle doit le fond de son vocabulaire. Inflammation, hémorragie, fièvres, etc., ce lexique organise les figures de la maladie qu'il répartit en ordres et en *classes.* Ces entités sont des êtres véritables, elles s'établissent comme essences, hors de toute circonstance, hors du malade. Ce dernier, nécessaire à leur incarnation, leur est toujours comme un réceptacle douteux, tant il en altère la forme naturelle, la forme pure qu'il reviendra au médecin de reconnaître sous la duplicité du corps.

Cependant le corps, si l'on en croit, par exemple, Bordeu [1], est un assemblage d'organes qui vivent chacun à leur manière, qui se meuvent, agissent,

1. Théophile BORDEU, *Recherche sur' es maladies chroniques*, Paris, 1775, théorèmes I, XI, XII. Bordeu est ce qu'on appelle un « vitaliste ». Ses idées ont beaucoup influé sur la Société Royale.

se reposent dans des temps marqués. « La vie générale est la somme des vies particulières à chacun de ces organes, qui sont doués de mouvements particuliers. Ces mouvements dépendent des nerfs, dont on peut considérer l'ensemble comme un polype, dont les racines ou les branches s'étendent aux organes des sens et à toutes les parties donnant à chacune l'espèce de sensibilité et d'activité ou de mouvement vital dont elles sont pourvues et que le sentiment gouverne. Car la vie n'est que sentiment et mouvement. » Le cerveau, le cœur et l'estomac sont le triumvirat, le « trépied de la vie » : par leur concert, ils pourvoient à la vie de chaque partie et à chaque fonction; ils sont enfin les trois centres principaux d'où partent le sentiment et le mouvement et où ils reviennent après avoir circulé; car la santé se soutient par cette circulation constante.

Or les maladies dépendent des affections de ce principe vital. Elles sont ce dérangement. Sauvages, en particulier, voyait en elles la réaction du principe immatériel contre une cause nuisible qui l'entravait [1]. « Ainsi, dit-il, que le froid tende à repousser les humeurs vers le centre, la puissance vitale recevra aussitôt l'éveil et s'excitera à redoubler d'action pour rétablir l'équilibre » : d'où les spasmes, les convulsions, ou bien la fièvre. Dans l'apoplexie, l'obstacle est dans le cerveau, et c'est le cœur qui sera incité à lutter pour en opérer le dégorgement.

C'est pourquoi les maladies se déchiffrent à travers des groupes de symptômes auxquels, en fin de compte, elles s'identifient. Il faut donc observer les phénomènes du corps, connaître le génie de tous les organes, leur liaison, etc., pour bien départager ce qui, dans les symptômes, est dû au support organique, au brouillage du corps, et ce qui est le signe de la pure essence nosologique. Au surplus, chacun des groupes de symptômes est en quelque sorte commandé par des symptômes dominants et plus constants. Ceux-ci sont comme les chefs qui conduisent la bande [2]. Et ces signes recteurs sont de trois ordres : ceux des fonctions, des excrétions, des qualités.

C'est ainsi, par exemple, qu'une *fonction* qui s'exécute avec une énergie capable de déranger les autres, constitue déjà un état morbide. Telle est souvent la digestion : l'estomac irrité par la présence des aliments, produit des secousses dans tout le corps; il appelle ensuite les forces vers l'intérieur, d'où elles sont repoussées à l'extérieur, de sorte qu'une digestion laborieuse, en essence, ne diffère pas d'un accès de fièvre ou du travail de suppuration [3]. La parenté est si forte qu'en fait, ces figures s'échangent : la maladie commencée sous la première forme d'une digestion difficile se tournera en suppuration. Ce faisant, elle reste elle-même. Ambiguïté pour nous, dès lors, des noms qui la désignent à tel ou tel de ses moments.

Autres exemples : selon Barthez [4], la goutte régulière est un effort dépuratif

1. François BOISSIER DE SAUVAGES, *Nosologia methodica*, 1763 (trad. Lyon, 1772 : *Nosologie méthodique*).
2. « Symptomata magis obvia et simul constantiora agmen ducunt » (Sauvages).
3. Th. BORDEU, *loc. cit.*, théorèmes XVII et XIX.
4. Paul-Joseph BARTHEZ, *Traité des maladies goutteuses*, Paris, 1802, 2 vol.

(excrétion) pour «pousser à l'extérieur des matières terreuses, résultat de l'imparfaite transpiration, qui vient elle-même d'un vice de la constitution du sang » [1].

Enfin, dans l'ordre des *qualités*, on parlera de cette « acrimonie des humeurs » qui engendre la mélancolie.

Le catalogue des termes que j'énumérai plus haut prend maintenant toute sa dimension cohérente. C'est une ontologie. Dans cette organisation des figures induites, l'incarnation de l'entité morbide importe moins que son essence : rougeole, rhumatisme ou gonorrhée sont avatars d'un être spécifique, inflammatoire, la *phlegmasie;* et l'analogie de la forme (rougeur, cuisson, douleur, sécrétion) est le ciment privilégié qui fait l'unité entre ces classes. Tandis que l'écart formel selon lequel elles se distribuent en sous-groupes et se différencient secondairement est fonction d'attributs qu'elles revêtent. De là cette combinatoire des qualificatifs au terme de laquelle la tumeur sera ou séreuse ou variqueuse ou maligne, la péripneumonie tantôt putride et tantôt humorale ou bien cattarhale, sinon bilieuse. Mais ces formes secondes répondent toutes au modèle commun. Ainsi l'hémorragie est une : c'est le sang qui s'écoule. Dans l'ordre qu'elle englobe, le coup de sang ne diffère pas en profondeur du saignement de nez. Si ce n'est que le premier traduit une *pléthore;* que le second, écoulement non plus interne mais externe (« épistaxis »), résulte d' « une direction particulière, (d') une détermination des forces vitales dans cette portion du système vasculaire », le nez [2] : c'est un *flux;* tandis que le crachement de sang, l'hémoptysie, tient « à un état général de l'habitude du corps » [3], que caractérisent, en qualité, le lymphatique, le grêle, le brûlant : c'est une *irritation* créant un *spasme.*

Telle est la médecine des classes et des espèces. En raison de sa nature, toute question posée aujourd'hui directement, et qui serait curieuse, par exemple, d'un diagnostic d' « affection inflammatoire » (aiguë, ou catarrhale, ou bilieuse, gangréneuse, etc.) se perdrait dans cette serre aux cent essences étiquetées. La grippe, la syphilis, la pleurésie, le rhumatisme sont compris dans cette appellation, aspects particuliers d'un ordre général qui les gouverne et les efface. Cette polymorphie (au regard d'aujourd'hui) d'un terme unique défie donc toute idée de traduire.

Or, ce qui distingue le groupe de la Société Royale, c'est qu'il se sent, lui aussi, le premier, mal à l'aise dans cet univers. Ces médecins sont trop consternés par la présence, par le drame du malade, pour pouvoir en faire abstraction au profit d'on ne sait quelle pure essence nosologique qui seule ferait foi : qu'est-ce à dire d'affirmer que les maladies dépendent de l'*affection du principe vital*, si ce n'est expliquer qu'elles sont l'affection de la cause inconnue qui règle les phénomènes de la vie ? Mais, pensent-ils, si cette cause n'est pas connue, ses

1. Cité par F. BROUSSAIS « Doctrine de Barthez », *Examen des doctrines médicales*, Paris, 3e éd., 1829, t. III, p. 393.
2. Ph. PINEL, *Nosographie philosophique*, Paris, An VI, t. I, p. 207.
3. *Ibid.*, p. 209.

affections ne peuvent l'être davantage. Et de quoi sert d'aller chercher la raison des maladies dans l'affection d'une chose qu'on a refusé de faire connaître ? Alors que s'impose la réalité de l'organisme atteint, lésé, souffrant [1]. Si bien que tout en pratiquant le vieux vocabulaire, ces médecins cessent de le respecter. Ces mots, tels qu'ils en usent, ne s'enclenchent plus, à proprement parler, les uns dans les autres. Ils ne se rapportent plus au système dont ils sortent. Dans ces mémoires qui affluent vers Paris, on peut dire que la doctrine a sauté. Elle ne subsiste plus qu'à titre d'allusion, de résidus.

Effritement d'une part, rigueur de l'autre : la pratique nouvelle, corrodant les vieux cadres, prend appui, en revanche, sur une conception ordonnée du temps et de l'espace où s'établit la maladie. L'espace c'est celui du corps et des organes; l'espace physique aussi, le lieu, avec son sol, les qualités de l'air, les propriétés de ses eaux. Le temps, c'est celui où alternent les phénomènes naturels ou sociaux, saisons, météores, disettes; c'est le temps propre des organes qui retentissent à ces événements. Toutes relations et rencontres qui tissent un complexe variable qu'on nomme « *constitution* ». La constitution porte et reflète « une conscience historique et géographique de la maladie » [2].

Le terme est purement technique, « pratique », il est aux antipodes des spéculations classificatrices. Il désigne l'ensemble des conditions physiques qui règlent les caractères propres des maladies à un moment, en un lieu. Par suite, et par définition, telle affection se présentera sous des dehors différents selon qu'elle sera apparue, ici ou là, l'année dernière ou l'an prochain. Inversement, dans une année aux caractères tranchés, dont la constitution en une région déterminée aura été marquée plus particulièrement de putridité, toutes les maladies qu'on y observera, des plus banales aux plus graves, seront empreintes d'une composante putride — d'une propension à la putridité. Le terme même d'*influenza*, pour la grippe, reflète encore cette part tenue par les facteurs cosmiques dans l'idée qu'on s'est faite des conditions propices à la propagation universelle de la maladie [3]. La *malaria* (mauvais air) traduit également le sentiment d'une vertu morbide liée au génie du lieu, à la « constitution locale » de certaines régions.

Circonstances ? — « Après l'hiver de l'an II, les maladies tant générales que locales prirent un caractère décidément et constamment bilieux. La rareté réelle ou factice des subsistances, leur mauvaise qualité, la terreur, les sollicitudes et toutes les causes énervantes (...) que les orages de la révolution avaient enfantées, soit en augmentant les produits bilieux, soit en nuisant à leur sécrétion et à leur élimination, non seulement firent prendre aux humeurs cette tendance à la dégénération bilieuse, mais encore elles développèrent le vice de la sensibi-

1. Sur ces idées critiques, *cf.* S.R.M. 110 (correspondances diverses sur l'enquête), 114 (débats contre la Faculté), 115 (mémoires sur l'état de la médecine en France, vues diverses sur les réformes de l'enseignement et l'exercice de la médecine).

2. M. Foucault, *op. cit.*, p. 21.

3. *Cf.* Mirko D. Grmek, « Géographie médicale et histoire des civilisations », *Annales E.S.C.*, 1963, n° 6, p. 1076.

lité, tellement que les affections nerveuses les compliquèrent énormément » [1]. Ces morts subites anormalement nombreuses en Bas-Poitou, au printemps de 1776, n'est-ce pas aux secousses d'un tremblement de terre qu'il faut les attribuer [2] ?

Facteurs atmosphériques : « Les causes éloignées et qui ont formé une disposition indispensable à la maladie (...) doivent sans contredit être rapportées aux vents qui dans le mois de janvier ont toujours tenu la partie du sud au sud-ouest : ces vents naturellement chauds et humides ont énervé le ton des solides dont l'action soutenue est nécessaire à l'égale distribution des liquides qui, par défaut de mouvement, se sont épaissis et, en laissant échapper leur sérosité, ont encore ajouté au relâchement des vaisseaux, de là une disposition prochaine aux stases. (En effet) les vents du nord ayant soufflé constamment ensuite (...), les fibres déjà très relâchées, n'étant pas en état d'apporter aucune résistance à un froid aussi subit et aussi rigoureux, ont été subitement rapprochées (...); aussi dans plusieurs l'engorgement s'est fait dans la poitrine et dès le premier jour (...) » [3].

En fait le corps se met au diapason de la saison [4]. Si, en été, la dysenterie « affecte plus spécialement des sujets de tempérament bilieux, chaud et irascible, c'est-à-dire qui ont naturellement la disposition que leur donnerait la saison, (c'est parce que) d'après l'opinion d'Hyppocrate, *l'été cuit l'homme;* il l'échauffe en concentrant les principes les plus âcres qui irritent la sensibilité des organes et provoquent ainsi leur réaction » [5].

Au demeurant ce qui prime dans l'idée de constitution, c'est sa dimension historique. Dimension bien modeste, à coup sûr : elle aligne et entrecroise des nœuds de circonstances. Histoire à conjoncture. Ce qu'elle retient, c'est la variation dans la trame des mois, la couleur éphémère du moment et du lieu, la nuance bilieuse qui aura viré au registre catarrhal de la saison suivante [6].

Mais le support de tout cela est bien la succession du temps. Pensée mobile, sous l'effet de laquelle les ancrages archaïques se trouvent arrachés. Par la vertu de cette mise en cause, la médecine, dite « pratique », de la Société Royale fait accéder le regard médical à des perceptions nouvelles; particulièrement à celle de cet espace social où s'inscrivent et l'emprise de la maladie, et la vocation

1. J.-B. LAUGIER, *Constitution épidémique de Grenoble*, Grenoble, An IX, p. 1.

2. Jean-Gabriel GALLOT, médecin à Saint-Maurice-le-Girard : « Observations sur les maladies régnantes (...) », 1776, manuscrit 22 p., S.R.M. 189; séisme des 14 et 30 avril 1776.

3. AYRAULT, médecin à Mirebeau (Poitou), Lettre à Vicq d'Azyr, du 4 juillet 1785 : « Topographie du village de Marconnais et description de l'épidémie... », S.R.M. 163, n° 1. Il s'agit d'une pneumonie épidémique (février-mai 1785).

4. « La saison sèche n'a pas peu contribué à entretenir les maladies des nerfs (...) dont la tension et la raideur sont portées au plus haut point. Le feu et la sécheresse qui se manifestent si clairement à l'extérieur trouvent évidemment la même disposition intérieure, et nous ne pouvons rien espérer, que les nerfs ne se soient assouplis, si le temps se met à l'eau. » Mirebeau, été 1777, S.R.M. 163, n° 1.

5. SYDENHAM, cité dans le *Dictionnaire des Sciences Médicales*, Paris, Panckoucke, 1812-1822, 60 vol.; article « colique » (colique bilieuse), par PARISET. C'est nous qui soulignons.

6. Louvemont (Lorraine), automne 1786; *in* « Description de l'épidémie qui a régné (...) », par le docteur Wacquart, de Verdun, S.R.M. 160.

du médecin. Sa réalité s'impose à ce point que certains en viendront à prendre leurs distances envers la notion elle-même de constitution. « Une telle constitution météorologique, dit l'un d'eux, ne peut pas être qualifiée de malsaine [1] : loin de contribuer au relâchement, elle augmente le ton et l'activité. (...) On chercherait donc vainement dans cette constitution de l'air le principe de la maladie (...) et c'est d'autant plus gratuitement (qu'on le ferait), que celle-ci est toujours restée circonscrite dans le cercle des pauvres de la ville » [2].

En fait, médecine des espèces closes et médecine de l'espace social ouvert ne se concilient pas. Pris entre ces deux états antagonistes de la conscience médicale, le médecin ressent la vanité fragile des systèmes. Il se sent dédoublé, tiraillé. Cela n'est pas toujours conscient : il boîte bas. Mais il boîte. Dès lors, il tend à ne plus se fier qu'à son expérience et à l'observation qui abolit toute espèce de grille mise entre la maladie et lui. De là des professions de foi de ce genre : « ... l'expérience, ce flambeau qui éclaire et guide bien plus sûrement un médecin attentif dans le sentier tortueux et difficile de la pratique, que tous les savants raisonnements et les systèmes ingénieux qu'on forme dans le cabinet, *systèmes plus attrayants que solides et dont on n'aperçoit bien le faux qu'au lit des malades*, l'expérience, dis-je, m'a fait totalement proscrire la saignée » [3].

Le médecin touche enfin à la vérité du malade; il voit, il se libère, il entre dans l'espace ouvert et passionnant de l'organisme aux prises avec sa gêne et sa souffrance. Il y déchiffre le message d'un prochain savoir, qu'il raccroche comme il peut aux anciens clous, aux vieux mots. D'ailleurs, au prix de combien de bavures !

Ainsi, de déséquilibre en déséquilibre, la médecine s'achemine vers le champ libre de la physiologie, de l'anatomie pathologique, vers son accomplissement expérimental. C'est dans cette perspective longue qu'il faut reconsidérer à présent la Société Royale, ses équipes de correspondants et son œuvre.

Cette médecine, disais-je, est prise dans l'histoire. Cours des épidémies, dépressions atmosphériques, fermentation sociale et politique, elle escorte toute espèce d'événement. Ce n'est pas un hasard, cette place qu'elle veut prendre dès le début de la Révolution, dans les instances de réforme, dans le Comité de Salubrité [4], dans la thérapeutique de la nation. Que dire de l'idée même de « constitution », qui sent son Montesquieu, promise à un succès tout

1. Hiver sec, très froid, printemps sec et rude, été frais, automne doux et serein; vent du nord dominant.

2. LORENTZ, médecin de l'hôpital de Strasbourg « Mémoire (...) » 1785, manuscrit, 36 p. S.R.M. 146, n° 6. « Fièvre putride pétéchiale maligne » : il s'agit d'un typhus.

3. A. D. Deux-Sèvres C 14. Subdélégation de Bressuire. « Topographie de la ville de Bressuire (...) » par Berthelot, d. m.; manuscrit, 32 p., 1786 (la phrase soulignée l'est de notre fait). Rapprocher Saint-Maurice-le-Girard (Bas-Poitou) « Observations » pour 1775, « ... de plus j'aime peu les théories, douteuses pour la plupart, si elles ne sont pas souvent fausses », S.R.M. 189.

4. L'école statistique que représente la S.R.M. nécessite et souhaite développer l'institution hospitalière. En fait, le chemin lui sera barré par toute une fraction du corps médical hostile à l'hôpital, « rendez-vous des gueux ». Ses adversaires contrôlent le Comité de Mendicité, et l'emportent sur l'autre Comité grâce aux appuis politiques dont ils jouissent. Sur ce point : H. INGRAND, *Le Comité de Salubrité de l'Assemblée Nationale Constituante*, Paris, 1934.

aussi peu médical... L'enquête dont traite cet article, aidée par les subdélégués, épaulée par l'administration centrale, reprise sur des bases voisines sous l'Empire puis par la Monarchie de Juillet, qui ne voit qu'elle est une entreprise scientifique au dessein politique parallèle ? Médecine pré-révolutionnaire d'une décennie pré-révolutionnaire.

Entraîné jusqu'ici, ai-je perdu de vue mon objet ? Précisément je le retrouve au terme et au moyen de ce détour. Cette école en gésine d'une nouvelle médecine, cette pensée évolutive, l'usage qu'elles font des mots mobilise ceux-ci hors des rigidités de la pensée qui, comme l'huître sa perle, les avait lentement concrétés. Voici qu'elles les convertit à son élan, et donc les achemine vers notre effort pour les saisir, pour les rendre dociles, enfin, à notre traduction.

Pour autant que cette médecine a pu passer de l'avant à l'après, franchissant les verrous de ses blocages théoriques, dans la mesure où Bichat et Laënnec s'y tiennent déjà tout entiers, en puissance, alors les textes qu'elle nous livre sur les maux et les épidémies, où se trouve décrit tout ce qui se pouvait voir, nous mènent au diagnostic.

Dans la mesure enfin où ces mots obscurs ont échappé à leurs anciennes classes pour servir à de nouveaux regards, se modifiant, se perdant, se renouvelant, concourant même aux progrès du savoir, ces mots seront intelligibles. Il suffit de les suivre. N'en retrouve-t-on pas bon nombre, d'ailleurs, dans la médecine d'aujourd'hui ? Vieux meubles qui servent toujours, et mieux que d'ornements. Reçus, usés, rejetés, repris, modifiés, ils ont eu une histoire. Ce vocabulaire a passé dans la bouche de maintes générations. Que je me coule dans sa trace, j'aurai peu à peu, de mutation en passage, l'idée suivie de ses équivalences, d'âge en âge. De chaque mot, je saurai à quelle date il oscille, vire, puis disparaît, et quels sont ceux qui le relaient, quand ce n'est pas lui-même. Jusqu'aujourd'hui. Il faut donc épuiser la suite des dictionnaires et des traités — chaque époque fournit les siens. Il faut escorter terme à terme le dialogue séculaire que poursuit le médecin avec la maladie.

On peut traduire ces noms de maladie. Il suffisait de travailler en historien.

Qu'on ne croie pas à des prodiges. Le saignement de nez reste le saignement de nez : un pur symptôme ou un mal anodin. Ainsi de bien des termes. En revanche, cette expédition chronologique à travers les dictionnaires et les traités a permis certaines découvertes [1]. Le « choléra morbus » risquait d'aller de soi.

1. Les instruments utilisés ont été les suivants : *Dictionnaire universel de médecine, de chirurgie, de chimie* (...) Précédé d'un discours Historique sur l'origine et le progrès de la Médecine. Paris, 1746-1748, 6 vol. (complément de l'Encyclop. de Diderot). Fr. BOISSIER DE SAUVAGES, *op. cit.*; W. CULLEN, *Éléments de médecine pratique*, trad. Paris, 1785, 2 vol.; Ch. DE SELLE, *Pyrétologie*, Paris, an X; Ph. PINEL, *Nosographie Philosophique*, *op. cit.*; J. CAPURON et Ph. NYSTEN, *Nouveau dictionnaire de médecine, de chirurgie*, etc., 2ᵉ éd., Paris, 1810; *Dictionnaire des Sciences médicales*, par une société de médecins, Paris, Panckoucke, 1812-1822, 60 vol.; Fr. BROUSSAIS, *Examen des doctrines médicales et des systèmes de nosologie*, 2ᵉ éd., Paris, 1829, 4 vol. (1ʳᵉ éd. 1821); E. BOUCHUT et A. DESPRÉS, *Dictionnaire de médecine et de thérapeutique médicale*, Paris, 1867; A. DECHAMBRE, etc., *Dictionnaire encyclopédique des Sciences médicales*, Paris, 1864-1889, 100 vol.; *Pratique médico-*

Erreur. Avant que débarquât en France le vibrion « asiatique », donc jusqu'en 1832, le mot de choléra a constamment désigné la dysenterie. Au long des années 1820 à 1840, une série de termes (angine putride, mal de gorge gangreneux, angine couenneuse, etc.) fusionnent dans un syndrome commun. Le terrain se prépare. Après 1880, le bacille est connu. Diphtérie. Rassemblement plus considérable encore, celui qui, dans le premier tiers du XIXᵉ siècle et grâce à l'école française, dégage de l'ensemble des fièvres muqueuses, bilieuses, continue putride, lente putride, maligne, ataxo-dynamique et de leurs composés, ce qu'on va d'abord nommer fièvre entéro-mésentérique, puis dothiénentérie, enfin typhoïde [1].

Bonheur d'attraper au filet, l'ayant traquée longtemps, la grippe (la grippe banale) fuyant sous le vêtement changeant des fièvres catarrhales, des fièvres inflammatoires, du catarrhe pulmonaire épidémique. Ce dernier n'étant pas à confondre avec le catarrhe pulmonaire simple, ou bronchite. Ce ne fut pas aussitôt que la « petite vérole volante », d'abord prise par nous pour une forme très contagieuse de variole, reprit sa bonne place, comme varicelle.

Pour la « pustule maligne », le charbon. Au cœur du « feu Saint Antoine », l'ergotisme, c'est-à-dire l'intoxication alimentaire par l'ergot de seigle lésant le système nerveux. Derrière la suite interminable des fièvres dites intermittentes (vernales, automnales, quotidiennes, tierce, quarte, etc.), le paludisme [2].

Ces conversions ne vont pas sans faux-pas. Telle la volée de bois vert reçue, au fil des encyclopédies, au moment de croiser les années 1880 : les textes rappellent alors, et blâment, la propension des médecins de 1830-1850 à voir la typhoïde partout : tout beau, tout nouveau. On s'aperçoit aussitôt avoir été soi-même l'émule fautif de ces médecins-là. Une fois découvert le bacille d'Eberth (1880), le diagnostic de typhoïde se rigorisa. Il fallait reporter cette rigueur sur le terrain ancien. C'est-à-dire renoncer à des facilités. C'était faire apparaître le chevauchement, sous le vocabulaire, des typhus, typhoïde, septicémie, variole hémorragique. Tout était à reprendre. Mais avec bénéfice. D'un coup, les fièvres comateuse, putride, pétéchiale, lente nerveuse basculaient vers le typhus maintenant isolé. Le reste pourrait suivre. Cependant, parti à affiner le diagnostic, il était temps de sortir d'un cadre étroitement lexical (la liste des termes). Les plongées dans les « mémoires » circonstanciés donnèrent alors l'occasion des plus solides satisfactions. Dès lors qu'on est instruit de leur vocabulaire et des systèmes qu'ils véhiculent, on s'y promène à l'aise. Or ces médecins avaient l'œil fort aigu. Certains nous livrent des observations splendides. Cette diphtérie de Noyon, ce typhus de Sélestat, et cette scarlatine de Rouen

chirurgicale, par E. BRISSAUD, A. PINARD, etc., Paris, 1907, 6 vol.; *Collection médico-chirurgicale à révision annuelle* (PASTEUR VALLERY-RADOT, J. HAMBURGER, directeurs), Paris, Flammarion, 1948-1966, 35 vol.; *Encyclopédie médico-chirurgicale* constamment mise à jour, Paris, 1929-1966, 47 vol.

1. P. BRETONNEAU, *Traité de la dothiénentérie*, Paris, 1822; P. Ch. A. LOUIS, *Recherches anatomiques et pathologiques sur la maladie connue sous le nom de gastro-entérite, fièvre putride* (...), Paris, 1829. Le premier ouvrage, passé presque inaperçu, n'a pas eu, et à tort, la notoriété du second.

2. Il n'est pas impossible de voir dans la fièvre quarte les affectations à *plasmodium-malariæ*, dans la tierce bénigne celles à *plasmodium vivax*, dans la quotidienne celles à *plasmodium præcox*.

sont des leçons d'école [1]. On y retrouve les stades maintenant bien connus, classiques de la maladie, trait pour trait. On y trouve surtout confirmé l'essentiel des grandes équivalences obtenues à partir des seules listes de mots et des dictionnaires. Pour les autres, tout se précise et s'ajuste. Des erreurs sont gommées. Telle la fièvre pourpre, longtemps à nos yeux un simple synonyme de scarlatine — l'étant d'ailleurs dans certains textes. C'était en fait « le pourpre », l'exanthème du typhus [2]. On frôle ainsi de petites catastrophes dont l'issue aurait été grave.

Quelle reconnaissance, aussi, envers un certain Dufour, médecin à Noyon, donnant au détour cette équivalence précieuse : « à tous ces symptômes... on ne pouvait méconnaître une fièvre catarrhale maligne de l'espèce la plus dangereuse, ou si l'on veut, la fausse péripneumonie, comme la nomment certains » [3]. Dieu sait que cette « fausse péripneumonie » avait fait longtemps mystère. La péripneumonie, selon son cortège d'adjectifs (et selon les symptômes), vaut tantôt comme broncho-pneumonie, tantôt comme congestion pulmonaire. Mais la *fausse?* Or voici qu'à l'occasion d'une épidémie que ces archives montrent avoir été très répandue en France dans les années 1782 à 1785, et qu'elles font précisément connaître, grâce à des descriptions très exactes, comme une pneumonie épidémique à pneumocoques, voici donc que la fausse péripneumonie trouve son fin mot!

Laissons ces anecdotes. Il faudrait signaler encore bien des partages délicats. Ainsi pour la « passion iliaque », qui ouvre sur un diagnostic en trident : soit occlusion intestinale, soit appendicite, soit péritonite. Rien ne permet de trancher sinon les cas d'espèce. Mais, à regarder les textes, il semble que dans la plupart des cas, il s'agisse d'occlusion.

Au terme, quel bilan présenter ?

Dans le fond du panier, quantité de symptômes, pouvant appartenir à dix, à cent maladies différentes; cependant, ils serviront. Ensuite, une belle brassée de maladies infectieuses reconnues. Ce sont en vérité les plus commodes; ce sont elles aussi qui font épidémie; elles sont l'événement, spectaculaires, et donneuses de chocs au déroulement de la vie sociale. Plus ténébreuses enfin resteront les affections proprement organiques, celles du cœur, de la circulation, les troubles glandulaires et du système endocrinien, ceux du métabolisme, les maladies gastro-intestinales, infectieuses ou non, les cirrhoses, etc.

Car il y a un point au-delà duquel on ne peut aller, compte tenu de notre documentation. Telles entités récemment individualisées, toxoplasmose, néphrose par exemple, ne seront jamais retrouvées, rompues qu'elles sont entre des symptômes disparates qu'on ne songeait pas alors à réunir. Néphrites peut-être, œdèmes à coup sûr (mais de toutes origines), albuminuries à la rigueur : ces maladies, avec de grands efforts, apparaîtront au jour de nos manuscrits les plus denses. Dans quelle mesure auront-elles eu à l'origine une néphrose,

1. S.R.M. 159 (fin 1781); 146, n° 6 (hiver 1785-1786); 166 (tabl., avril-mai 1781).
2. Typhus ou rickettsie boutonneuse, à ce point, on ne peut trancher.
3. Noyon, « Constitution médicale pour 1782 », manuscrit 20 p., S.R.M. 159.

qui crée ces troubles secondaires ? Personne ne le saura. De certaines parasitoses dont les symptômes sont ambigus, seul l'examen de la formule sanguine permet d'affirmer le diagnostic. Pour nous, la voie est sans issue. Enfin, cette présence universelle de la vermine, partout où les textes, par procuration, nous font poser le regard; ces vers de toutes sortes, grouillant à l'autopsie dans l'estomac, dans les poumons, fuyant les vivants, aux premières grosses fièvres, dans les selles quand ce n'est pas par la bouche et le nez, ils ont troublé sans doute de leur multitude chaque tableau clinique. Ce qu'un correspondant décrivait de bonne foi comme une « fièvre catarrhale bilieuse putride vermineuse », et que les symptômes conduiraient à prendre volontiers pour une pneumonie franche ou atypique doublée de phénomènes vermineux, quel médecin moderne n'en pensera-t-il pas aussitôt qu'y répond aussi bien une infection liée à l'envahissement des poumons, des bronches et de tout l'organisme par les ascarides ?

On connaît aujourd'hui les états ataxo-dynamiques où plongent les septicémies à pneumocoques ou les staphilococcémies aiguës. Les premières prennent ainsi des allures de typhus, les secondes revêtent des formes typhoïdes. Ces signes, à travers les descriptions purement symptomatiques des correspondants de Vicq d'Azyr, peuvent induire en erreur, sans moyen de se prémunir. Il y aurait encore maintes questions annexes de ce genre à se poser. Comment déceler le botulisme qui se cache, les rachitismes, les diabètes, les affections à colibacilles ?

Il faut s'y résigner. Les pistes font défaut, comme manquent aussi, au titre des grands secteurs de la morbidité (tous les recoupements possibles étant faits cette fois), les maladies vénériennes[1], les domaines gynécologique (fibromes, etc.) et ostéologique. Rien que de très flou sur les rhumatismes; aucune mention du rhumatisme articulaire aigu. Tétanos et rage n'apparaissent pas non plus[2].

Tels sont les « blancs ». Ils font nombre, on le voit, mais ne compromettent en rien le matériel abondant et bien délimité qui s'offre d'autre part. De celui-là, quel usage sera-t-il fait ?

On rappellera d'abord le cadre de la recherche : un fichier dont chaque unité mentionne les maladies pour un mois en un lieu. L'ensemble couvre dix années et cent vingt localités. Il est tiré des tableaux publiés par la Société Royale dans ses recueils.

Ces fiches seront traitées par ordinateur. C'est-à-dire qu'elles vont entrer dans sa mémoire. Il faudra également fournir à cette mémoire des instructions qui lui permettront de trier, d'interpréter, de comprendre ces faits bruts. Dans cette perspective, il a fallu accomplir une série d'opérations préalables.

1. L'enquête ne considère sans doute pas ces maladies comme répondant à son objet; elles ne s'intègrent pas aux « constitutions ». En revanche, nous avons de nombreux mémoires séparés qui en traitent, mais toujours à propos de cas individuels.

2. Nous avons cependant de nombreuses données particulières sur la rage, sur sa fréquence, etc.; mais, hors du domaine de l'enquête. *Cf.* S.R.M. 117, 119, et *Histoire et Mémoires de la S.R.M.*, t. VI (1783, 2e partie), Paris, 1784, tout le volume.

1° *Alléger le lexique des maladies :* certains noms y sont purement synonymes. On peut ainsi coaguler en un seul terme *diarrhée, cours de ventre, flux intestinal* et *dévoiement.* S'équivalent aussi *goutte, affection goutteuse, rhumatisme goutteux,* ou bien *phtisie pulmonaire* et *pulmonie.* De cette façon, 75 appellations ont été agglutinées à d'autres, ramenant l'ensemble du lexique de 420 à 345 unités.

2° *Épurer le lexique* : sont mis à part sept expressions ambiguës ou trompeuses (exemple : *température funeste aux valétudinaires; suppression de transpiration*).

3° *Organiser le lexique:* groupe A : de purs symptômes non localisés ou pouvant accompagner des maladies sans rapport entre elles (*prostration des forces, frisson, vertiges, engorgement inflammatoire, enflure,* etc.). Groupe B : symptômes rattachables à un organe, à une partie du corps, à une maladie. Groupe C : maladies au sens propre.

4° *Regroupements :*

a) Par type d'attaque (pour les ensembles A et B) :

— douleurs et phénomènes douloureux;

— étouffements, oppression, dyspnées;

— malaises, selon gravité, jusqu'à la *cachexie.*

b) Par partie du corps et surtout par organe et système organique (pour les ensembles B et C) :

— tête, dont cavité buccale, encéphale, yeux, nez-gorge-oreilles, glandes parotides;

— appareil de la digestion, dont foie, estomac, affections gastro-intestinales, etc.;

— circulation sanguine, accidents cardio-vasculaires;

— appareil génito-urinaire; reins; obstétrique (accidents);

— affections cutanées.

c) Par types de maladie (ou de symptômes) :

Rhumatismes; œdèmes; maladies du système nerveux, psychopathologie; maladies infectieuses épidémiques; maladies de carence ou d'intoxication alimentaire.

Voilà bien un curieux plan d'études médicales! Il faut répéter que ce découpage lacunaire et souvent illogique est fonction du matériel dont nous disposons. D'autre part, des appellations se retrouveront en plusieurs endroits. Une pneumonie à symptômes gastriques secondaires (« fièvre catarrhale bilieuse maligne ») apparaîtra aux rubriques *poumon, affections gastriques et maladies infectieuses;* la variole à celles des *affections cutanées* et des *maladies infectieuses.*

5° *Recomposition des diagnostics.* Aujourd'hui encore les médecins diagnostiquent à première vue nombre de maladies par la série de leurs symptômes (les analyses de laboratoire confirment ou réajustent). La machine recevra ces séries en mémoire. Qu'il y ait, dans une localité, présomption de typhus, de typhoïde ou de tout autre maladie bien repérable, l'ordinateur balaiera le fichier pour les régions voisines et sur les mois précédant ou suivant immédiatement pour y repérer les symptômes qui correspondent à des traits, partiels ou non, de la maladie. Des séquences épidémiques seront révélées de la sorte.

Il s'agira d'autre part d'organiser les sorties de façon à corriger le disparate des premiers regroupements, pour obtenir un tableau final où les maladies et symptômes seraient ajustées selon un classement plus moderne, par exemple :

— affections touchant : *a*) un organe (cœur, rein, poumon); *b*) un groupe tissulaire (rhumatisme); *c*) l'organisme tout entier (maladies infectieuses); *d*) l'équilibre des systèmes de relation entre les organes (système nerveux ou hormonal); *e*) l'organisation cellulaire (cancer).

Il ne faut pas douter que, sur ce plan, l'exploitation du fichier ne nous réserve certaines déceptions. Tout devient schématique dans ces listes de noms. Au bout du compte les résultats donneront de grandes orientations : séquences d'épidémies, années noires, tendance majoritaire de quelques types d'affections, zones à paludisme, cartographie de la « mauvaise » santé.

Classer plus strictement les maladies, connaître la répartition fine de la morbidité, approfondir le champ des plus sérieuses épidémies, cela ne se fera qu'au prix d'un travail soutenu sur les *mémoires* manuscrits du fonds d'archives. Cela nous amène au travail qui se poursuit en ce moment. Les historiens de la démographie mettent l'accent sur la forte mortalité des années 1782 à 1784. Elle semble se produire *hors d'un contexte de crise alimentaire* [1]. C'est ce que nous voulons vérifier. Sur un court espace de temps (1782-1785), nous dépouillons exhaustivement les correspondances et mémoires traitant d'épidémies. Suette du Languedoc, grippe dite « moscovite », pneumonie virulente, poussées meurtrières de la variole — ce que nous avons déjà rencontré peut effrayer. Dans ces taillis épais où plonge notre curiosité, la mort élague et fauche devant nous.

C. MORBIDITÉ ET SOCIÉTÉ

Les rapports de la maladie et de la société sont innombrables. Qu'on pense simplement à la notion du « mal », racine de toute morale, foyer de toute maladie. Notre propos est hors de ces complexités. Ces archives, les premières d'une médecine populaire et collective, nous parlent de rapports beaucoup plus dramatiques, et tels parce que plus simples. Ici, le chant est monodique. Chant d'un long désarroi. Pour l'homme atteint, la maladie est la fatalité. Le médecin lui-même n'échappe pas aux aveux d'une grande impuissance. Ses conquêtes, car il en fait, sont toujours à refaire. Lequel ne nous dit pas un jour sa lassitude ? « Pour avoir une idée de toute l'amertume de la pratique, au milieu de tant de misères, il faut l'avoir exercée. Si jamais il était possible qu'un médecin regret-

1. *Cf.* E. Esmonin, « Statistiques du mouvement de la population en France de 1770 à 1789 », *Études et chroniques de démographie historique*, 1964, pp. 27-130.

tât de porter ce nom ou (...) qu'il portât le découragement jusqu'au point de vouloir fuir (son métier), ce serait dans ces déplorables circonstances où (...) l'on se sent comme irrésistiblement repoussé par tout ce que l'on rencontre [1]. » Outre qu'ils combattent avec de faibles armes, ces hommes restent étroitement liés au même terrain. La maladie a le visage uniforme, elle semble au fond ne pas changer. Monotonie des toux, des infections, des fièvres. Monotones et mortelles. Ce peuple croupit, brûle ou se ronge au-dedans comme au-dehors; putréfaction de l'organisme, bourgeonnement, ulcères et croûtes de l'enveloppe. C'est la terrible impression que donnent les textes. C'est pourquoi les mille raffinements de la médecine moderne n'ont pas leur place ici. Ces organismes assaillis sont emportés avant l'âge des désordres subtils. Les plus solides s'en sortent et vivent sans médecin. Les enfants délicats n'ont pas leur chance. La sélection manque d'aménité. Aussi la médecine, et par force, ne chasse-t-elle que le gros gibier. D'où la part essentielle qui revient dans ces textes aux événements lourds : les épidémies, aux variétés restreintes. En effet, « les fièvres catarrhales, les péripneumonies putrides et malignes, les fièvres intermittentes et rémittentes, putrides et malignes avec exanthème, les fièvres pourprées, la petite vérole et la rougeole, les diarrhées et dysenteries putrides et malignes sont, à peu de choses près, toutes les maladies épidémiques qui règnent dans les campagnes » [2]. En somme, grippes, affections pulmonaires graves, paludismes, typhoïdes, typhus, variole et dysenteries. Ce peu de variété a pour nous ses avantages : nous aurons le moyen de bien étudier chaque sorte.

Dans cet esprit, nous nous sommes consacré à une grosse épidémie de pneumonie que nous avons d'abord isolée en Poitou, d'octobre 1784 à juin 1785, avec une reprise en novembre de la même année [3]. Mais elle se révéla ailleurs. Elle apparaît d'abord à Noyon, et à Bruyères en Lorraine, au printemps de 1782 et au-delà; puis à Obernheim (Alsace) et Dijon, touchés durant l'hiver. On la retrouve dans les Pyrénées en novembre 1783. Elle s'installe à Saint-Dié, se poursuit en Bourgogne (Seurre), touche Montluçon, au début de 1784; passe de là à Rouen et Dunkerque. C'est alors que le Poitou connaît la première vague. Dans l'année 1785, Noyon, la Bourgogne et Saint-Dié auront une nouvelle poussée, comme le Bas-Poitou.

On voudrait transcrire des descriptions de cas, tant elles sont fidèles, et conformes au tableau clinique, *classique*, de la pneumonie. Elles seront publiées ultérieurement. Ce qui retiendra notre attention, c'est la forte mortalité : 35 à 40 % des malades. Seuls les villages pris en main par les médecins voient ces taux s'abaisser à 20 ou 15 %. Or il est établi, aujourd'hui que, même en l'absence d'un traitement par antibiotique, le pronostic de la pneumonie n'est

1. Strasbourg, 1785, S.R.M. 143, n° 6.
2. *Description des épidémies qui ont régné* (à Paris), anonyme, 1783, p. 22.
3. Saint-Maurice-le-Girard, S.R.M. 189; Poitiers, 184; Marans, 183; Saint-Maixent, 174; Mirebeau, 163; et J. G. GALLOT, *Recueil d'observations ou Mémoire sur l'Épidémie... de la Chataigneraye*, Poitiers, 1787, in-4°; DE LA MAZIÈRE, « Observations nosologiques », 1775-1791, manuscrit 199 p., Bibliothèque municipale, Poitiers.

pas très fâcheux. Cette circonstance a même suffi à nous faire remettre en cause le diagnostic de cette épidémie. Mais non! Les descriptions étaient trop claires pour laisser place au doute. La conclusion s'impose. Que l'on pense à l'hygiène déplorable des campagnes, à l'insuffisance des vêtements pour protéger contre les froids d'une fin de journée, à l'alimentation très mal équilibrée, causant des carences multiples, aux cent infections secondaires latentes qui ne demandent qu'à se développer. Pour ces raisons, et pour d'autres convergentes, l'invasion du pneumocoque dans ces organismes débilités y jette un désordre complet. Tout le corps retentit, le cortège des complications entre dans le jeu, l'édifice s'effondre. Disons donc que la pneumonie n'*est plus* considérée comme admettant un pronostic fatal, sauf exception. Mais il faut le prendre pour un fait récent dans l'histoire des maladies. Elle était terrible au XVIIIe siècle.

La fragilité dont cette évidence témoigne, permet de comprendre pourquoi les habitants des campagnes, venant au siècle suivant chercher du travail à la ville et y vivant dans des conditions précaires, purent constituer un terrain si propice aux ravages de la tuberculose. Certes les paysans de 1840 ne sont plus ceux de 1780. Leur niveau de vie a changé. Mais les rapports des médecins chargés des épidémies ne nous laissent pas d'illusions sur les conditions d'hygiène et le déséquilibre alimentaire. L'organisme reste fragile.

Cependant la question peut être posée autrement. Plusieurs autopsies faites au cours de l'épidémie poitevine révèlent que les poumons, dont l'apparence traduit bien les désordres produits par le bacille pneumococcique, présentent en même temps des lésions qui se lisent aisément comme étant de caractère tuberculeux. Ces cavernes ont dû compter dans l'issue fatale. Il faut se demander alors si la tuberculose n'était pas plus fréquente qu'on ne le pense chez les habitants des campagnes. Rappelons-le : le médecin ne venait à eux qu'à l'occasion des épidémies graves. Le reste du temps, ils échappent à ses soins. Ils sont le lot des « charlatans », des « mèges », des « chirurgiens ». Ils meurent sans dire de quoi. Cela vaut encore dans le premiers tiers du siècle dernier. Arriver à la ville, c'est, au contraire, accéder au regard médical : le médecin compte les cas. C'est aussi s'entasser, s'épuiser, s'entre-infecter. Dans ces creusets, la virulence des bacilles s'exaspère. Nous aurions, là, réunies, les conditions de la grande endémie tuberculeuse de la première révolution industrielle, d'autant mieux connue que les médecins s'en préoccupèrent. Le « mal du siècle » n'explique que pour partie la propagation urbaine du fléau, la contamination des classes supérieures. Les germes ne naissent pas tout seuls. Sans doute viennent-ils de ce fond misérable des campagnes de l'Ancien Régime, que l'archive médicale nous livre dans son dénuement [1].

Celle-ci nous suggère une autre hypothèse. Il est frappant de constater la fréquence avec laquelle, dans ces observations, les convulsions compliquent

1. Nombreux textes révélateurs. Par exemple Flaugerges, médecin à Rodez, note en juin 1784 par temps de canicule, des crachements de sang « en assez grand nombre ». Chez beaucoup de ceux qui les ont eus, des suppurations ont suivi : « ils sont dans le dernier degré de la phtisie », S.R.M. 148.

les symptômes de maladies qui, en droit, n'en comportent pas. C'est le cas, en plusieurs endroits, pour cette pneumonie dont nous avons parlé. Elles accompagnent également une scarlatine à Rouen, une diphtérie à Mirebeau. Là encore, ces anomalies feraient douter du diagnostic, si son évidence ne s'imposait. Alors ?

Il se trouve que certains médecins prêtaient attention aux accidents nerveux. Du moins, leur correspondance avec Vicq d'Azyr est copieuse sur ce point. L'un d'eux nous décrit de véritables épidémies d'hystérie : « ... il a régné aussi une affection mélancolique, dans les femmes surtout, dont le principal symptôme était une barre ignée que les malades disaient leur traverser l'os coronal. Elles avaient toutes l'envie de se jeter dans un puits... ». Il prescrit les bains froids. Cependant, le mal persiste chez certaines. « Cela me décida à faire mettre la malade auprès d'un puits dont quatre hommes tiraient continuellement de l'eau et la jetaient sur la tête nue et le corps de la patiente qui ne tomba en syncope qu'après en avoir souffert quatre-vingts seaux. » Le lendemain il n'en fallut que cinquante, après quoi « elle fut prise du plus violent accès d'une fièvre de vingt-quatre heures qui ne cessa que pour voir naître une sueur des plus abondantes. On vit succéder un calme dans la machine. La raison égarée reprit ses droits... et depuis ce temps-là, cette femme qui n'avait jamais eu d'enfants a accouché » [1].

Au reste, on note plusieurs cas de crises hystériques provoquées par le refus inconscient d'avoir un enfant supplémentaire. Une femme connaît un accouchement de quatre jours et quatre nuits, tant le col de l'utérus se trouve resserré par la crise convulsive. Cet état se prolonge deux mois après la délivrance difficile, la malade sentant dans son estomac un « vaisseau qui bat; c'est une corde si tendue que, dit-elle, elle fait les mêmes mouvements qu'une corde de violon extrêmement roide » [2]. Une autre est prise d'accès de convulsions et de délire furieux entrecoupés de comas. Tout cela dure encore deux jours après l'accouchement. Puis elle reprend connaissance et tout revient dans l'ordre aussitôt : « elle ne savait absolument rien de tout ce qui s'était passé avec elle, et fut surprise de voir son enfant » [3].

En Poitou, au printemps 1784, lors d'un fort orage, la foudre entre dans une grande demeure, passe et tournoie dans une pièce où travaillent trois lingères, puis sort en brisant la fenêtre. Les réactions des femmes effrayées sont de type hystérique. Deux d'entre elles ont des convulsions. L'autre est retrouvée évanouie sous un lit. Elle jure ensuite ne pas y être allée elle-même. Pourtant, personne ne peut expliquer comment elle aurait pu s'y trouver autrement. Du moins ses jambes restent paralysées deux jours. Tout se remet ensuite parfaitement. En termes de psychologie moderne, il est clair que cette paralysie sert à tenir un discours qui oblitère le souvenir de la peur, et qui pourrait

1. Mirebeau, août 1777, S.R.M. 163.
2. *Ibid.*, novembre 1777.
3. Meyer, médecin à Mulhouse, décembre 1784, S.R.M. 166.

se traduire : « Je n'ai pas pu aller sous le lit puisque je n'ai plus de jambes. » Mais tous ces éléments nous donnent peut-être enfin la clé de l'un des termes du « lexique » que nous n'avions pas pu traduire : les *fausses paralysies.* Elles sont fréquentes. Elles n'ont pas de suites : le mouvement revient après quelques jours, sans rechute. Seraient-elles des paralysies hystériques ?

Nous n'avons insisté sur ces exemples que pour autant qu'ils nous semblent signaler une tendance hystéroïde profonde qui caractériserait la société d'Ancien Régime, au moins pour ce qui est des couches populaires. Attaque effrayante de la maladie, soucis personnels, peur : la réponse est souvent du même type — convulsions, voire paralysie. Ces symptômes s'ajoutent, lors des épidémies, à ceux que font naître le mal lui-même. Réaction à forte coloration hystérique. De nos jours, la réaction s'est modifiée. Elle est plus volontiers dépressive et schizoïde; encore que les phénomènes sociologiques liés au *rock'n roll* indiquent un retour aux réponses du premier type : hystérie collective. Première ébauche de mutation due aux sociétés de masse.

Quoi qu'il en soit, en se fondant sur les thèses récentes de la psychiatrie, on rappellera que la personnalité hystérique se caractérise par une anomalie des processus d'identification de la personne [1]. Celle-ci est comme dissociée, dans la mesure où font défaut des modèles de comportement personnels. D'où la plasticité extrême des expressions émotives, par laquelle le sujet est porté à composer son rôle social (à le « jouer » théâtralement) en fonction des modèles proposés par autrui, que l'inconscient transpose. Ce qui explique l'importance des manifestations collectives. On se soumet à la représentation de la masse, au sur-moi collectif. De cela témoigne la place que tient la suggestion dans la naissance de la crise comme dans son traitement.

En réalité, on le sait, la personnalité se construit en assumant le rôle du personnage qu'elle tend à être. Dans une société où les fonctions, les droits sacrés, les prestiges du père sont endossés sans retour par le seigneur, par le prêtre et, suprêmement, par le roi, l'homme du commun reste lié, psychologiquement parlant, à une sorte d'enfance : sujet et victime d'un transfert qui ne sera jamais levé parce que ce transfert est l'institution suprême. L'homme simple ne se possède pas tout entier, il n'existe pas tout à fait. A plus forte raison la femme. Le choix de leur être social ne leur appartient pas.

La permanence des composantes hystériques dans le comportement populaire rend donc finalement compte de la nature d'une société qui en fait suscite ces tendances. Ici encore, l'archive médicale est au cœur de la réalité sociale. Mais l'exécution solennelle du père, le 21 janvier 1793, va créer les conditions d'un lent mais sûr renversement des traits de la morbidité psychique.

Pourtant, même franchie cette date, le praticien ne cesse de côtoyer l'extrême détresse. Saint-Romain-sur-Meuse, 1833 : « La misère a été si grande que beau-

1. Docteur Henry Ey, « Introduction à l'étude actuelle de l'hystérie », *La Revue du praticien*, (XIV) 11, 1964 pp. 1417-1431.

coup de parents ont refusé les soins qu'on voulait donner à leurs enfants, jusqu'à ce qu'on leur ait procuré les moyens de les nourrir en même temps. Plusieurs même espéraient, il faut l'avouer, que cette maladie les feraient périr et les délivreraient de la misère humaine à laquelle eux-mêmes étaient en proie. [1] » La Lozère n'est pas mieux partagée : « Tout couverts de haillons et ayant à peine une couverture de rechange, ils habitent une misérable chaumière entourée de fumiers qui exhalent une odeur insupportable... L'air intérieur de ces réduits obscurs et malsains est à peine renouvelé par l'ouverture d'une ample cheminée, d'une porte écrasée, et rarement par une petite fenêtre que certains d'entre eux ont la précaution de faire fermer pour ne pas en payer les impôts. Souvent un peu de paille couverte d'un lambeau de grosse toile et une couverture de laine leur servent de grabat, sur lequel le vieillard décrépit et l'enfant nouvellement né, la fille et le garçon, le sain et le malade, le mourant et le mort sont souvent confondus [2]. » Nous possédons des séries entières de témoignages similaires pour le XVIIIe siècle [3].

L'intérêt de ces textes plus récents est double. Ce que disent les médecins de la Société Royale pourrait procéder de cette sensibilité larmoyante des contemporains de Jean-Jacques. Nous risquerions d'extrapoler facilement et de généraliser à partir d'eux les remarques de La Bruyère sur les paysans. Or, ces descriptions des années 1830 nous confirment dans la première impression. Ces misères ne sont pas une légende. Les rapports d'hommes au regard déjà scientiste témoignent d'un état de chose qui s'est bel et bien maintenu.

Pour ce qui nous regarde, l'essentiel à retenir est encore cette absence générale de l'hygiène qui favorise les contagions, et le mauvais état de santé, qui rend funeste toute invasion microbienne. L'eau n'est pas protégée : fumiers jouxtant l'habitation, constamment arrosés par les eaux de rebut, cimetières où l'on n'enterre pas assez profond et où les pluies violentes découvrent souvent les cadavres, mares croupissantes où l'on plongera les légumes : toutes les eaux, des rivières et des puits, sont polluées. Celle qu'on boit fourmille de germes, et d'autant plus on la boit que le vin n'est pas fréquent à la table du pauvre. C'est la raison pour laquelle, et jusqu'en 1860, la typhoïde est endémique en France. Elle frappe chaque année les campagnes, et plus volontiers encore celles de la moitié nord et nord-est du pays. Sans doute le bétail, source de fumiers, et les pluies, qui disséminent les jus de ceux-ci, expliquent cette localisation [4].

Au reste, les maisons sont « basses, humides, et si mal aérées que dans les

1. Mémoires de l'Académie de Médecine, t. VI, 1837, p. 406.
2. *Ibid.*, t. III, 1833. Commune de Vebron.
3. *Cf.* J. G. Gallot, « Observations » pour La Rochelle, ms. 11 p., S.R.M. 189 : « Il faut l'avoir vu pour croire quel est l'état affreux auquel sont réduits ces malheureux de nos campagnes dans les maladies, et surtout dans les épidémies telles que les dysentériques : sans nourriture, sans secours, sans linge. J'ai vu la plupart de ces infortunés périr sur la paille dans la première ordure occasionnée par la dysenterie. Il y a parfois trois, quatre, cinq et même six individus réunis ensemble et enfouis dans de pareils immondices. »
4. *Rapport de l'Académie de Médecine (...) sur les épidémies*, Paris, 1868.

trois quarts de nos métairies, on n'y pourrait lire en plein midi sans chandelle »[1]. Les animaux y vont et viennent, les porcs s'installent dans la pièce, leur mangeaille y fermente dans les baquets, la litière de paille ou de plume grossière recouverte de linges qu'on ne change jamais renferme tout le bestiaire de la vermine.

En Poitou, les paysans travaillent toujours pieds nus, dans la terre humide. En Périgord les jambes sont le plus souvent blessées ou variqueuses, ulcérées. Les plaies, partout, sont mal soignées et dégénèrent. Le vêtement grossier irrite la peau. Les grosses chaleurs donnent alors lieu à des « épidémies » de boutons divers : la crasse, la sueur, l'inflammation de la peau se conjuguent pour produire l'exanthème. Cela, même à la ville[2]. En fait, la peau n'est jamais saine ni nette, si ce n'est chez les gens aisés, c'est-à-dire propres et vêtus de « linge fin », qui n'irrite pas.

D'ailleurs l'alimentation est mauvaise. Le pain du Périgord contient deux tiers de maïs, moulu frais, qui fermente en farine et donne des aigreurs. On le trempe dans une soupe de légumes, dont « le lard, la graisse et l'huile les plus vieux et les plus rances font l'assaisonnement ordinaire »[3]. Dans l'Embrunois, une épidémie éruptive fait périr beaucoup de monde; elle a pris « après l'usage de viandes salées provenant de bœufs et de vaches morts du charbon »[4]. Le pain des villes contient de la sciure, de la fécule, des sels toxiques; le sel de cuisine est mélangé de plâtre, de terre, de sels toxiques, de salpêtre; on y trouve même l'oxyde d'arsenic. L'absinthe est colorée à l'oxyde de cuivre. Les « vases culinaires » en cuivre, mal soignés, pour peu qu'on y mette des produits acides, oseille ou vinaigre, entretiennent une intoxication permanente, et disposent le tube digestif érodé aux pires accidents en cas de maladie[5].

Tout cela rend plausible qu'il y ait eu ensuite tant de villages « où souvent pas un seul homme ne se trouve avoir la taille militaire »[6]. Car « la misère, la pauvreté s'opposent beaucoup au développement d'une forte et belle constitution. Presque nus toute l'année, obligés de courir dans la boue ou sur la gelée pour mendier leur subsistance, comment se pourrait-il que de misérables enfants ne souffrent pas d'altération dans leur accroissement ? »[7]. On reste toujours au bord de la misère physiologique, et les signes en sont clairs. « Les filles dans nos pays sont très sujettes aux pâles couleurs et sont rarement réglées avant l'âge de dix-huit, dix-neuf et vingt ans. Elles sont souvent attaquées de fleurs blanches et d'œdèmes aux pieds et aux jambes »[8].

A ce point, les médecins sont tout à fait conscients de la vanité des efforts

1. Bressuire, « Topographie (...) », 1786, A. D. Deux-Sèvres C 14.
2. *Cf.* Poitiers, juillet-août 1784, S.R.M. 184.
3. Montignac « Observations » pour 1777, S.R.M. 143. L'année précédente, une typhoïde régnant dans la région a enlevé dans certains endroits le quart des habitants.
4. Montdauphin, février-juin 1784, S.R.M. 146.
5. *Cf. Annales d'Hygiène*, t. VII, 2, 1831, p. 198; t. VIII, 2, 1832, pp. 250 et suiv. et 438.
6. Commission des épidémies, « Rapport général », *Mémoires Acad. Méd.*, t. III, 1833.
7. Saint-Maurice-le-Girard, « Observations », 1776, manuscrit 14 p., S.R.M. 189.
8. Bressuire, 1776, *loc. cit.*

qu'ils font. Comment soigner des gens qui n'ont pas les ressources physiques qui les aideraient à lutter contre le mal ? Il faudrait imaginer une autre médecine. Que signifie la diète dans ces conditions? « ... Je n'avais que faire d'interdire le bouillon gras où la viande manquait, et où le bouillon, quand il y en avait, ne différait guère de l'eau claire » [1]. Nourrissez-les d'abord, nous les soignerons ensuite. C'est ce que les médecins écrivent à l'envi. D'ailleurs, ils se heurtent aux paysans eux-mêmes, qui refusent les soins. A cet égard, la mentalité populaire laisse paraître une sorte de prudence, produit peut-être d'une longue habitude des ruses qui permettent de survivre. Ils s'opposent à toute saignée, à toute purgation qui les délesterait d'unc part quelconque de substance, fût-elle infectée. « On proposera à cette espèce d'hommes après un purgatif (vomitif) d'en prendre un second (vermifuge); c'est ce qu'ils ne veulent pas faire. Ils allèguent pour raison qu'ils n'ont rien dans le ventre » [2]. Est-ce si faux ? Ils n'ont rien que des vers. « Souvent nos pauvres paysans se tuent eux-mêmes en ne voulant pas s'en rapporter aux avis des médecins » [3]. Et la raison en est « que la grande indigence abrutit autant qu'elle endurcit » [4]. Les études sur la pathologie de l'indigence nous confirment que la misère fait baisser le quotient intellectuel [5]. On en trouverait une illustration dans les démêlés sans fin qu'ont eus les médecins poitevins avec leurs paysans pour leur faire adopter la pomme de terre. Ils se heurtent à une résistance butée, imbécile, à laquelle les preuves, les évidences ne font rien : la pomme de terre nourrit et l'homme et l'animal, elle vient bien, elle résiste aux orages, aux pluies, on en fait de bons plats, ceux qui en font pousser prospèrent : mais nous n'en voulons pas. Et ils continuent d'avoir faim [6]. Paysans crédules cependant, auxquels les médicastres, et les pharmaciens aussi bien, donneront des drogues frelatées, pilules à l'arsenic, ou « kinkina » prescrit par le médecin, mais falsifié [7].

Gens résistants surtout, malgré le démenti que donnent à cette idée les ravages du paludisme, du typhus, de la variole. Résistants malgré tout, comme l'attestent de nombreux cas. Certains surmontent les pires épreuves physiques.

Un jeune homme, déséquilibré mental semble-t-il, craignant d'être enrôlé dans la milice et voulant s'y soustraire, se tranche le sexe et les testicules. Sa famille, rentrant des champs, ne le trouve que tard dans la soirée. Il est très affaibli. Le chirurgien, demeurant loin de là, vient dans la nuit. L'hémorragie a dû être considérable. Pourtant il saigne le garçon à trois reprises et recommencera le lendemain. Certes la saignée crée un choc, qui produit une vaso-

1. Sélestat, « Mémoires... », 1785, S.R.M. 143, n° 6.
2. Montignac, Lettre du 15 décembre 1777, S.R.M. 143 (Laservolle).
3. Saint-Maurice-le-Girard, « Observations nosologiques », 2e trimestre 1787.
4. Sélestat, *loc. cit.*
5. *Cf.* Ch. Richet et A. Mas, *La famine*, Paris, E.P.H.E. VIe Section, 1965, et Ch. Richet, *Pathologie de la misère*, Paris, S.D.M., 1957.
6. Bressuire, *loc. cit.*
7. *Cf.* Auxerre, septembre 1784, S.R.M. 154; Tonneins, septembre 1783, S.R.M. 152; *Annales d'Hygiène*, t. VII, 1, 1831 p. 195; A. D. Deux-Sèvres 6 M 21, 2.

constriction périphérique; elle fait aussi baisser la tension artérielle. Par ces deux moyens, elle peut arrêter l'hémorragie principale. Mais au prix de quel risque! Le mutilé s'en remet cependant et retrouve bientôt une santé « florissante »[1].

Un médecin nous décrit un cas d' « affection gangreneuse » dont les symptômes sont ceux d'une artérite. Le pied n'étant plus irrigué se gangrène. Le médecin n'est appelé que lorsque les choses ont pris très vilaine tournure. On soigne le malade, mais au point où en est le pied, il vaut mieux le laisser en l'état : on attend la « mortification du membre ». Il tombe de lui-même, et l'homme se rétablit[2].

A Neufchâteau, en Lorraine, une servante est attaquée en l'absence de son maître[3]. Elle doit indiquer où se trouve l'argent. Elle crie. On lui met dans la gorge une « poire d'angoisse » pour la faire taire; et comme les voleurs la rouent de coups et l'étranglent avec une corde, elle avale l'objet. Les voisins accourus la trouvent inanimée; elle le reste pendant six heures. A son réveil elle est prise de douleurs atroces dans l'estomac, spasmes, convulsions, syncopes. Cet état durera quatre mois, au cours desquels elle va rejeter, une à une, 264 épingles et aiguilles, par la bouche, par l'urètre, dans les selles, par la peau et par le coin de l'œil. Chacune au prix de convulsions qui la mettent chaque fois à deux doigts de la mort. Cependant, au début, on croit à un manège. Elle est complice des voleurs et simule. On l'amène à Nancy, on la met nue, sous surveillance, attachée à un lit sans draps pour s'assurer de sa bonne foi. Les épingles viennent toujours. Innocentée, elle peut s'en retourner. Mais les secousses de la voiture accroissent les malaises. Dès lors, le remède est trouvé : la promener chaque jour en charrette sur des chemins raboteux. Les crises se multipliant, elle sera débarrassée. Après six mois, elle paraît remise. Il va sans dire qu'on l'avait bâillonnée avec une boîte d'épingles, dont elle devait rejeter aussi l'enveloppe de métal.

Ces tempéraments-là sont rudes. Ils sont également plus proches d'un certain équilibre naturel. Celui-ci est rompu par la misère. Mais tout ce que cherchent à faire les médecins c'est au fond de rétablir cet équilibre. C'est en fonction de cela que la médecine climatiste prend, à nos yeux, un certain sens. Ces gens paraissent être réellement soumis aux aléas du temps, au rythme des saisons, aux propriétés de l'eau plus ou moins crue, plus ou moins sulfureuse, aux emprises de l'air plus ou moins sec. Peuple que ne protège pas le rempart des villes.

Plus intéressant, plus surprenant encore est le fait que les praticiens arrivent à soigner, à guérir. Faisons la part de la gloriole. Il reste que, dans des cantons terrassés par le typhus, la typhoïde, les pneumonies, où hommes, femmes, enfants, vieillards meurent confusément, à leur arrivée, le tableau change. Est-ce seule-

1. Noyon, 1782, S.R.M. 159.
2. Mirebeau, S.R.M. 163, n° 1.
3. Javelot, médecin, professeur à la faculté de Nancy, « Histoire d'une maladie singulière », manuscrit, 1778, S.R.M. 188, n° 26.

ment pour la raison qu'ils soignent, c'est-à-dire qu'ils lavent les corps (dedans, dehors), qu'ils font nettoyer la literie, la maison, ouvrir les fenêtres, ou du moins aérer [1], qu'ils donnent à boire chaud, qu'ils réchauffent ou rafraîchissent ? Ils déterrent les malades des monceaux qu'on édifiait sur eux « pour qu'ils transpirent ». Ils font cesser les beuveries d'alcool, réputé guérisseur de tous les maux. Mais est-ce aussi que leur thérapeutique serait plus adaptée qu'on ne croit ? Homéopathie des drogues à base de « simples », sagesse de la fièvre qu'on entretient dans certaines maladies. Il n'y a pas dix ans qu'André Lwoff a démontré quantitativement, vérifiant l'hypothèse de Pasteur, que la fièvre joue un rôle protecteur dans certaines agressions virales (poliomyélite, adénites virales). Pertinence encore dans l'usage de la bien simple et bien naturelle *limonade*, jus de citron qui fournit les vitamines C déficitaires. Sans parler de la médecine des tempéraments, dont la biologie génétique nous indique aujourd'hui que ses intuitions n'étaient pas seulement absurdes ou poétiques. Comme n'étaient pas déplacées non plus ces idées qu'on avait sur la dynamique de la guérison. On sait désormais que l'infection suppose une certaine participation de l'organisme à l'invasion; et que la guérison implique, de la part de ce corps et de l'état d'esprit qui le gouverne, une participation active. Ces positions et cette sensibilité sont au cœur du travail que poursuivaient ces médecins dans les difficultés que nous savons.

« Qu'on a de peine, Monsieur, dans ces campagnes de faire la médecine comme il faut, dit l'un d'eux. Dans un hôpital un médecin ordonne. On exécute son ordonnance. Il voit son malade deux trois fois le jour (...) Mais dans les campagnes peut-on observer en courant du hameau d'un village à l'autre ? et que laisse-t-on auprès du malade pour rendre compte des changements qui arrivent dans la maladie : des médicastres qui à peine scavent lire [2] ? » Il faut des hôpitaux dans les campagnes, il faut soustraire tout ce monde aux charlatans, aux criminels auxquels on l'abandonne. « Ce menu peuple est pourtant le soutien de l'agriculture et le bras de l'état »; et ailleurs, « il s'agit de la vie et de l'intérêt des citoiens les plus utiles à l'état, que la cupidité sacrifie » [3].

Les premiers en ce monde prodigue de vies humaines, ces médecins savent exactement le poids et le prix d'une existence. Tout ce monde qui tourne autour de la Société Royale et qui la fait prospérer, a un grand sens économique et historique, souvent même un sens prophétique de l'assistance sociale. Plus même, de l'espérance. C'est une médecine qui prend du champ.

1. Dès que quelqu'un tombe malade, on ferme la maison, on allume les chandelles et tout le monde s'assemble autour du malade. Les témoignages en sont très nombreux.
2. Montignac, Lettre à Vic d'Azyr, décembre 1777, S.R.M. 143.
3. Auxerre, septembre 1784, S.R.M. 154.

Deuxième partie

EN BRETAGNE : MÉDECINS ET ÉPIDÉMIES

CHAPITRE PREMIER

LE PERSONNEL MÉDICAL EN BRETAGNE A LA FIN DU XVIIIe SIÈCLE*

par J. MEYER

A. SITUATION GÉNÉRALE

Le corps médical français s'est trouvé en 1777-1778 face à un véritable défi intellectuel et scientifique lancé par Vicq d'Azyr. La réponse à ce défi a été vraiment stupéfiante, à la fois par son ampleur et sa précision. Elle met en cause toutes nos connaissances acquises sur le monde des médecins et des chirurgiens du siècle des Lumières. Aussi convient-il de compléter les enquêtes climatiques et épidémiques par une étude aussi poussée que possible de la situation médicale des diverses provinces françaises. Car il ne peut, à l'heure actuelle, être question de dresser un bilan national par trop imprécis et incomplet.

L'exemple breton a, croyons-nous, une valeur toute particulière. Médecins et érudits de la fin du XIXe siècle ont multiplié les analyses, que l'on a trop souvent répétées sans les contrôler [1]. Il convient de les revoir et de reconsidérer la plupart de leurs assertions. Ce qui est vrai à l'échelon local l'est tout autant sur le plan national. Les historiens ont trop facilement accepté ce consensus tacite qui veut que l'état médical de la province soit tout particulièrement critique à la fin du XVIIIe siècle. Cette pétition de principe a été d'autant plus facilement admise que les études démographiques révèlent de plus en plus nettement l'ampleur de la crise démographique qui a secoué toute une partie de l'ouest de la France entre 1770 et 1789 [2].

Or les médecins bretons ont participé à l'enquête de Vicq d'Azyr, et le fait

* Ce chapitre reprend pour l'essentiel (pp. 16 à 69) le texte d'un article publié dans *Études rurales*, avr.-juin 1969, pp. 7-69.

1. Dr R. PETIT, « La science et l'art de guérir en Bretagne », *Annales de Bretagne*, 1886, II, pp. 3-20; 1887, pp. 261-290; A. DUPUY, « Les épidémies en Bretagne au XVIIIe siècle », *ibid.*, 1886, I, pp. 115-140 et 290-308; 1886, II, pp. 20-39; 1887, pp. 190-226; 1888, III, pp. 179-204. Le fonds du Dr Hardouin est bien plus important (A.D.I.-V., I F 2238-2244). On en retiendra, entre autres, I F 2236/6: « Le chirurgien de campagne en Bretagne au XVIIIe siècle »; I F 2243/1 : « La lutte contre les épidémies en Bretagne au XVIIIe siècle », etc. Relevons encore : Dr NICOLE, *Apothicaires et pharmaciens du Morbihan*, Rennes, 1962. Sur les relations du monde médical avec le Contrôle général, *cf.* M. FOUCAULT, *Naissance de la clinique. Une archéologie du regard médical*, Paris, P.U.F., 1963, pp. 25-28.

2. Ainsi, tout récemment, l'article de Y. BLAYO et L. HENRY, « Données démographiques sur la Bretagne et l'Anjou de 1740 à 1829 », *Annales de Démographie historique*, 1967, pp. 91-169. Cette analyse, d'une remarquable ampleur de vues, suscite cependant quelques réserves. La crise de 1770-1789 n'a, en effet, guère touché le Poitou ni même le bas Poitou, alors qu'elle bouleverse et l'Anjou et la vallée de la Loire. Il paraît donc peu adéquat de regrouper des zones aussi fondamentalement différentes que la Vendée et la Bretagne, au risque de fausser les perspectives, en atténuant par exemple la crise bretonne par les chiffres, moins défavorables, du bas Poitou.

mérite explication, d'autant plus que l'intendance de Bretagne a, de son côté — comme toutes les intendances —, fait un très gros effort de mise en place d'un réseau de lutte anti-épidémique qui a eu des effets bénéfiques incontestables. C'est probablement dans cette perspective de recensement de tous les moyens humains disponibles que se place le questionnaire lancé en 1786 par Bertrand de Molleville sur le nombre de médecins et de chirurgiens des diverses subdélégations bretonnes [1]. Les réponses — par malheur incomplètes — à ce questionnaire permettent d'esquisser un bilan provisoire de l'état de l'équipement sanitaire de l'une des provinces à cet égard réputée la plus déshéritée.

Toute analyse se doit d'être à la fois quantitative et qualitative. La première s'avère, paradoxalement, être de loin la plus facile. Les lacunes certes ne manquent pas. Nous ne possédons en effet que les réponses de 47 subdélégués sur 65, soit près des 3/4 de la province de Bretagne. Mais il existe des possibilités, au moins partielles, de pallier ces insuffisances, grâce, entre autres, aux rôles de la capitation [2].

Les réponses partielles des subdélégués permettent de recenser en Bretagne 62 médecins — dont 3 seulement établis à la campagne [3]. Le bilan apparaît singulièrement maigre. Il est vrai qu'il s'y ajoute quelque 255 chirurgiens [4]. Le total de ce personnel médical de 47 subdélégations se monte donc au chiffre de 317 membres, soit une moyenne d'un médecin et de cinq chirurgiens par entité administrative. Ces données numériques confirmeraient donc une situation médicale catastrophique, plus ou moins propre à la Bretagne. En fait, ce tableau pessimiste est faussé, comme il arrive parfois, par la situation administrative. Contrairement à ce que l'on pense d'habitude, les subdélégués des régions les plus défavorisées réagissent avec plus de promptitude et de précision que ceux de parties de territoires plus évolués. Le fait s'explique sans doute de diverses manières. Les subdélégués ont certainement répondu avec d'autant plus d'empressement qu'ils pouvaient escompter une amélioration de la situation sanitaire, ne fût-ce qu'en période d'épidémies. Ils avaient donc intérêt à souligner les situations les plus défavorables. Par ailleurs, il était probablement plus aisé de recenser un personnel médical restreint dans des régions campagnardes où médecins et chirurgiens appartenaient sinon à la bourgeoisie, du moins au petit personnel d'encadrement rural. Le premier motif a sans doute été le plus puissant. On retrouve en effet la même répartition géographique des

1. Il semble que cette enquête ait été suggérée par Vicq d'Azyr. Si cette hypothèse se révélait exacte, il ne serait pas utopique de penser retrouver l'ensemble de l'enquête médicale établie pour toute la France, si tant est qu'elle ait été conservée. Seule cette enquête générale serait susceptible de permettre des comparaisons entre provinces et, par conséquent, de mesurer les décalages réels. Si les papiers correspondants du Contrôle général ou de l'Académie de Médecine n'en ont pas conservé traces, il sera possible de retrouver une partie des enquêtes locales dans les archives des diverses intendances.

2. L'enquête de 1786 est contenue dans les dossiers des A.D.I.-V., C 1325.

3. L'un est établi à Louvigné-du-Désert (subdélégation de Fougères), le second à Mézières (près de Saint-Aubin-du-Cormier), le troisième au Hudeau (subdélégation de Josselin).

4. Et non 244 comme l'indique A. DUPUY, *art. cit.*, p. 193.

données fournies par l'enquête sur les sages-femmes [1]; 47 subdélégués y ont répondu : ce sont les mêmes que ceux de l'enquête médicale. On y recense un total de 505 sages-femmes « jurées », ou du moins acceptées comme telles — 4 subdélégations n'en possédant d'ailleurs aucune [2].

Les lacunes de la carte médicale se répartissent en trois taches principales : la région de Brest (3 subdélégations) [3], le bassin de Rennes (6 subdélégations) [4] et une bonne moitié du comté nantais (5 subdélégations) [5]. Il s'y ajoute les blancs isolés des subdélégations de Saint-Brieuc, de Concarneau et de Saint-Malo. Exception faite de la dernière subdélégation, toutes nos lacunes correspondent en fait aux régions les plus urbanisées ou proches des grandes villes de la péninsule, donc les plus évoluées et médicalement d'autant plus favorisées que l'on se trouve, fréquemment, en milieu portuaire, où les chirurgiens sont relativement nombreux.

Les lacunes sont partiellement compensées par les sondages opérés dans les rôles de la capitation des villes. On n'a pas, en effet, eu recours aux rôles des campagnes : le travail de recensement demande son temps et ne pourra aboutir que dans une étape ultérieure.

La ville de Nantes s'avère, comme on pouvait s'y attendre, être l'agglomération la plus avantagée. En 1720, on y relève les noms de 5 médecins et de 15 chirurgiens, contre ceux de 9 apothicaires et de 27 droguistes [6]. En 1740, le nombre de médecins est passé à 8, celui des chirurgiens à 28, contre 8 apothicaires et 40 droguistes [7]. En 1788, on y compte 9 médecins et 40 chirurgiens, soit au total de 49 praticiens : autant que pour toutes les subdélégations littorales, de Quimper à Vannes [8]. La situation est, en fait, encore plus favorable qu'il n'y paraît de prime abord. La marine de commerce provoque, en effet, un véritable marché de chirurgiens de navire, venus de tous les horizons de France. De 1750 à 1790, les registres des classes permettent de recenser un total de 2 500 chirurgiens, soit une moyenne de 62 par an [9]. Ils sont, certes, pour la plupart absents pendant la majeure partie de l'année, mais tous pratiquent peu ou prou, durant leurs périodes de présence, à la faveur de leurs prix particulièrement bas. Le même phénomène se produit tant à Saint-Malo qu'à Lorient pour la marine de commerce et la Compagnie des Indes, qu'à Brest pour les besoins de la marine militaire [10].

1. A.D.I.-V., C 1329, 1786.
2. Soit une moyenne de 11 sages-femmes « jurées » par subdélégation. Les subdélégations sans sages-femmes sont celles d'Antrain, de Blain, de Gourin et Machecoul.
3. Celles de Lesneven, Saint-Renan et Landerneau.
4. Celles de Rennes (nord et sud), Montfort, Liffré, Plélan et Ploërmel.
5. Nantes nord et sud, Clisson, Paimbœuf et Savenay.
6. A.D.L.-At., B 3502, 1720.
7. *Ibid.*, B 3506, 1740.
8. *Ibid.*, B 3525, 1788. *Cf.* J. DOUCET, *Les apothicaires nantais sous l'Ancien Régime*, Fontenay-le-Comte, 1959, pp. 224-226.
9. Mlle JORET, *La mer et les chirurgiens nantais au XVIIIe siècle*, Paris, 1958, thèse de la Faculté de Médecine de Nantes, enquêtes dirigées par le professeur KERNÉIS.
10. A.D.I.-V., C 1325. Le subdélégué précise : « Il y a beaucoup de chirurgiens reçus pour les vaisseaux seulement, dont on tirera partie en temps d'épidémie. »

A Rennes, cette ressource, essentiellement temporaire, disparaît. La capitale politique de la Bretagne dispose, à la veille de la Révolution, de 8 médecins et une veuve de médecin, qui semble bien continuer la pratique de son mari, et de 17 chirurgiens contre 7 apothicaires [1]. La situation a peu évolué depuis le milieu du siècle, où l'on pouvait recenser, dès 1758, 5 médecins, 16 chirurgiens et 3 dentistes [2]. Rennes aligne ainsi en fin de siècle 25 ou 26 praticiens officiellement établis, contre 49 à Nantes. Compte tenu du fait que la population rennaise représente moins de la moitié de celle du port de Nantes, le rapport praticien/population totale y est à peu près identique : soit un praticien pour 1 500 à 1 700 habitants.

A Saint-Malo, la situation est, comme à Dinan, la meilleure de toute la péninsule bretonne. L'agglomération malouine *intra muros* recèle 3 médecins, 8 chirurgiens établis en ville et 14 chirurgiens navigants payant capitation, donc habitant régulièrement la ville [3]. Mais il faut ajouter à ces chiffres ceux de Saint-Servan, soit 13 chirurgiens (plus un chirurgien navigant). Au total, et en négligeant les chirurgiens navigants, l'effectif est de 24 praticiens pour une agglomération qui doit comprendre entre 25 000 et 30 000 personnes au maximum, soit un pour 1 000 à 1 200 habitants. La petite ville de Dinan, bien qu'elle n'atteigne pas les 10 000 habitants, est une ville aisée. Capitation et enquête du subdélégué coïncident pour accorder à la petite agglomération 5 médecins et 9 chirurgiens pour 5 à 700 habitants! C'est, probablement, le record breton [4].

Comme dans beaucoup de domaines, la basse Bretagne subit un retard évident. Les rôles de la capitation de Brest ne permettent, contre toute attente, que d'enregistrer des chiffres remarquablement faibles : à peine 2 médecins, dont l'un « exerceant en ville », l'autre « médecin de la marine », ainsi que 17 chirurgiens — dont 6 de la Marine militaire [5]. L'encadrement médical paraît ridicule eu égard non seulement à l'importance numérique de la ville de Brest et de Recouvrance, mais encore par rapport aux besoins impérieux nécessités par la possibilité de réédition de grandes épidémies importées par les escadres navales. Celle de 1757-1758 avait laissé de cruels souvenirs. Au 27 janvier 1758, on recensait un total de 3 104 morts en l'espace d'un peu plus d'un trimestre :

1. *Ibid.*, C 4063.
2. *Ibid.*, C 4019; et H. Sée, « La population et la vie économique de Rennes vers le milieu du XVIIIe siècle, d'après les rôles de la capitation », *Mémoires de la Société d'Histoire et d'Archéologie de Bretagne*, 1923, IV, pp. 102 sq.
3. A.D.I.-V., C 4097, 1788. L'article de H. Sée, « La vie économique et les classes sociales à Saint-Malo à la veille de la Révolution » (*Mémoires et Documents pour servir à l'histoire du commerce et de l'industrie en France*, Paris, Julien Hayem, 1925, pp. 151-152), est nettement moins précis que l'article du même auteur sur la ville de Rennes. *Cf.* encore Hervot, *La médecine et les médecins à Saint-Malo*, Rennes, 1906. Mais cet ouvrage doit être manié avec beaucoup de prudence.
4. A.D.I.-V., C 4097, 1787.
5. *Ibid.*, C 4125. On y relève encore 2 maîtres en pharmacie et 5 apothicaires. Mais, en fait nombre de médecins et de chirurgiens faisaient en même temps office d'apothicaires. Ce phénomène de cumul n'a guère disparu qu'au cours de la première partie du XXe siècle. Rappelons, à titre indicatif, qu'au 1er janvier 1968, la France comptait 65 000 médecins pour 50 millions d'habitants, soit un médecin pour 770 habitants (ministère des Affaires sociales).

soit 2 171 matelots et 933 habitants [1]. Il n'est pas impossible que cette faiblesse numérique des praticiens s'explique en partie par les pertes importantes enregistrées par les médecins et les chirurgiens de Brest lors de cette épidémie. Ajoutons encore le fait que la population brestoise est, dans son immense majorité, très pauvre et, de ce fait, peu susceptible d'attirer des médecins. Il n'empêche qu'un problème subsiste. Il existe en effet à Brest une École de Chirurgie de la Marine, de renommée nationale, fondée en 1740 [2]. Sa force principale résidait dans la forte mortalité du bagne qui lui offrait des possibilités exceptionnelles en matière de dissection. On y opérait, en moyenne, plus de cent fois par an, infiniment plus qu'à Paris [3]. Les médecins et les chirurgiens établis à Brest ont-ils réellement été aussi peu nombreux que le montrent les rôles de la capitation ? Il semble, en tout cas, qu'un certain nombre de ces employés de la Marine royale aient été inscrits sur les rôles de capitation de leur lieu d'origine, ou du lieu de résidence de leur famille. A Montfort-La-Canne, le « chirurgien des vaisseaux du roi », Onet, paie sa quote-part de 13 livres, quoique absent [4]. Au surplus, la présence de la majorité des chirurgiens de navire est intermittente. Il semble cependant probable qu'une partie d'entre eux — et de leurs maîtres — aient plus ou moins occasionnellement tâté de la médecine civile : autre raison de la faiblesse du corps médical brestois du XVIIIe siècle [5]. Il est cependant certain que l'insuffisance numérique médicale brestoise a été assez grave pour que la mortalité de la guerre de Sept Ans et, dans une mesure moindre, celle de la guerre d'Indépendance américaine aient suffi à compromettre momentanément le fonctionnement efficace de l'École de Chirurgie de la Marine. La création, en 1783, de l'École de Médecine de la Marine a encore aggravé les choses, en transformant la traditionnelle rivalité des médecins et des chirurgiens en un véritable conflit, non résolu à la veille de la Révolution [6].

On retrouve le même sous-équipement médical dans les petites villes de basse Bretagne. Lesneven ne dispose que d'un seul médecin et d'un unique chirurgien [7]. Landerneau est un peu plus favorisé grâce à la présence de 4 chirurgiens [8].

1. A.D.I.-V., C 1334. On sait que l'épidémie s'est répandue sur une bonne partie de la basse Bretagne, touchant en particulier Landerneau, Quimper, Saint-Brieuc, etc. L'intendance et le Contrôle général ont procédé à une véritable réquisition des médecins et des chirurgiens dans toute la Bretagne.

2. Archives municipales de Nantes, 114, pp. 165-199, 245-259, 321-329; Dr HAMET, « L'école de chirurgie de la Marine à Brest (1740-1790) »; Y. LE GALLO, *Études sur la marine et l'officier de marine. Brest et sa bourgeoisie sous la Monarchie de Juillet*, Paris, P.U.F., 1968, I, pp. 85-88.

3. La Faculté de Médecine de Paris n'était tenue qu'à deux dissections annuelles.

4. Il est vrai qu'il y est capité « pour les biens de sa femme », A.D.I.-V., C 4097 : rôle de 1787. Mais il n'est pas inscrit sur les rôles de Brest.

5. La pratique est courante au XIXe siècle; elle provoque nombre de démissions anticipées. Y. LE GALLO, *op. cit.*, I, pp. 240-241.

6. En 1834, on ne compte que 10 médecins brestois, plus 4 officiers de santé et 2 chirurgiens-majors de la Marine en retraite (*ibid.*, pp. 251-263). Sur les chirurgiens de la Marine au XIXe siècle, *cf.* J. LÉONARD, *Les officiers de santé de la Marine française, de 1814 à 1835*, Paris, Klincksieck, 1968, pp. 28-29.

7. A.D.I.-V., C 4125.

8. *Ibid.*

A Concarneau — port pourtant relativement important —, on ne compte que 3 chirurgiens. L'un d'entre eux est d'ailleurs en même temps négociant [1]!

Par comparaison, les petites villes de haute Bretagne sont singulièrement mieux dotées. Montfort — petite ville s'il en fut — peut disposer d'un médecin et de 3 chirurgiens [2]. A Saint-Brieuc, on relève les noms de 4 médecins et de 4 chirurgiens. Trois de ces derniers entretiennent respectivement 3, 2 et 2 aides-chirurgiens [3].

Malheureusement, le nombre des aides-chirurgiens nous échappe. Les subdélégués ne les signalent pas dans leur enquête de 1786 et les commissaires à la levée de la capitation ne semblent pas avoir eu à leur égard de doctrine commune. Rares sont les rôles qui les signalent. Ces aides-chirurgiens semblent avoir été assez nombreux. Lors de l'épidémie, déjà signalée, de Brest (1757-58), propagée par l'arrivée des Antilles de l'escadre Du Bois de La Motte (soit une masse « de 40 000 âmes »), la ville de Rennes envoya 24 personnes, dont 19 aides-chirurgiens; Nantes, de son côté, expédia un secours formé de 22 personnes, dont 15 aides; quant à Dinan, 11 personnes, dont 7 aides [4]. Mais on ne peut, pour l'instant, établir de décompte d'ensemble, nos renseignements étant par trop fragmentaires. La qualification de ce personnel auxiliaire est trop mal définie pour permettre de tirer des conclusions précises.

Ces quelques exemples urbains montrent que l'on peut obvier aux lacunes de l'enquête de 1786 : ils permettent de dresser une première approximation pour l'ensemble de la péninsule. Il resterait, certes, à relever le nombre exact des médecins et des chirurgiens des campagnes des subdélégations défaillantes. On peut, cependant, émettre quelques observations. Les campagnes situées à proximité des villes disposent de quelques avantages évidents. D'une part, médecins et chirurgiens établis en ville parcourent aussi les campagnes avoisinantes, au grand déplaisir des communautés urbaines qui s'indignent volontiers de leurs absences — surtout quand il s'agit des médecins ou des chirurgiens les plus réputés. D'autre part, les médecins et les chirurgiens débutants ou pauvres se spécialisent d'abord dans les clientèles rurales [5]. Enfin, les chirurgiens de navire ayant participé à une ou plusieurs expéditions au long cours, et ayant de ce fait amassé un petit pécule, s'installent facilement dans les très petites villes ou dans les bourgades rurales dans un rayon limité autour des villes portuaires [6]. On peut donc, nous semble-t-il, sans trop s'avancer, émettre deux hypothèses. En premier lieu, il y a une très forte présomption pour que le nombre de médecins établis dans les zones rurales non recouvertes par nos enquêtes soit extrêmement faible et peut-être même nul. Le titre de médecin est,

1. *Ibid.*, C 4133.
2. *Ibid.*, C 4097 : rôles de 1787.
3. *Ibid.*, C 4107 (1788) : l'un d'entre eux, M. de La Belle-Issue, est exempté en tant que noble.
4. *Ibid.*, C 1334 et 1335.
5. *Cf.* par exemple les rôles de la ville de Rennes (*ibid.*, C 4063 : paroisse de Saint-Georges : Georges Bignon, chirurgien de campagne, payant une livre de capitation, etc.).
6. Le fait se remarque sur simple examen du nombre des praticiens établis dans les subdélégations portuaires recensées par l'enquête de 1786 : Vannes, 13; Lorient, 8; Morlaix, 14, etc.

en Bretagne du moins, une valeur sociale payante, donc urbaine. En second lieu, le nombre des chirurgiens établis dans ces campagnes péri-urbaines doit être plus fort que leur répartition moyenne (6 praticiens par subdélégation).

Résumant ces données, le bilan provisoire s'établit comme suit (cf. fig. 1) :

Personnel relevé par l'enquête de 1786	317
Personnel établi dans les rôles de la capitation de 1788 pour les villes de Nantes, Brest, Rennes, Saint-Malo/Saint-Servan, Saint-Brieuc, Landerneau, Lesneven, Concarneau et Montfort....................................	122
Personnel estimé des campagnes des subdélégations non recouvertes par l'un ou l'autre de ces sondages sur la base d'une moyenne de 4 chirurgiens (4 × 17)	68
TOTAL	507

Sur ce total d'environ 500 praticiens, on peut compter 83 médecins (tout au plus 85) et quelque 415 chirurgiens [1]. A ces 500 praticiens, on peut ajouter, en période d'épidémie, 50 à 65 chirurgiens et médecins de la Marine immédiatement disponibles — ce qui permet d'estimer l'ensemble du personnel médical breton, chirurgiens de navire navigants compris, entre 700 et 750 personnes.

Cet encadrement sanitaire ne change probablement pas beaucoup dans le courant de la première moitié du XIXe siècle [2] et cet état de fait apparaît comme nettement moins mauvais qu'on ne pouvait le penser. Tous comptes faits, on peut estimer que la Bretagne dispose vers 1789 d'environ un praticien pour quelque 4 000 à 4 500 habitants. Le bilan global cache cependant mal de fortes disparités géographiques. La basse Bretagne est, à de très rares exceptions près — pour l'essentiel la côte méridionale de la péninsule, — très désavantagée [3]. Les régions situées à l'ouest d'une ligne Saint-Brieuc-Vannes (ces deux villes étant exclues) ne disposent que d'une trentaine de médecins, alors que la haute Bretagne en monopolise 53. Mêmes contrastes en ce qui concerne les chirurgiens recensés. La basse Bretagne ne compte guère plus d'une centaine d'entre eux, alors qu'en haute Bretagne on en compte plus de 250. Ce handicap de l'extrême péninsule est dû, pour une large part, au vide médical presque absolu de l'intérieur. Le quadrilatère Landerneau-Châteaulin-Pontivy-Guingamp contient à peine 6 médecins et 27 chirurgiens! Il est vrai qu'il s'agit là de la région la moins peuplée de l'Armorique.

Cette première disparité est renforcée par la prédominance écrasante de la médecine urbaine, qui souligne encore l'insuffisance du réseau urbain bas breton. Si 3 médecins seulement habitent des paroisses de campagne, les chirurgiens ne préfèrent pas moins la ville. Sur les 255 chirurgiens des 47 subdélé-

1. Il est cependant certain qu'il existe quelques médecins de campagne dans les subdélégations non recensées. En 1758, il est question d'en faire venir à Brest. Mais les dossiers subsistants ne permettent pas d'en dire plus.

2. Renseignements oraux fournis par M. J. LÉONARD.

3. J.-P. GOUBERT, *Essai sur la mortalité en Bretagne à la fin du XVIIIe siècle (1770-1789)*, D.E.S., Rennes, 1964, pp. 154-158, et *infra*, pp. 225 sq.

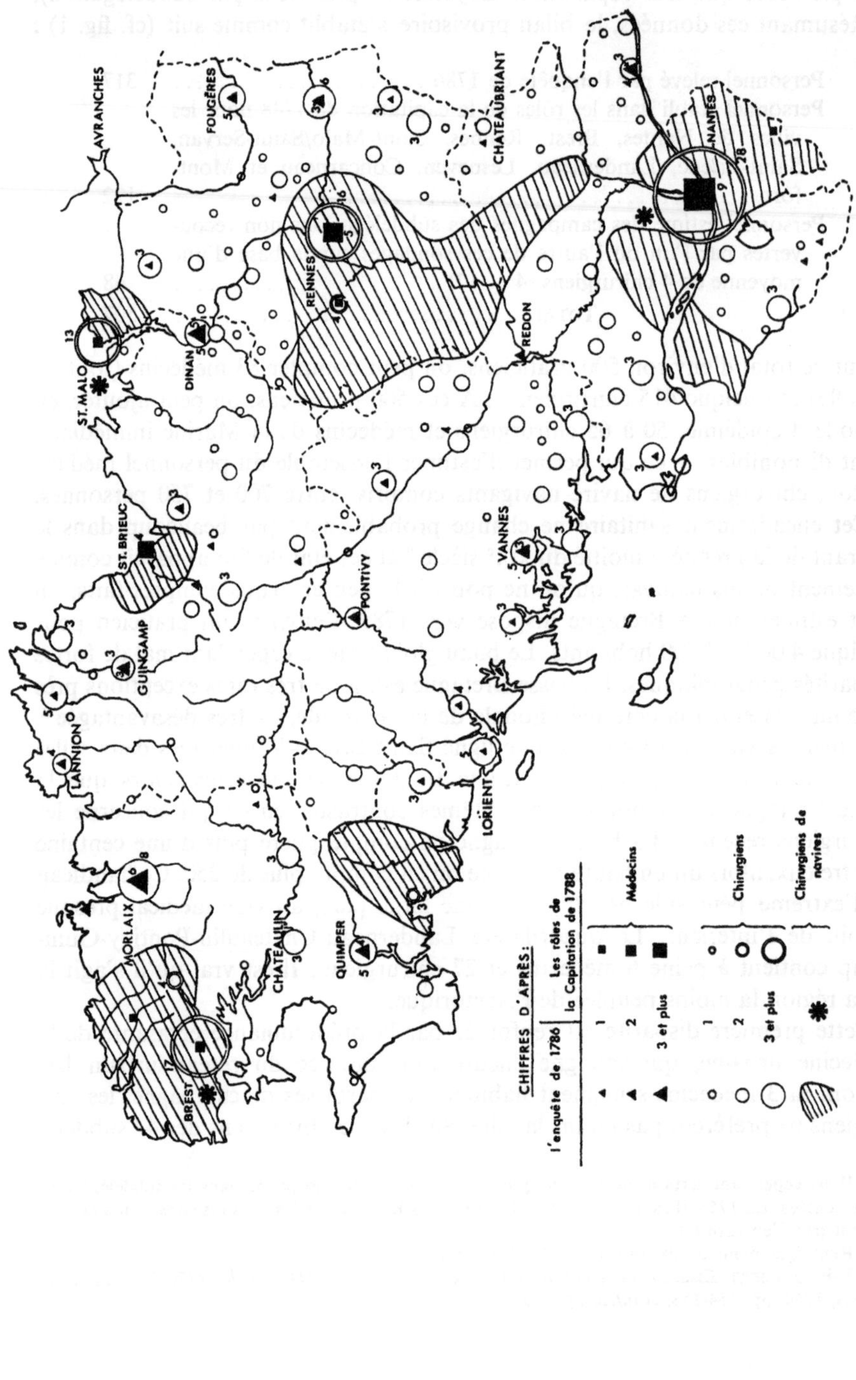

FIG. 1. — Médecins et chirurgiens en Bretagne à la fin du XVIIIe siècle. (Zones en grisé : zones rurales non couvertes par l'enquête.)

gations-témoins, 80 seulement habitent les petits bourgs, soit à peine le tiers d'entre eux.

Trois régions sont en définitive privilégiées : le comté nantais dans son ensemble, tout le nord-est de la haute Bretagne, de Vitré à Saint-Brieuc en passant par Dinan, englobant plus ou moins une partie du bassin de Rennes; et enfin, à un degré moindre, la côte sud de la péninsule, de Pont-Croix à Vannes.

L'analyse quantitative ne peut suffire en matière médicale. Que vaut en effet cet encadrement ? Il ne suffit nullement d'accumuler une liste quelconque de traitements inadéquats ou ridicules aux yeux de la médecine contemporaine car on retrouve ces pratiques, ces remèdes, ces diagnostics — qu'il est bien difficile d'interpréter correctement — dans toute la France, et même dans toute l'Europe occidentale. Au surplus, l'administration de la fin de l'Angien Régime a généralisé un procédé efficace qui enlève à cette critique toute une partie de sa valeur. En effet, aussi bien à l'échelon de l'intendance locale qu'à celui du Contrôle général, un médecin réputé établit à la fois le diagnostic et les manières de traiter l'épidémie. Ces recommandations sont largement diffusées et, semble-t-il, appliquées. Vicq d'Azyr réagissait durement aux manquements, et même des célébrités locales pouvaient se faire vertement rabrouer. Ainsi, le docteur poitevin Gallot répond à son illustre correspondant sur un ton très humble [1].

Deux questions nous paraissent primer toutes les autres : quelle est la situation sociale des médecins et des chirurgiens ? Quelle est leur formation professionnelle; leur culture générale ?

La réponse à la première question ne pose pas de problèmes méthodologiques, mais suppose une longue enquête préalable. Les réponses des subdélégués ne sont pratiquement d'aucun secours. Il faut recourir aux documents fiscaux et principalement aux rôles de la capitation, seuls susceptibles d'offrir des possibilités de comparaison avec les autres catégories sociales. En dépit de leur valeur très relative, ce type de documents permet de surmonter le handicap majeur de toute étude de ce genre, le fossé social séparant les chirurgiens des médecins. Ces derniers défendent férocement leurs prérogatives. A Quimperlé, l'unique médecin de la subdélégation, Le Moyne, note qu'il est « essentiel que le médecin puisse se promettre de la docilité de la part des chirurgiens » [2]. Simple indice qui ne fait qu'étayer un fait solidement établi. Or la réalité sociale de la fin du XVIIIe siècle ne confirme pas tout à fait ces prétentions. La situation est infiniment plus complexe et c'est elle qui provoque le raidissement de certains médecins qui peuvent se sentir menacés.

Le trait principal de l'évolution sociale à l'intérieur du monde médical est, au XVIIIe siècle, la coupure du petit univers des chirurgiens en trois grandes

1. Dr L. Merle, *La vie et les œuvres du Dr Jean-Gabriel Gallot (1744-1794)*, Poitiers, Société des Antiquaires de l'Ouest, 1962, pp. 253-297.
2. A.D.I.-V., C 1325.

catégories. Au bas de l'échelle sociale végète une plèbe de chirurgiens misérables. Elle englobe la quasi-totalité des chirurgiens navigants avant leur premier voyage. Elle comprend une bonne partie des chirurgiens de campagne, même s'ils habitent en ville. C'est à peine si tous ces malchanceux, ou ces incapables — car il s'agit souvent de cela — paient qui une livre, qui deux ou trois livres de capitation [1]. Au-dessus de ce prolétariat, qui semble d'ailleurs décroître dans les grandes villes, domine la foule des réussites moyennes, c'est-à-dire la catégorie des contribuables payant de 5 à 20 livres de capitation. Ici encore, la plupart n'y arrivent qu'à la faveur du travail de leur compagnes [2]. Une minorité de chirurgiens atteint cependant des cotes d'imposition qui dénotent une très réelle aisance et les placent d'emblée soit aux confins de la petite et de la moyenne bourgeoisie dans les grandes villes, soit beaucoup plus nettement dans la moyenne bourgeoisie des petites villes. A Rennes, par exemple, un Doucet ou un Maugé se trouvent socialement parlant au même rang que bien des personnalités beaucoup plus connues des historiens locaux [3]. Le phénomène est encore fortement accentué dans les agglomérations plus restreintes. A Saint-Brieuc, un Ballay ou un Vincent peuvent se mesurer d'égal à égal avec des médecins pourtant aisés comme La Chenaye ou La Belle-Issue [4]. A Nantes, tant en 1720 qu'en 1788, les chirurgiens les plus favorisés se révèlent plus riches que les plus huppés des médecins, comme en témoigne le tableau suivant.

TABLEAU I

Comparaison des cotes de capitation des médecins et des chirurgiens de Nantes au XVIIIe siècle.

	1720		1740		1788	
	Nombre	Cotes extrêmes	Nombre	Cotes extrêmes	Nombre	Cotes extrêmes
Médecins	5	20/41	8	14/96	9	6/100
Chirurgiens	15	2/46	28	2/36	40	2/120

Source : A.D.L.-At., B 3502, 3506, 3525.

1. Quelques-uns s'élèvent dans la hiérarchie fiscale grâce à leurs femmes qui exercent un commerce. A Rennes, le chirurgien Louvel a épousé une marchande, Lagranclais une sage-femme, Jagu une blanchisseuse, etc. (*ibid.*, C 4063).

2. Le chirurgien Loisel, de la paroisse de Toussaints, paie 15 livres : sa femme est marchande; toujours dans le même quartier, Poullain, coté à 10 livres 5 sols, a épousé une sage-femme. A Saint-Malo, Raix (18 livres) fait tenir un magasin d'indiennes par sa femme (*ibid.*, C 4063 et 4097).

3. Maugé, maître-chirurgien de la paroisse de Saint-Germain, paie 42 livres; Doucet, dont la situation est supérieure (rue plus riche, etc.), en paie 60 (*ibid.*, C 4063).

4. *Ibid.*, C 4107.

Ainsi la stratification professionnelle médecins/chirurgiens commence-t-elle à perdre de son sens, sauf au niveau le plus humble. On ne rencontre guère de médecin qui paie moins de 10 livres de capitation, alors que le nombre de chirurgiens de cette catégorie est assez important [1]. En fait, la cote moyenne limite se situe vers 20 livres : la plupart des médecins paient nettement plus. L'aisance moyenne des médecins reste donc nettement supérieure à celle des chirurgiens. Mais, au sommet de la hiérarchie sociale, médecins et chirurgiens les plus

TABLEAU II

Cotes de la capitation (1789) des médecins et des chirurgiens des villes de Bretagne : Rennes, Saint-Malo/Saint-Servan, Brest, Lesneven, Dinan, Saint-Brieuc, Landerneau, Montfort, Concarneau.

	Cotes										
	+ 100	80-99	60-79	50-59	40-49	30-39	20-29	15-19	10-14	5-9	1-4
Rennes											
Médecins ...	1	2	4	...	...	...	...	...	...	1	...
Chirurgiens..	...	...	1	...	1	6	...	1	4	2	3
Saint-Malo											
Médecins ...	...	...	...	...	1	...	2	...	...	...	...
Chirurgiens..	...	...	...	...	...	2	...	3	...	11	4
Brest											
Médecins ...	...	...	...	...	...	...	1	...	1	...	...
Chirurgiens..	1	...	...	...	...	...	1	...	4	7	2
Concarneau											
Médecins ...	...	...	...	...	...	...	...	...	...	...	...
Chirurgiens..	...	...	...	...	...	...	1	...	...	1	1
Lesneven											
Médecins ...	...	...	...	...	...	...	...	...	1	...	...
Chirurgiens..	...	...	...	...	...	...	...	...	...	1	...
Dinan											
Médecins ...	...	...	...	...	...	2	2	...	1	...	...
Chirurgiens..	...	...	...	...	...	...	2	...	...	4	3
Montfort											
Médecins ...	...	...	...	...	...	...	1	...	...	...	...
Chirurgiens..	...	...	...	...	...	...	...	...	1	1	2
Saint-Brieuc											
Médecins ...	...	...	...	2	...	...	1	...	1	...	...
Chirurgiens..	...	...	...	...	...	...	2	1	...	1	...
Landerneau											
Médecins ...	...	...	...	...	...	...	...	...	...	...	...
Chirurgiens..	...	...	...	...	...	2	2	...	...	...	...

1. Dans notre tableau II, portant sur 8 villes, on ne relève qu'un seul cas de médecin payant moins de 10 livres : à Rennes, le Dr BLIN fils (paroisse de Toussaints), capité à 6 livres.

recherchés pénètrent incontestablement dans la haute bourgeoisie provinciale. Ils occupent des situations enviables, permettant même de fructueux cumuls. Le Rennais La Chapelle-Hamart est à la fois médecin et greffier en chef de la Chambre des Requêtes du Parlement de Bretagne [1]. La cote de 60 livres qu'il paie sur les rôles de la ville est uniquement due à son titre de médecin; il est, en outre, placé sur la liste spéciale des membres du parlement de Bretagne, à raison de son office. Quant à un autre médecin rennais, Dubois, il représente un cas vraiment exceptionnel. Il s'est, en effet, acheté en 1781 une charge de conseiller secrétaire du Roi auprès de la Chancellerie de Bretagne — la savonnette à vilain par excellence. A cette date, la valeur moyenne de cet office breton est d'environ 90 000 livres [2]. Sa noblesse lui sera confirmée sous la Restauration, le 1er février 1817 [3]. Or Dubois paie, en dehors de l'impôt dû au titre de son office, une somme de 130 livres de capitation. Pour comparaison, rappelons qu'à Saint-Malo, l'aïeul de La Mennais paie 170 livres et ses deux fils associés, 336 livres. Le futur beau-père de Chateaubriand, Buisson de La Vigne, en paie 84; un grand négociant malouin, Magon de La Lande, 600 [4]. Or, on peut estimer la fortune de Buisson de La Vigne entre 50 000 et 60 000 livres [5]. La fortune du médecin Dubois a donc dû être, pour le moins, comparable. Relevons encore que Petiet, commissaire des Guerres et subdélégué général, dont on sait le rôle capital joué sous la Révolution au ministère de la Guerre [6], paie 53 livres [7]. Dubois se situe donc dans le monde des grands capitalistes, non certes au premier rang, dont il est très loin, mais à un rang fort honorable. A Nantes, sur 393 négociants, armateurs, banquiers et hommes d'affaires touchés par la capitation, tant sur les rôles de la ville que sur ceux de la noblesse, 311 paient moins de 100 livres, 47 de 100 à 200 livres [8]. Ainsi un Dubois, et sans doute aussi un La Hardouyère (84 livres de capitation), un La Chapelle-Hamart peuvent compter au rang des puissances sociales de l'époque. Plus modeste, un autre médecin rennais, La Boujardière, dispose d'un revenu de 6 000 livres — soit, approximativement, d'une « valeur-capitalisée » de 100 000 à 120 000 livres [9]. Nous sommes beaucoup moins bien renseignés sur les grands chirurgiens. A Nantes, l'un d'entre eux paie 120 livres de capitation en 1788 : il atteint, tout comme La Porte, maître en chirurgie à Brest (cote de 102 livres), le niveau de fortune des Hamard, de La Boujardière, et n'est pas très loin d'un Dubois [10].

1. A.D.I.-V., C 4063.
2. J. Meyer, *La noblesse bretonne au XVIIIe siècle*, Par is, S.E.V.P.E.N., 1966, I, pp. 236-240, etc
3. Vte A. Révérend, *Les familles titrées et anoblies au XIXe siècle. Titres, anoblissements et pairies de la Restauration*, Paris, H. Champion, 1901-1906 (6 vol.), II, p. 409.
4. A.D.I.-V., C 4097.
5. J. Meyer, « Chateaubriand et la noblesse », *Annales de Bretagne*, 1968, 3, sept., pp. 468-478.
6. Son rôle lors de la nomination des premiers préfets de l'Empire est moins connu.
7. A.D.I.-V., C 4063. Sur l'action locale de Petiet, *cf.* H. Fréville, *op. cit.*, III.
8. A.D.L.-At., B 3525. Il est à noter que les cotes du rôle de la noblesse ne sont pas tout à fait. comparables à celle du rôle du tiers-état du fait de l'assiette fiscale tout à fait différente.
9. A.D.I.-V., C 1340.
10. *Ibid.*, C 4125.

Ce sont là sans aucun doute des réussites exceptionnelles, mais en elles-mêmes révélatrices d'une mentalité — au moins urbaine — nouvelle. Ainsi le monde médical breton s'élargit-il — des frontières extrêmes de l'indigence à celles des ascensions sociales spectaculaires. Il est donc normal que les grands médecins se sentent, en dépit de toute leur formation, plus ou moins solidaires des grands chirurgiens. La mentalité des deux groupes se rapproche, au moins sur un certain nombre de problèmes, créant ainsi les embryons d'une nouvelle « famille intellectuelle ». Elle englobe médecins et chirurgiens aisés, d'esprit et de techniques avancés, face aux médiocrités, aux routines — mais aussi aux désirs d'ascension des jeunes — de gagne-petit des deux groupes. L'ambiguïté et l'ambivalence du terme « capacité » ressortent ici à l'évidence. Les frontières de ces deux mondes ne se tracent sans doute pas suivant le seul critère financier, mais il en est un aspect capital. L'opposition des générations joue son rôle. Pauvre ou sur la voie de l'aisance, la « jeune génération », celle de 1770, affrontée d'ailleurs plus que la précédente aux grands drames sociaux des épidémies, vit intensément la vie de son époque. Nombre de ses membres rejoindront d'ailleurs le premier groupe, celui des réussites sociales, souvent par le détour supplémentaire d'une carrière politique, au moment des révolutions bourgeoises de 1789-1792 et de 1795-1799. Il existe cependant un dénominateur commun qui caractérise l'immense majorité de tous ces médecins et chirurgiens, quelle que soit leur aisance. C'est la peur et la haine du charlatanisme et de la médecine — ou de la chirurgie — dite « empirique »[1]. L'enquête de 1786 est visiblement destinée à faire le tri, à délimiter les contours de ce monde parallèle, objet justifié de toutes les attaques et critiques officielles. On ne saurait mieux caractériser la position de l'ensemble du monde médical français que par la supplique adressée le 19 juin 1775 à l'intendant par ce curieux homme, passablement remuant et intrigant, que semble avoir été le docteur Bouëtard de La Touche, de Morlaix[2]. Ce texte mérite d'être largement cité, parce qu'il est susceptible de rectifier quelque peu des jugements abusifs et anachroniques portés sur la médecine et les médecins de l'époque, et qui peuvent paraître justifiés à la lecture des ordonnances ou des diagnostics fantaisistes qui pullulent, même sous la plume des meilleurs de l'époque. « L'art de guérir s'enrichit journellement de découvertes utiles; une saine théorie fondée sur les connaissances anatomiques a remplacé ces vains systèmes enfants de l'imagination et source de mille erreurs; la chirurgie plus éclairée, la chimie perfectionnée, la pharmacie simplifiée offrent des ressources infinies au praticien éclairé; mais j'ose avancer que tous ces avantages sont perdus pour la plus grande partie de notre province. Les maladies épidémiques y font des ravages affreux[3],

1. Sur les dangers du charlatanisme sous la Révolution, *cf.* M. FOUCAULT, *op. cit.*, pp. 72-74.

2. Le but de la supplique n'est pas, il est vrai, très désintéressé. Bouëtard de La Touche veut obtenir l'érection du corps médical de chaque petite ville en Faculté ou en collège, de manière à pouvoir surveiller les pharmaciens et les apothicaires (A.D.I.-V., C 1323).

3. A la date de 1775, le médecin morlaisien avait pu connaître les grandes épidémies de 1740-1741, 1747-1748, 1758, 1764-1765, ainsi que celles s'échelonnant entre 1770 et 1775.

la pharmacie n'est qu'un brigandage dans nos petites villes de province, le charlatanisme y déploie presque continuellement toute sa malignité... Ce sont trois causes sourdes, mais continues de la dépopulation observée [1]... Nos grandes villes sur ce triple objet ont une position avantageuse parce que les médecins... se livrent avec zèle à la conservation publique dans les maladies populaires, parce qu'ils ont une inspection directe sur les pharmaciens et parce qu'ils ont le droit d'éloigner les charlatans non brevetés qui viennent infecter nos petites villes et nos campagnes [2]. » Ce sont là les soucis de Vicq d'Azyr, car la délimitation du personnel qualifié, médecins, chirurgiens et sages-femmes, est la condition même de la lutte contre les maladies populaires, dont l'enquête climatique est l'un des moyens.

La situation sociale n'est, cependant, qu'un indice partiel et il faudrait pouvoir jauger la valeur interne de ce corps de praticiens en fonction des critères de leur propre époque. Mais les subdélégués et leurs médecins-conseils évitent soigneusement les jugements de valeur concernant leurs confrères, ou même les chirurgiens. Seul le subdélégué de Malestroit a, en 1786, le courage d'émettre des opinions sévères sur le chirurgien établi à Carentoir et celui de La Gacilly, les qualifiant tous deux de « tout à fait ignorants ». D'autres, moins péremptoires, ne cachent pas leurs sentiments. Le subdélégué de Guérande compte dans le personnel médical « deux jeunes gens non reçus maîtres, mais qui exercent cependant, ayant des talents et des succès ». Le chirurgien de Callac « ne jouit pas de la confiance publique ». A Redon, « on n'oserait donner sa confiance, ni en inspirer » aux trois chirurgiens de Blain, de Peillac et de Fégréac. Même opinion de l'administrateur de Pontrieux, qui constate que le chirurgien de la trêve de Saint-Étel « suit peu les principes de son art ». A Hédé, l'un des deux chirurgiens est trop âgé; à Combourg, un autre n'est pas encore reçu. L'un des quatre chirurgiens de Lannion est « fraîchement établi ». A Quimper, deux chirurgiens sur cinq sont « jeunes ». Au total, on dispose donc de treize mentions défavorables sur 255 chirurgiens, et de bien moins encore pour les médecins [3]. Quelques subdélégués relèvent la qualité de correspondant de l'Académie de Médecine (Goguelin à Moncontour et Chotard à Hennebont). Mais ce sont là des exceptions : on ne pourrait utiliser ces deux indications pour dresser une liste exacte des correspondants de l'Académie, qui est nettement plus abondante. On peut encore noter que le médecin Dieuleveut « est nouvellement établi à Lorient », et que Gilbert, de Morlaix, « a introduit l'inoculation contre laquelle il y avait de grands préjugés » [4]. Toutes ces mentions sont le fait

1. La croyance en la dépopulation de la France semble générale à l'époque; elle est, on le sait, tout à fait aberrante. Elle se justifie, en revanche, très largement pour la Bretagne.

2. La procédure est, en soi, justifiée; mais elle peut aussi prêter aux pires abus, car le médecin unique — qui a quelque intérêt à le rester — peut écarter qui bon lui semble, y compris, et surtout, les hommes de valeur qui pourraient lui porter un préjudice matériel.

3. A.D.I.-V., C 1325.

4. Les deux grands arguments opposés à l'inoculation peuvent se résumer de la manière suivante : de la part de certains recteurs et d'une partie du clergé, l'inoculation est considérée comme une intrusion indue de l'homme dans le domaine divin. De la part des esprits « éclairés », on avance que l'inoculation ne profite qu'aux riches, tout en menaçant les pauvres d'une épidémie généralisée.

de subdélégués plus zélés que d'autres : leur addition n'a même pas de valeur d'échantillonnage.

En revanche, les administrateurs s'étendent longuement sur la formation des sages-femmes « jurées ». Sur 505 sages-femmes recensées (dont 162 accoucheurs — souvent des chirurgiens), 10 ont reçu leur formation à Paris, 3 ont été instruites sur place par des médecins, 18 par des chirurgiens. La grande majorité d'entre elles avait suivi les cours spécialisés mis en place soit par le Contrôle général (cours de la célèbre Mme du Coudray), soit par l'intendance soutenant telle ou telle initiative privée. En 1786, 54 sages-femmes se vantent d'avoir été des élèves de Mme du Coudray, 52 du docteur Dubois. Il s'est, enfin, formé de véritables écoles locales, que l'on entrevoit plus qu'on ne les connaît : « collège de Nantes » dont se réclament 10 sages-femmes, cours Rolin de Kergadal, créé sur l'ordre de l'intendance (17 élèves), etc. Au total, 200 sages-femmes peuvent se targuer d'une formation régulière et relativement moderne (40 %). On mesure mieux la portée, somme toute assez limitée, de l'immense effort entrepris depuis 1762 conjointement par les États de Bretagne, l'intendance et les plus qualifiés des médecins et des chirurgiens. Résumons cet effort : en 1762, cours public et gratuit d'accouchement à Rennes, suivi en 1767 de la création d'un autre cours à Saint-Pol-de-Léon. En 1769, l'intendance lance le cours nomade du docteur Dubois. En 1773 suit la fondation d'un quatrième cours installé à Morlaix par Bouëtard de La Touche. L'effort culmine avec l'arrivée à Rennes de Mme du Coudray (1775-76) [1].

L'enquête de 1786 présente l'avantage de pouvoir préciser la manière dont ont opéré intendants, subdélégués et médecins des épidémies pour cerner les limites du monde médical « officiel », c'est-à-dire pouvant être considéré comme à peu près à la hauteur, sinon de sa tâche, du moins des exigences minima que l'on peut demander à un médecin, à un chirurgien, à une sage-femme. Il s'agit en effet de décompter les sages-femmes « jurées » comme on l'avait fait pour les médecins et les chirurgiens « brevetés ». Mais les subdélégués pouvaient juger très librement les sages-femmes, sans risquer des complications sociales. Aussi la double limite apparaît-elle beaucoup plus nettement dans cette deuxième enquête que dans la précédente. D'une part, on tranche très nettement le « monde officiel » du charlatanisme; d'autre part, on trace à l'intérieur du corps ainsi recensé la ligne séparant les « capables » des « ignorants ». La seule difficulté réside dans le fait que ni l'Académie de Médecine, ni l'intendance, ni le Contrôle général n'ont imposé de directives précises, en sorte que les subdélégués, livrés à leur propre inspiration, ont utilisé des critères subjectifs, souvent fort différents. A Antrain, on a jugé « inutile de faire état de celles qui passent pour sages-femmes; aucune n'a été instruite » [2]. De même à Auray, il n'y a aucune sage-femme; « à la campagne, ordinairement la première

1. A.D.I.-V., C 1326. On avait tenté de faire venir Mme du Coudray en Bretagne dès 1767. Les cours, d'une durée de 6 semaines, se faisaient à partir d'une « machine » d'un coût approximatif de 300 livres.

2. *Ibid.*, C 1324.

paysanne qui se présente en fait fonction ». Il serait fastidieux de prolonger l'interminable liste des plaintes des recteurs et des curés, des maires, de toutes les administrations sur ce sujet [1]. Or, d'autres subdélégués ont certainement compté dans leur statistique des sages-femmes qui n'avaient guère plus de capacités que celles dénoncées par les subdélégués d'Auray ou d'Antrain. Mais ils assortissent leur énumération de considérations qui permettent, en ce cas, de corriger ce que la statistique a de trop rigide. Cent cinquante-deux sages-femmes sont en effet qualifiées d'instruites, opérant « avec tout le succès possible », même si deux d'entre elles se voient affublées de la remarque infamante : « de moralité douteuse ». Ce sont presque toutes les femmes formées par les différents cours créés depuis 1762. Les subdélégués dégagent ensuite une deuxième catégorie : celle des « praticiens », au sens étymologique du terme, qui « réussissent sans avoir été instruites », ou qui, « prudentes », savent appeler à temps les chirurgiens ou les médecins dans tous les cas « qui présentent des complications ». En somme, ce sont les gens qui ne font « pas objet de plaintes », mais qui sont aussi « moins recherchés » que les sages-femmes instruites. Ce deuxième groupe est nettement moins nombreux que le premier : une quarantaine de personnes environ. Enfin, la dernière catégorie englobe les « médiocres », les personnes « sans instructions ou peu instruites », auxquelles s'ajoutent les quelques « ivrognes » : troupeau disparate qu'unifie la médiocrité d'une soixantaine de cas pratiquement sans espoir de transformation.

On dispose ainsi de renseignements certes rudimentaires, mais précieux, sur 257 cas (sur un total de 505). On peut cependant penser, sans grande crainte de se tromper, que les sages-femmes sur lesquelles les subdélégués n'ont pas jugé utile de fournir d'autres renseignements, ne comptaient certainement pas parmi les plus réputées.

Cette hiérarchie « intellectuelle » n'est sans doute pas transposable telle quelle dans le monde des médecins et des chirurgiens. Elle ressemble cependant beaucoup à ce que dévoilent les cotes fiscales. Quelle que soit la spécialité, on trouve toujours en tête quelques sommités, véritables célébrités locales, qui jouent un rôle politique et social croissant. Leur action et leur influence sur les municipalités augmentent rapidement. C'est parmi ces médecins que se recrutent, pour l'essentiel, les correspondants de l'Académie de Médecine et de la Société royale de Chirurgie [2].

Ils sont entourés d'un certain nombre de praticiens qui, tout en étant en soi

1. Voir, entre autres, les dossiers de relevés du mouvement naturel de la population (baptêmes, mariages et décès) de 1770 à 1789, *ibid.*, C 14.

2. Ils correspondent d'ailleurs entre eux, de province à province. Ainsi le Dr Gallot, médecin à Saint-Maurice-le-Girard, futur député à l'Assemblée nationale, est en relations épistolaires étroites avec ses amis les docteurs Bougourd à Saint-Malo, Bonamy et Richard à Nantes (L. Merle, *op. cit.*, pp. 195, 203, 271, etc.). Le 20 mai 1789, Vicq d'Azyr réunit 7 médecins de l'Ouest élus députés : Blin, député de Nantes, Allard, député d'Angers, Gallot, ainsi que ses collaborateurs les plus intimes, dont Descot, premier commis de l'Académie de Médecine (*ibid.*, p. 71). Rappelons qu'au total il y a eu 16 médecins élus en 1789 (H. Ingrand, *Le Comité de Salubrité publique à l'Assemblée nationale constituante*, Paris, 1934).

incapables d'accéder au niveau de culture scientifique et littéraire qu'exigeaient les enquêtes de l'Académie de Médecine, étaient cependant capables de suivre ou du moins de comprendre le sens du mouvement. Ils n'étaient pas non plus incapables d'obtenir des succès sur des points de détail. Ainsi, à Vieillevigne, le docteur Baudry tente de faire des observations météorologiques en octobre 1787. Les résultats sont médiocres et l'auteur en a été si conscient qu'il semble les avoir abandonnées très vite [1]. A Moncontour, le docteur Goguelin, correspondant de l'Académie, tient mémoire des observations météorologiques qualitatives, mais n'arrive pas à suivre l'observation stricte des recommandations de Vicq d'Azyr et du Père Cotte [2]. A la vérité, la grande majorité des chirurgiens — d'ailleurs plus ou moins exclus de l'enquête météorologique — et peut-être même celle des médecins ne semble pas, en Bretagne, capable de manier correctement baromètre et thermomètre, donc d'opérer des relevés chiffrés.

Reste la dernière catégorie des praticiens « peu instruits ». Leur rôle n'a pas été, cependant, totalement inopérant. Quelques-uns d'entre eux sont susceptibles de favoriser les grandes mesures d'hygiène, et même, dans un stade ultérieur, de propager l'inoculation. Leurs descendants formeront l'armée obscure des officiers de santé de la première moitié du XIXe siècle. N'oublions pas que ces mesures, aussi anodines soient-elles, s'imposeront dans une évolution d'ensemble et se combineront aux petites améliorations alimentaires, agraires. L'addition de tous ces menus phénomènes aboutira au grand progrès démographique amorcé par le XVIIIe siècle dans nombre de régions, et qui n'apparaît à cette date que dans les villes bretonnes (et même uniquement dans certains quartiers). Au total, la superposition de ces améliorations sera suffisante pour faire franchir un seuil à la population de l'Europe occidentale. Les médecins et les chirurgiens y ont joué leur rôle. La double action, menée à la fois sur le plan de la lutte contre les épidémies — qui en a certes limité les conséquences les plus catastrophiques — et sur celui de la mortalité infantile — c'est-à-dire avant tout sur la formation des sages-femmes — est l'un des traits majeurs de l'histoire française de la fin de l'Ancien Régime. Ce dernier n'a pas ménagé en ce domaine son appui et ses efforts.

Pour le reste, ces praticiens appliquent sans doute la thérapeutique de leur temps, mais uniformisée et, dans une certaine mesure, rationalisée par le contrôle de l'Académie de Médecine sur le plan national, celui des médecins des épidémies et, en particulier, celui de Rennes sur le plan local. C'est dire que le temps des appréciations sommaires et des ironies trop faciles sur telle ou telle ordonnance ou cure est passé. Au risque de nous répéter, il faut dire que la médecine a enregistré des progrès sensibles. L'obstétrique, la chirurgie, l'anatomie, la vaccine précédée et préparée par l'inoculation, l'hygiène élémentaire ont fait l'objet de recherches disparates et désordonnées, mais en fin de

1. S.R.M., 144; l'enquête de 1786 ne comporte pas de données sur la subdélégation de Clisson; la présence d'un médecin à Vieillevigne est inattendue.
2. *Ibid.*, 135.

compte efficaces. L'ensemble de ces menues améliorations, parfois infimes, finit par constituer une somme et un ensemble suffisant pour pouvoir agir sur la démographie d'un pays. Tout cela — et c'est le phénomène nouveau — se diffuse — plus ou moins rapidement et plus ou moins efficacement — mais se diffuse jusqu'au fond des provinces. Les médecins et les chirurgiens de ce temps en ont été très conscients et n'ont pas manqué d'opérer de complaisantes comparaisons de valeur avec les médecines extra-européennes et, entre autres, avec la médecine chinoise [1].

Mais la médecine du XVIIIe siècle cherche sa voie. Elle est, désespérément, à la recherche d'un « corps de doctrine » qui résoudrait, d'un coup de baguette magique, tous les problèmes. Vicq d'Azyr ne s'en cache pas, et l'enquête « météorologique » est un élément de cette recherche. D'où aussi la multiplicité des systèmes médicaux les plus divers, le pullulement des écoles et — partant — de celle des langages médicaux. Mais un fait est certain : l'étroite imbrication des recherches médicales avec celles des sciences naturelles. On sait que dans ce domaine, l'esprit systématique et rationnel du XVIIIe siècle a fêté des triomphes, couronnés par l'œuvre d'Adanson. Aussi beaucoup de médecins sont-ils en même temps des naturalistes, Vicq d'Azyr le premier. A Vannes, Jean Charles Gilles Aubry, qui relève températures et pressions en 1785-1786, devient sous la Révolution professeur d'histoire naturelle [2]. Le cas de François Bonamy, l'ami de Gallot, est tout aussi caractéristique. Issu d'une famille qui se prétend d'origine florentine, il a fait ses études médicales à Montpellier, puis à Paris. Reçu docteur en médecine à Nantes en 1735, c'est un passionné de botanique, co-fondateur en 1767 de la Société d'Agriculture de Rennes, première en date de toute la France. Il crée à Nantes un véritable jardin botanique, grâce à l'aide d'un capucin, le Père Louis [3].

La recherche des « clefs magiques », en tous sens et dans tous les horizons — animisme de Stahl [4], mécanisme d'Hoffmann [5], éclectisme de Boerhave [6],

1. M. P. GRMEK, « Les reflets de la spygmologie chinoise dans la médecine occidentale », *Biologie médicale*, 1962, févr., pp. LXXXVIII-XC. Il cite un passage très typique du P. J.-B. HALDER (*Description géographique... de l'Empire de la Chine...*, Paris, 1735). Ce jésuite — l'un des spécialistes de l'Extrême-Orient — croit pouvoir affirmer : « On ne peut dire que la Médecine ait été négligée par les Chinois... Mais comme ils avaient peu de connaissances de la Physique, que nullement versez dans l'Anatomie, ils ne connaissaient guère l'usage des parties du corps humain, ni par conséquent les causes des maladies... il n'est pas surprenant qu'ils ayent point fait les médecins européens. »

2. P. LEVOT, *Biographies bretonnes*, Paris, Dumoulin; Vannes, Cauderan, 1852, I; 1857, II (*cf.* I, p. 53).

3. *Ibid.*, I, p. 139. F. Bonamy appartient à la première génération médicale du XVIIIe siècle. Né en 1710, il meurt en 1786. Ce jardin a disparu pendant la Révolution.

4. G. E. Stahl (1660-1734), auteur de la théorie chimique du phlogistique, détruite par Lavoisier, médecin lui-même, a profondément influencé la médecine de son époque par sa théorie de l'animisme. L'âme immatérielle communiquerait avec le corps par l'intermédiaire du cerveau et du système nerveux.

5. F. Hoffmann (1660-1742) est à la fois médecin et chimiste. Sa théorie, encore dénommée théorie organiciste, attribue toutes les maladies à la lésion d'un organe.

6. H. Boerhave (1666-1738), lui aussi chimiste, mais d'origine hollandaise, a surtout été un praticien de réputation mondiale — autant qu'elle pouvait l'être à l'époque. Il a développé la première école « clinique » du monde, à Leyde.

vitalisme de Bouthey [1], néo-hippocratisme de Sydenham [2], etc. —, place la médecine de cette fin du XVIIIe siècle à un carrefour scientifique exceptionnel, débouchant sur l'action administrative sanitaire directe. Au-delà de ce foisonnement d'idées souvent abstruses, l'important est, toutefois, la formation d'un corps médical plein de vitalité, plus ou moins autodidacte certes, à la manière du XVIIIe siècle et de ses cabinets d'histoire naturelle [3], mais profondément pénétré et de sa mission et de sa vocation sociale — le mot est d'époque —, imprégné d'idées philosophiques, habitué à tout mesurer à l'aune des normes rationalistes à la mode. Aucune tendance générale n'ayant encore triomphé, la spécialisation ayant donc de la peine à se dessiner, ce monde médical était prêt à toutes les recherches, comme à toutes les expériences [4].

Si l'on tente de mettre quelque ordre dans ce chaos, il nous semble que l'on puisse privilégier les aspects suivants : contacts avec les mondes extra-européens, ascension sociale en cours des chirurgiens, liée à une très rapide évolution des techniques chirurgicales à qui sont imputables les nouveautés essentielles des « techniques de l'amélioration humaine », culture scientifique très large d'un groupe de médecins désireux de soulager « le pauvre peuple ». Ce climat historique très particulier est le responsable du succès de l'entreprise de Vicq d'Azyr.

Ce succès est, en Bretagne, moins éclatant qu'en d'autres régions. La participation des spécialistes bretons à l'enquête météorologique est proportionnellement faible. La province ne brille en effet ni par le nombre ni par la qualité moyenne de ses correspondants de la Société Royale de Médecine. Ils paraissent moins instruits, moins au fait des nouveautés médicales et scientifiques que leurs confrères de certaines provinces voisines, comme la Normandie ou le Poitou, et plus encore, de provinces privilégiées comme la Bourgogne, l'Alsace,

1. P. J. Bouthey (1734-1806) attribue les phénomènes de la vie à un principe distinct à la fois de l'âme (contrairement à G. E. Stahl) et distinct aussi des forces physiques et chimiques (sur ce point, il s'oppose donc à Hoffmann et, dans une certaine mesure, à Boerhave. Il dénomme ce principe « principe vital ».

2. Le néo-hippocratisme de Vicq d'Azyr, dont il se réclame en s'appuyant sur Sydenham dans l'arrêt du Conseil du 29 avril 1776, part de la théorie des humeurs et des influences de la « topographie médicale » sur les maladies et, en particulier, sur les épidémies. On aboutit ainsi à une nosologie géographique. Elle a profondément influencé les médecins de la génération de 1770-1789. Ainsi un docteur qui a eu son heure de célébrité locale, le Dr Lavergne, de Lamballe, obtient en 1787 un accessit au concours ouvert par l'Académie de Médecine, dont le sujet portait, précisément, sur « La topographie médicale du royaume ». Lavergne, originaire de Loudéac, avait fait ses études à Saint-Brieuc, puis à Paris. Fixé à Lamballe, il est surtout connu par ses activités d'agronome après la Révolution (P. LEVOT, *op. cit.*, II, pp. 190-191).

3. Sur la composition de l'un de ces cabinets, *cf.* notre article, déjà cité : « Le Bouvier des Mortiers... », *supra*, note 3, p. 15.

4. *Ibid.* : Le Bouvier des Mortiers a ainsi procédé à toute une série d'expériences « d'électrochocs » sur les sourds-muets; *cf.* LE BOUVIER, *Mémoires ou Considérations sur les sourds-muets de naissance et sur les moyens de donner de l'ouïe et la parole à ceux qui en sont susceptibles*, Paris, Buisson, an VIII. Ces tentatives s'inscrivent dans un courant très général qui attend encore son historien. Les dossiers de la Société Royale de Médecine contiennent la description de nombreuses expériences semblables (par exemple S.R.M., 133 et 153 : expériences pratiquées sur un domestique de M. de Guéméné; expérience du 14 juin 1784 chez M. de Kerbillard (?) en basse Bretagne, etc.).

l'Artois, le Languedoc et, *a fortiori*, la région parisienne [1]. Mais il ne faut pas trop noircir le tableau. Les correspondants ont été plus nombreux que nous ne pouvions le penser au début de notre recherche. On peut relever les noms des docteurs Baudry à Vieillevigne, Aubry à Vannes, Bougourd à Saint-Malo, Goguelin à Moncontour, Bagot à Saint-Brieuc, Gilbert à Landerneau [2], Chotard à Hennebont, Boueix à Clisson, Bonamy à Nantes (*cf. infra*, fig. 2, p. 202). On en trouvera sans doute d'autres. Ce sont pour la plupart, des correspondants occasionnels, auteurs de mémoires présentés sur les sujets de concours proposés par l'Académie de Médecine. Seuls quelques-uns ont été capables de remplir les tableaux météorologiques et épidémiques demandés par Vicq d'Azyr (*cf. infra*, tableaux pp. 214-221). Mais avec eux, nous touchons vraiment à une élite, au sens le plus plein de ce terme. Malheureusement, ce « réseau » d'êtres exceptionnels s'avère être moins dense en Bretagne qu'ailleurs, conséquence, probablement, d'un réseau urbain insuffisant. Au surplus, le niveau d'instruction moyen ne semble guère élevé, si l'on en croit les remarques des autorités lors de l'enquête sur les libraires et les imprimeurs (1764) [3]. Peut-être aussi la lourdeur des charges imposées au corps médical breton par la grande crise démographique s'est elle répercutée sur les possibilités de travail de quelques-uns des meilleurs médecins [4]. La recrudescence des épidémies, prolongées sur près de deux décennies, a visiblement inquiété l'intendance et le Contrôle général — et l'on est en droit de se demander si, à l'origine même de la Société royale de Médecine, ne se place pas la préoccupation majeure des milieux dirigeants politiques français de l'époque, quelles que fussent leurs options particulières, d'enrayer à tout prix un mouvement dont on s'exagérait probablement le degré de généralité [5].

B. QUELQUES BIOGRAPHIES INDIVIDUELLES

Une connaissance approfondie du corps médical de la fin de l'Ancien Régime doit, dans ces conditions, face aux lacunes de toute enquête d'ensemble, déboucher sur l'étude biographique d'un certain nombre de médecins et de chirurgiens. Elle seule peut permettre de compléter utilement les données dont on peut déjà disposer.

On fera ici un sort particulier à celle du docteur Bagot de Saint-Brieuc. En dehors de son intérêt propre, qui est considérable, une étude sommaire de la vie du député à la Législative s'impose à nous. Il est, en effet, indirectement à

1. Dr P. Delaunay, *Le monde médical parisien au XVIIIe siècle*, Paris, J. Rousset, 1906.
2. Il n'est compté en 1788 ni parmi les médecins de Morlaix, ni de Landerneau, ni de Rennes, par suite de ses démêlés avec le collège des médecins de Rennes.
3. A.D.I.-V., C 1464.
4. Rappelons l'essentiel de la chronologie épidémique bretonne : 1690-1722; 1739-1741 (*ibid.*, C 1331, en particulier l'état des morts et des malades par subdélégation pour l'année 1741); 1749 (*ibid.*, C 1332); crises multiples plus ou moins locales de 1753 à 1758, qui culminent en basse Bretagne et à Brest (*ibid.*, C 1332 et 1333), crise enfin de 1770 à 1789.
5. Huard, « L'émergence de la médecine sociale au XVIIIe siècle », *Concours médical*, 1958.

l'origine de ce travail collectif. La réutilisation des archives de l'Académie de Médecine, quelque peu oubliées depuis les débuts du XXe siècle, s'est, en quelque sorte, imposée d'elle-même en suivant la pente naturelle de l'histoire économique provinciale. La recherche des mercuriales et des apprécis d'une part, celle des descriptions économiques et sociales d'autre part, avaient attiré notre attention sur la forte personnalité de Bagot. Un manuscrit de la Bibliothèque municipale de Saint-Brieuc, déjà partiellement utilisé par Henri Sée [1], se révéla être une mine de renseignements précieux. Les données météorologiques qu'il contenait — que nous avons résumées par ailleurs [2] — nous conduisirent directement à la Société royale de Médecine : le problème se posait, en effet, de savoir si cette documentation extraordinairement précise constituait un fait isolé ou faisait partie d'un plan d'ensemble. Dès lors, il était facile de reconstituer le puzzle, grâce aux indications fournies par l'ouvrage consacré au docteur Gallot, et aux informations données par les dossiers de l'intendance de Bretagne [3].

Enfin, le cas Bagot est très représentatif d'une partie du corps médical. Il a commencé par être chirurgien, pour devenir médecin après coup : cas-type d'ascension sociale mais aussi cas-type d'une formation nouvelle. Il a, comme Adanson, pris contact avec les pays exotiques où il n'a pas manqué de faire ses observations et ses expériences. Quant à sa participation à la Société royale de Médecine, le parallélisme entre sa carrière et celle d'un Gallot et de bien d'autres correspondants de Vicq d'Azyr est frappant. Son évolution politique est souvent identique à celle d'autres médecins. Ainsi, à tout point de vue, la vie du docteur Bagot nous paraît à la fois exemplaire et symbolique. Elle résume toute une partie de l'histoire de la médecine de l'ouest de la France.

Vie exemplaire, elle dépasse en effet les normes courantes de l'époque. Il suffit, à cet égard, de la rapprocher des carrières plus courantes que l'on entrevoit. Bornons-nous à trois exemples. Le diplôme de maître-chirurgien de Jean-Baptiste Dayot donne un résumé de la formation de ce chirurgien rennais. Né à Guichen en 1741 ou 1742, il a fait son apprentissage chez le médecin Du Lattay, l'un des maîtres-chirurgiens rennais [4]. Il a passé par l'École de Chirurgie de cette ville, suivant les cours « d'anatomie, de principes, d'opérations et de maladie des os » chez La Rue, Cornu et Dupont. Il a fait ses expériences de « pansements » à l'hôpital de la ville. A 21 ans, une fois cette première initiation accomplie, il passe neuf années au service de la Compagnie des Indes, comme chirurgien-major. Il satisfait ensuite aux examens de maître-chirurgien le 28 juin 1763, devant un jury de chirurgiens, présidé par le docteur Dubois fils — l'anobli de 1781 [5]. On le retrouve sur la liste de la capitation de la ville de Rennes en

1. B.M. Saint-Brieuc, ms. 2366 : « Observations économiques et politiques sur le diocèse de Saint-Brieuc » (ms. des A.D.C.-d.-N., 1775); H. Sée, *La santé publique dans l'évêché de Saint-Brieuc à la fin de l'Ancien Régime*, Paris, Comité des Travaux historiques, Section histoire moderne et contemporaine, 1922.
2. J. Meyer, *La noblesse bretonne...*, *op. cit.*, I, pp. 514-518.
3. A.D.I.-V., C 1323.
4. Dr Petit, *art. cit.*, 1887, pp. 280-282.
5. L'École de Chirurgie de Rennes avait été fondée en 1748.

1788, taxé à 12 livres (paroisse de Saint-Hélier, donc dans une paroisse de faubourg, à moitié campagnarde). Il n'a guère fait fortune alors que le fils de son professeur est devenu médecin [1]. C'est un destin sans gloire, mise à part l'expérience de l'océan Indien.

Les péripéties, évoquées plus haut, de la carrière de Hamart de La Chapelle — le greffier en chef de la Chambre des Requêtes du Parlement de Bretagne — sont, en revanche, éclairantes sur certains aspects déplaisants des rivalités internes du monde médical. Signe de la considération croissante des métiers médicaux, Patrice Suzain Hamart est issu du milieu de la judicature. Son père est procureur au Parlement de Bretagne. L'aisance relative de son père lui permet de faire une partie de ses études à Paris; il obtient le grade de docteur en médecine de la Faculté de Médecine de Paris [2]. Marié la même année à la fille d'un avocat inscrit au barreau de Rennes, il présente sa thèse à Rennes mais est ajourné par le collège des médecins de cette ville. Le cas, on le verra, n'est pas unique. S'agit-il de raisons professionnelles, ou simplement d'un geste de mauvaise humeur vis-à-vis de cet intrus venu du monde judiciaire ? Hamart a fait semblant de croire à la deuxième hypothèse. Le procès qu'il intente d'abord devant le Parlement de Bretagne, puis, sur appel des médecins rennais, devant le Conseil royal, lui donne pleinement raison (23 octobre 1775). L'homme ne semble pourtant pas dénué de valeur. Il est correspondant de l'Académie des Sciences de Paris, et il a publié en 1777 à Londres une *Dissertation sur... l'huile de ricin* qui n'est pas pire que la production contemporaine sur pareil sujet. Il achète sa charge de greffier en chef de la Chambre des Requêtes en avril 1780 [3]. Les érudits locaux ont estimé que cet achat traduisait de sa part un repli sur une situation juridique plus assurée. Saulnier pense en effet que l'hostilité de ses collègues n'a pas dû lui valoir une grande clientèle. L'hypothèse est gratuite. Hamart se trouve toujours capité pour des cotes très fortes, et ce en tant que médecin [4]. En 1788, il paie 60 livres. Lorsqu'il est arrêté sous la Révolution, le 6 février 1794, il est qualifié de médecin. Mais, en comparaison avec la vie d'un Bagot, les querelles d'un Hamart avec ses collègues paraissent minces, et les factums sur son procès avec le collège des médecins de Rennes sont d'intérêt limité.

L'odyssée, lamentable, d'un Nicolas Pierre Gilbert est plus digne d'intérêt. Il la décrit lui-même dans une requête, très digne, adressée au Conseil d'État, dans des circonstances assez semblables à celles qu'avait endurées Hamart [5]. Citons un passage qui est valable pour plus d'un médecin. Né à Brest, il « s'est livré depuis ses plus jeunes années à l'étude de la médecine, qu'il commença par la chirurgie, méthode la plus sûre pour parvenir aux connaissances nécessaires

1. A.D.I.-V., C 4063. Du Lattay « l'aîné », établi dans la paroisse aristocratique de Saint-Germain, paraît en revanche très à son aise; il paie en effet une taxe de 70 livres de capitation.
2. F. Saulnier, *Le Parlement de Bretagne (1554-1790)*, Rennes, Plihon, 1909, II, pp. 479-480.
3. A cette date, ce type de charge vaut 24 000 livres.
4. A.D.I.-V., C 4063 : rôles de la ville de Rennes, 1788; F. Saulnier, *op. cit.*, I, pp. LVII-LVIII; A.D.I.-V., E : notaire Jolys, 6 avril 1780.
5. *Ibid.*, C 1323.

aux médecins ». En 1768, il obtient une place de chirurgien de la Marine à Brest, à la suite d'un concours qui lui vaut en même temps la médaille d'or fondée par Louis XV pour le plus méritant des candidats de chaque promotion. Il participe à une longue campagne sur le vaisseau *L'Union* (Indes et océan Indien). A son retour, il se fait inscrire à la Faculté de Médecine de Paris où il reste cinq années. Dès ce moment, il publie un mémoire sur les « ustancilles de cuivre », sujet à la mode. Mais « ayant consommé deux tiers de sa fortune à acquérir la science » — probablement le petit capital amassé durant son passage dans la Marine —, il ne peut rester à Paris, et « n'ayant encore obtenu que 9 inscriptions », il se laisse persuader par l'un de ses maîtres parisiens de s'inscrire à la Faculté de Médecine d'Angers. Celle-ci ne demandait en effet que huit inscriptions et avait, de ce fait, une réputation fort peu reluisante en un domaine où, pourtant, à l'exception de Paris et de Montpellier, les études ne passaient pas pour être d'un niveau exceptionnel [1]. Le jeune docteur fraîchement émoulu fut immédiatement envoyé à Brest où sévissait l'épidémie apportée par l'escadre Du Bois de La Motte. Touché au bout de six semaines par la maladie, il eut la chance d'en réchapper. Il fut nommé, en guise de récompense, médecin en chef de l'hôpital de Landerneau. Celui-ci ayant été supprimé au rétablissement de la paix, il s'installe comme médecin civil, fort apprécié, semble-t-il, par la population. En 1784, un mémoire adressé à la Société Royale de Médecine le fait nommer membre correspondant, grâce au premier prix que lui vaut cet écrit. Il récidive en 1787, obtenant cette fois la mention honorable. Il est, depuis 1786, médecin des épidémies dans trois subdélégations. En 1787, il suit cependant sa belle-famille, chez laquelle il habite à Morlaix. Mais son père ayant brigué et obtenu le poste d'ingénieur en chef des États de Bretagne, il se transporte à Rennes. C'est là que commencent ses déboires. Il pensait s'installer en toute quiétude dans la ville et demanda par conséquent l'agrégation au collège des médecins de Rennes. Mal lui en prit. On lui objecta le fait qu'il n'avait pas suivi pendant les deux années suivant son doctorat les cours de pratique de ses professeurs traitants, comme si l'expérience durement acquise et sa qualité de correspondant de l'Académie de Médecine ne suffisaient pas amplement. L'affaire s'envenima vite et on l'accusa de n'être pas docteur, contestant ainsi la validité des procédures utilisées à Angers. En dépit du soutien que lui accordait l'avocat général au Parlement de Bretagne, Du Bourgblanc, le collège lui intenta un procès dont l'aboutissement logique eût été non seulement le refus de son état de docteur, mais même l'expulsion de la ville. D'où son recours au Conseil d'État. D'où aussi son absence sur les rôles de la capitation. La Révolution vint à point pour régler la question.

Ce destin ressemble singulièrement à celui de Bagot. Sa vie a suscité un certain nombre d'études, de valeur plus qu'inégale, et auxquelles il convient d'avoir recours avec une extrême prudence. Le nom de Bagot est très répandu en pays

1. Renseignements communiqués par M. Lebrun. *Cf.* Dr BOQUEL, *La Faculté de Médecine d'Angers, des origines à nos jours*, Angers, Impr. de l'Ouest, 1950, 250 p.

gallo et l'on ne peut se fonder sur de simples homonymies pour pouvoir lui attribuer une généalogie indue [1]. Il a sans doute existé des notables briochins du nom de Bagot. Mais rien ne permet, à l'heure actuelle, d'affirmer que le docteur Bagot est un descendant de Mathurin Bagot, procureur-syndic de la ville de Saint-Brieuc en 1609, député aux États de Bretagne en 1610. Qu'il ait été commissaire de quartier pendant l'épidémie de peste en 1607 constitue un fait intéressant, mais non une preuve [2]. Aussi faut-il s'en tenir à l'humble réalité. Jean-Louis Bagot est né en 1728, dans le village de Bauchamps, dans la paroisse de Trégueux, de parents peu fortunés. Ses aptitudes précoces pour la chimie et la pharmacie ayant été remarquées par le propriétaire de la maison où ses parents louaient une chambre, celui-ci lui donna un premier enseignement rudimentaire. Son protecteur le fit ensuite entrer dans le célèbre « hôpital » du comte de La Garaye, à proximité de Dinan. Toussaint Marot, comte de La Garaye, est, en une province qui ne manquait nullement d'originaux, l'un des personnages les plus hauts en couleurs du XVIIIe siècle [3]. Après une jeunesse passablement agitée, il avait fondé dans son château une espèce d'hôpital d'une quarantaine de lits. Ses qualifications, en particulier de chimiste, lui avaient valu un certain renom, se traduisant par exemple par une invitation faite par Louis XV à Versailles. Il s'était par ailleurs fait de solides amitiés anglaises, grâce aux soins prodigués aux prisonniers anglais enfermés à Dinan et pratiquement abandonnés à eux-mêmes dans le domaine sanitaire.

Les chronologies adoptées par les divers auteurs sur la suite de sa vie comportent d'importantes variantes. P. Levot fixe la date de son installation comme médecin à Saint-Brieuc en 1772. Kerviler a suivi cette opinion. Mais les rôles de la capitation permettent, ici aussi, de trancher la question : ils signalent sa présence dès l'année 1764 [4]. Ce qui permet en même temps de fixer la date de sa réception comme docteur de la Faculté de Médecine de Reims à 1762.

Mais, comme pour Gilbert, ce parchemin n'a été obtenu qu'après une longue ascension, assez parallèle à celle du chirurgien-médecin brestois. Après l'empirisme de son protecteur et l'amateurisme éclairé du comte de La Garaye, Bagot fait, comme tant d'autres, son apprentissage à bord de navires marchands. La tradition orale familiale parle de deux voyages : le premier aux Indes, le second à bord d'un navire négrier nantais où il aurait été blessé en 1755 lors d'une révolte de Noirs. Ayant osé s'aventurer au fond de la cale, il y aurait reçu trois

1. P. Levot, *op. cit.*, I, pp. 62-63; auteur anonyme, « Le docteur Bagot », *Bulletin de la Société d'Émulation des Côtes-du-Nord*, 1928, 60, pp. 243-282; R. Kerviler, *Dictionnaire de bio-bibliographie bretonne*, Rennes, Plihon, 1888, II, pp. 32-36. On trouve quelques détails dans H. Lamarre, « Histoire de la ville de Saint-Brieuc », *Bulletin de la Société d'Émulation des Côtes-du-Nord*, 1884, XXII, pp. 1-393.

2. Les commissaires de quartiers devaient veiller à l'application des mesures d'isolement et de désinfection.

3. P. Levot, *op. cit.*, II, pp. 105-107.

4. A.D.I.-V., C 4102 : rôles de 1764; il y est qualifié de médecin.

blessures à la gorge [1]. Dure école que celle d'un chirurgien de navire. L'ordonnance de la Marine en rendait la présence obligatoire pour tout voyage au long cours (sauf dispense particulière des bureaux de l'Amirauté). En fait, on prenait un peu n'importe qui dès lors qu'il ne s'agissait que de voyage « en droiture », de la métropole aux Antilles, ou de voyages de cabotage au long cours. Les choses se présentaient un peu différemment pour les expéditions d'Inde, de Chine, mais surtout pour le « trafic triangulaire ». La durée de ces voyages [2] rendait souhaitable la présence d'un chirurgien tant soit peu exercé. Mais, dans le commerce du « bois d'ébène », le chirurgien devient l'une des personnalités les plus importantes du navire. Sa capacité et, disons-le nettement, sa chance déterminent dans une assez large mesure l'échec ou le succès de l'affaire. Il est, à la fois, médecin et, dans une certaine mesure, homme d'affaires. Outre les soins normaux rendus à l'équipage, il est l'homme qui choisit les esclaves à l'achat — l'homme de confiance du capitaine. Il est responsable du maintien de la santé pendant les traversées d'Afrique en Amérique, avec tout ce que cela comporte de soins préventifs, à combiner avec les non moins nécessaires mesures de sécurité. A l'arrivée, il doit décider s'il y a lieu, ou non, d'opérer un débarquement de « rafraîchissement » pour rétablir la santé du troupeau humain. C'est encore à lui qu'incombe le « maquillage » des esclaves, de manière à dissimuler les imperfections du cheptel à vendre aux planteurs. C'est donc un personnage déjà important et payé en conséquence. Normalement, un chirurgien de navire est payé de 60 à 65 livres pour l'avance de deux mois, obligatoire suivant l'ordonnance sur les classes. Ce salaire mensuel de 30 à 33 livres par mois est, en ce milieu du XVIIIe siècle, non négligeable. Il place le chirurgien au quatrième rang des officiers du navire, après le capitaine, l'officier en second et l'officier marinier charpentier (du fait de l'importance du problème de la conservation de l'eau), sur un pied d'égalité avec le lieutenant et le maître d'équipage [3].

Bagot a donc choisi cette carrière, en commençant par les traversées directes vers l'Amérique. Les registres des classes du port de Nantes nous le décrivent donc en 1752, « âgé d'environ 25 ans, de taille moyenne, châtain », embarqué à bord du navire *La Brillante*. Ce navire porte à ce moment un singulier poids d'histoire : son armateur est un Espivent de La Villeboisnet, son capitaine n'est autre que le père de Chateaubriand [4].

1. L'affirmation suivant laquelle le fait se serait passé après la guerre de Sept Ans, avancée par certains auteurs, tombe d'elle-même puisqu'en 1762 Bagot s'installe à Saint-Brieuc. Ce passage dans le port nantais se situe donc nécessairement avant 1755. Or Bagot est inscrit en 1762 sur les rôles de la capitation de Saint-Brieuc (*ibid.*, C 4102) pour 24 livres. Il habite la « grand-rue ».

2. Le circuit Europe-Afrique-Amérique-Europe peut durer jusqu'à 18 mois; quant aux voyages aux Indes et en Chine, ils peuvent durer 2 ans et parfois (rarement) plus.

3. Sur le rôle des chirurgiens à bord des navires négriers, *cf.* D. RINCHON, *Le trafic négrier d'après les livres de commerce du capitaine gantois, Van Alstein*, Bruxelles, Atlas, 1931, I, pp. 147-151; G. MARTIN, *L'ère des négriers*, Paris, Alcan, 1931, pp. 39-40.

4. A.D.L.-At. : Registres des classes, année 1752. *Le Furet* est un navire de 250 tx. Bagot touche une avance de 60 livres. G. COLLAS, *Un cadet de Bretagne au XVIII*[e] *siècle : René Auguste de Chateaubriand, comte de Combourg (1718-1786)*, Paris, Nizet, 1949, pp. 34-35. (Il ne parle pas de Bagot.)

En 1753, Bagot refait le même voyage, toujours à bord de *La Brillante* — et même avec un salaire légèrement accru : l'avance est portée à 66 livres [1]. Le début de la guerre de Sept Ans le trouve à Brest parmi les chirurgiens chargés de lutter contre l'épidémie dont nous avons déjà tant parlé : elle est, en effet, l'un de ces épisodes qui ont marqué le plus la génération médicale de la pré-révolution. En 1758, Bagot retourne à Nantes. Il est premier-chirurgien à bord de l'un des rares navires négriers armés pendant la guerre, *Le Furet*. C'est à bord de ce navire que s'est produit le célèbre épisode de la révolte des Noirs et des trois coups de couteau [2].

L'inaction forcée du temps de la guerre, le pécule amassé pendant ses navigations lui permettent enfin de franchir le cap décisif. Il se remet aux études et est reçu, en 1762, médecin par la Faculté de Médecine de Reims. On peut supposer qu'il a fréquenté pendant quelque temps les cours de la Faculté de Paris. C'est, du moins, le « cursus » classique en la matière chez les chirurgiens désireux de s'élever. Nanti de ses titres en bonne et due forme, il s'installe donc à Saint-Brieuc où il se trouve, presque immédiatement, au premier rang de la bourgeoisie locale.

Il a, à ce moment, parcouru toute la gamme des études théoriques et pratiques dont était justiciable un médecin de l'époque. Au point de départ se trouve la double expérience empirique d'un apothicaire et de l'hôpital-pilote de La Garaye. Il fait ensuite son expérience pratique à bord des navires de commerce et, semble-t-il, de *La Royale*. Expérience utile : il publie un mémoire sur l'utilisation des plantes exotiques dans la lutte contre la syphilis. Il connaît toutes les maladies classiques des équipages de navire : scorbut, pian, etc. Il passe par l'épreuve d'une grande épidémie. Tout ceci en fait le représentant-type du milieu des chirurgiens. Mais il est aussi l'un des rares à avoir franchi le seuil du monde médical, à ne pas s'être contenté de ce qui, pour la plus grande partie de ses collègues, pouvait être considéré comme un aboutissement.

Or, d'emblée, il apparaît à Saint-Brieuc comme l'un des notables les plus en vue. Cela ne manque pas de poser quelques problèmes. Né pauvre, Bagot a sans doute sensiblement amélioré sa situation. Mais ce ne sont pas ses émoluments de chirurgien de navire qui l'ont rendu sinon riche, du moins aisé. S'il a totalisé 3 000 ou 4 000 livres de capital — en tenant compte d'un éventuel voyage aux Indes —, c'est un maximum. Sans doute faut-il ajouter à ce maigre viatique les bénéfices de la vente de ses pacotilles; c'est là une tradition courante dans la marine de commerce. Le voyage du *Furet* lui a, probablement, permis de disposer d'un esclave et, éventuellement, de quelques négrillons. Le total de ces gains, si substantiels qu'ils aient été, n'a guère pu dépasser 5 000 à 6 000 livres.

1. A.D.L.-At. : Registres des classes, armements, année 1753.

2. *Le Furet* n'est pas porté dans les lambeaux de registres d'armement de 1758, qui sont très incomplets. La trace s'en trouve dans les registres de désarmement et les rapports de capitaines de retour. On le voit, il subsiste quelques lacunes. Bagot n'apparaît pas à Nantes entre 1754, date du retour de *La Brillante* à Nantes, et 1758. S'est-il embarqué à ce moment à bord d'un navire de la Compagnie des Indes ?

Il n'a donc pu disposer vers 1762 que d'une somme de 10 000 livres, dont il faut défalquer les frais d'études. Il y avait là de quoi se marier honnêtement. On ne peut qu'émettre deux hypothèses. La première semble évidente. Les Espivent de La Villeboisnet constituaient une puissance non seulement commerciale, mais aussi politique, du fait de leur appartenance à la noblesse bretonne. Ils se situaient à un carrefour intellectuel et social exceptionnel. Leur appui a dû jouer. On ne peut guère expliquer autrement sa participation précoce à la Société d'Agriculture de Rennes [1]. Or l'un des fondateurs de cette société avait été le négociant nantais Montaudoin. De plus, il semble que son mariage avec Françoise Anne Lenormand de La Hunelaye ait contribué à renforcer sa position sociale (1773). L'année suivante, il est maire de la ville pour deux ans (1774-1776). Le célèbre dictionnaire d'Ogée fait allusion aux travaux entrepris sous son impulsion au port du Légué [2]. A ces travaux s'ajoute l'action politique : en 1776, il obtient pour Le Légué la liberté d'armer pour les Antilles [3]. Après 1776, il est le suppléant du maire Poulain de Corbion et, en tant que tel, participe à plusieurs sessions des États de Bretagne.

Cette activité d'homme public ne l'empêche nullement, bien au contraire, de continuer son activité médicale. Dès 1773, il s'était fait publiquement inoculer avec sa femme et ses enfants [4], de manière à donner l'exemple, et à rompre l'hostilité populaire face au nouveau procédé médical, accusé d'être à l'origine d'épidémies. C'est l'inoculateur anglais Wartock qui procède à l'opération [5]. Les années suivantes, Bagot tente de persuader les sommités sociales de suivre son exemple. Mais les progrès restent lents. Il est heureux, en 1783, d'avoir pu procéder à quatorze inoculations, chiffre qui tombe en 1784 à sept seulement [6]. L'intendance le nomme médecin des épidémies [7]; il travaille aussi à l'hôpital de la ville de Saint-Brieuc où il donne des cours d'initiation médicale aux sœurs

1. Il s'est fait le propagandiste de la culture du lin et de la pomme de terre en Bretagne. Les cotes de la capitation permettent de suivre la courbe d'évolution de son enrichissement ultérieur. En 1762, il n'a pas encore de domestique et paie 24 livres de capitation. En 1764, ce chiffre passe à 26 livres et il a engagé une servante. En 1767, il paie 32 livres. En 1788, sa cote est portée à 58 livres, il utilise les services de deux servantes (A.D.I.-V., C 4107).

2. Ogée, *Dictionnaire historique et géographique de la province de Bretagne*, Rennes, Éd. Vatard, 1778-1780, II, p. 780. A.D.I.-V., C 474 et 479.

3. Pélaud, *Notice sur les ports des baies de Saint-Brieuc et parages voisins*, Paris, Plihon, 1883, p. 83; D. Caspar, *L'armement des ports de l'Amirauté de Saint-Brieuc de 1768 à 1792*, D.E.S., Rennes, 1967. En fait, cette liberté d'armer pour les Antilles ne s'est pas traduite dans la réalité commerciale : de 1780 à 1790, on ne compte guère qu'une dizaine de navires armés pour l'Amérique ou l'île de France.

4. B.M. Saint-Brieuc, ms. 2366.

5. On retrouve Wartock installé à Rennes en 1788 (A.D.I.-V., C 4049 : rôles de la capitation de 1781. Il y est officiellement porté comme « inoculateur »).

6. Sur l'opposition à l'inoculation, *cf.* A.D.I.-V., C 1404. Le subdélégué de Guingamp s'élève contre les recteurs qui vont répétant que « c'est un crime contre la loi divine »; *cf.* encore *ibid.*, C 2545, etc.; Bagot lui-même faillit déclencher une émeute lors de l'inoculation de sa famille (A.D.C.-d.-N. : « Observations économiques et politiques... », ms. cité).

7. Il est médecin des épidémies des deux subdélégations de Paimpol et de Saint-Brieuc. Voici comment se présente la crise démographique briochine de la fin du XVIIIe siècle d'après les notes du Dr Bagot. (*Cf. suite* page suivante).

de l'hôpital. Dès 1776, il devient correspondant de la Société Royale de Médecine. En 1780, il reçoit son brevet de médecin militaire, en récompense des services rendus aux troupes envoyées à Brest s'embarquer pour les États-Unis. Il est, en même temps, correspondant du *Journal de Médecine militaire*. Dès 1775, l'intendance — c'est-à-dire en fait Petiet, qui connaissait son activité antérieure à la Société d'Agriculture — s'adresse à lui pour obtenir un tableau sanitaire de la région. Bagot a développé cette réponse, qu'il semble avoir prévue et préparée d'avance, puisque son manuscrit porte le titre : « Observations médicinales faites à Saint-Brieuc dans les années 1772, 1773 et suivantes ».

Tel est donc l'homme qui, très vite, est remarqué par Vicq d'Azyr et obtient en 1786 la médaille d'or de la Société Royale de Médecine.

(Suite de la note 7, p. 199).

Dates	Naissances	Mariages	Décès	Excédents	
				de naissances	de décès
1776............	247	50	260		13
1777............	235	56	222	13	
1778............	280	53	207	73	
1779............	272	46	498		226
1780............	227	49	372		145
1781............	294	67	251	43	
1782............	237	49	376		139
1783............	256	62	351		95
1784............	239	60	246		7
1785............	268	54	205	63	
1786............	268	56	303		35
1787............	253	72	286		33
1788............	314	44	212	102	
TOTAL......	*3 390*	*718*	*3 789*		
Moyenne annuelle..	260	55	291		

On retrouve d'autres indications démographiques sous la plume d'autres médecins bretons. Ainsi, le Dr Aubry, de Vannes, relève les chiffres de Surzur (presqu'île de Rhuis) de 1764 à 1784 (S.R.M., 139).

— Naissances : garçons .... 1 082 } TOTAL 2 155
filles 1 073

— Décès : hommes.... 1 084 } TOTAL 2 105
femmes 1 021

Il détermine le nombre des habitants par le calcul suivant : 1 mort pour 34 survivants; soit une population de 3 420 habitants.

— Mariages 453

Nombre moyen d'enfants par mariage .... $\frac{2\,155}{453} = 4$

— Commentaire : « Ce peu de fécondité doit s'attribuer à la misère qui règne depuis quelques années dans nos campagnes. »

En tant que maire, Bagot touche 200 livres de gages (A.D.I.-V., C 474), à quoi s'ajoutent 600 livres accordées « pour l'indemniser du préjudice que les fonctions de maire qu'il remplit portent à sa profession de médecin dans laquelle il est très accrédité » (*ibid.*, C 467). Nommé en remplacement du Dr Cartel (mort en 1786), médecin de l'hôpital de Saint-Brieuc, il touche à ce titre 400 livres d'appointements (*ibid.*, C 474).

L'homme politique semble avoir été un modéré. Très lié à certaines familles de la noblesse, les Bois-Berthelot, les Trémereuc, le marquis de La Boissière, la famille Saint-Georges, etc., il essaie d'utiliser leur exemple comme un élément de progrès social. Constatant le recul de certaines maladies en milieu urbain (écrouelles, « pulmonie », gale), il attribue cette évolution à l'installation d'une partie de la noblesse dans les villes : « ... depuis l'afflux de la noblesse dans les villes... l'aisance a augmenté... » Il fait partie d'une institution très originale : la Férie blanche de Notre-Dame de Guingamp, qui s'est fixé pour but la réconciliation des trois ordres. Ce qui ne l'empêche pas d'avoir des mots très durs pour les anoblis (il n'y en avait pratiquement pas à Saint-Brieuc!).

Bagot a donc aisément suivi les débuts de la Révolution française et semble avoir pris la tête du mouvement. Il est le premier maire élu de Saint-Brieuc (7 février 1790). Mais, très vite, l'évolution politique le heurte. Peut-être une certaine tension à l'intérieur du monde médical briochin n'est-elle pas étrangère à ce raidissement. Comme en beaucoup d'endroits, les chirurgiens ont adopté des positions plus avancées que les médecins. En 1791, il est élu député à la Législative. Mais, partisan de Louis XVI, au surplus pratiquant, il réprouve le 10 Août, qu'il considère, à en croire la tradition briochine, comme le « triomphe de l'anarchie ». Il est, en somme, girondin, ou, plus exactement, partisan de la monarchie constitutionnelle. Dès novembre 1791, il a dû céder son siège de maire à Poulain de Corbion qui, n'ayant pas accepté ce poste, est remplacé par La Gal. La mort de sa femme en 1792 lui fait abandonner la vie publique. Il se consacre encore à ses malades et meurt le 28 février 1794 pendant une épidémie. De ses onze enfants, deux ont survécu. Sa fille, Julie Bagot, meurt sous le Second Empire en 1864. Son fils Servais continue la tradition du père : médecin aux armées, il bifurque cependant vers la magistrature et devient conseiller référendaire à la Cour des Comptes. Telle est, en sa ligne de conduite très simple, cette vie de l'un des médecins les plus remarquables de la Bretagne du XVIIIe siècle. Ce sont de tels hommes qui ont fait le succès de l'enquête de Vicq d'Azyr. Il est en tout cas le seul qui nous ait laissé une série d'observations météorologiques vraiment continue.

Les données météorologiques bretonnes de 1776 à 1789

En dehors de la série briochine, que nous avons résumée par ailleurs [1], les bulletins imprimés de la Société Royale de Médecine fournissent des fragments de relevés plus ou moins importants pour les villes de Saint-Malo, de Brest, de Vannes et de Nantes (*cf. infra*, tableaux pp. 214-221). La série la plus complète est celle de Nantes, qui va du début 1776 à avril 1783, avec deux courtes lacunes, de mai à juin 1776 et en mai 1780. A Vannes, la bonne volonté médicale n'a duré qu'un peu plus de trois ans, du début de l'année 1784 à mars 1787.

1. J. Meyer, *La noblesse bretonne...*, *op. cit.*, I, pp. 515-516. Elle est plus longue que la série imprimée de l'Académie de Médecine, qui s'arrête à juin 1789 et débute seulement au 1er janvier 1779. Le manuscrit briochin comporte en outre les deux années 1778 et 1779.

A Brest, on ne peut tabler que sur un laps de temps très court d'à peine treize mois, du 1er décembre 1783 au 31 décembre 1784. En revanche, le docteur Bougourd et ses émules malouins nous ont livré deux séries; la première de septembre 1776 à mai 1778 inclus, la seconde qui recouvre la totalité de la période de 1782 à 1786, à l'exception du mois de décembre 1786 [1].

Cette disparité dans nos données pose évidemment le problème de la validité de ces observations provinciales. Il peut, en effet, être utile de disposer des variantes climatiques d'une région aussi nettement caractérisée que la Bretagne. Les conditions climatiques y soumettent l'agriculture à des impératifs qui ne recouvrent pas exactement ceux d'autres régions [2]. Mais un préalable s'impose. Des séries aussi hétérogènes peuvent-elles être effectivement comparées et comparables ? Seule la critique interne permet de répondre à cette question.

L'examen du tableau permet de déceler deux périodes-tests, du moins en ce qui concerne les températures : de janvier 1778 à mai 1779, où l'on dispose des observations de trois stations : Saint-Malo, Nantes et Saint-Brieuc; et de janvier 1784 à fin décembre 1785, période pour laquelle les relevés sont

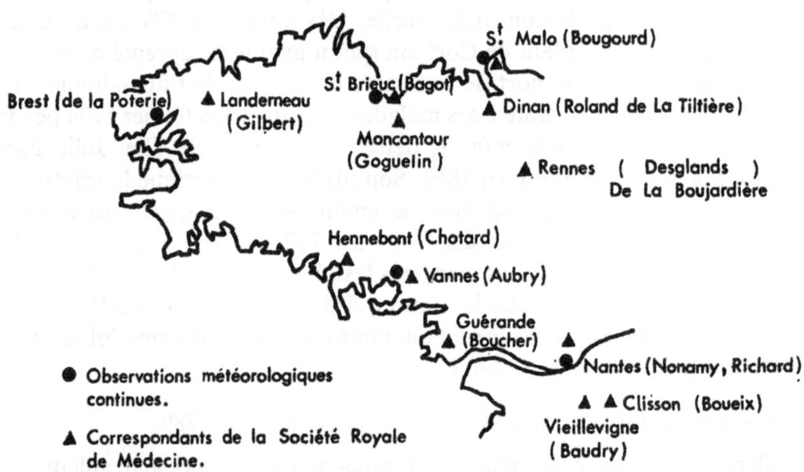

FIG. 2. — Les points de l'enquête de la Société Royale de Médecine en Bretagne.

1. Le dépouillement systématique des manuscrits de la Bibliothèque de l'Académie de Médecine pourra peut-être apporter quelques compléments. Ainsi, les observations de Saint-Malo se prolongent pour les 3 années 1786, 1787 et 1788 (S.R.M., 155). On peut penser que d'autres stations se trouvent dans le cas de Saint-Brieuc et de Saint-Malo où les relevés manuscrits pour les deux années 1788 et 1789 n'ont pas été imprimés. Angot pensait que les observations du Dr Aubry de Vannes reposaient sur des manuscrits perdus. Les documents qu'il signale sont d'ailleurs des résumés (A. ANGOT, *Annales du Bureau central météorologique*, Paris, Impr. nationale, 1895, p. B 119).

2. *Cf. infra*, pp. 206-209.

disponibles en quatre endroits : Brest, Vannes, Saint-Malo et Saint-Brieuc [1]. En éliminant le cas de Brest, on peut même étendre la période d'étude de la corrélation des stations à deux autres périodes, nettement plus longues : de janvier 1782 à fin avril 1784 (Saint-Malo, Nantes et Saint-Brieuc) et, surtout, de janvier 1784 à décembre 1786 (Vannes, Saint-Malo et Saint-Brieuc). Ces points de comparaison sont d'autant plus suffisants que la répartition géographique de nos stations est relativement bonne (fig. 2). Saint-Brieuc et Saint-Malo représentent bien le climat, quelque peu plus froid que celui du reste de la péninsule, des Côtes-du-Nord; Brest vient — de manière fort incomplète — donner un aperçu du temps changeant de la pointe ouest du Finistère; Vannes et Nantes représentent enfin la nuance méridionale de la province, à la fois moins froide et plus ensoleillée. Il est donc prévisible que les températures ne sont pas identiques et qu'elles peuvent comporter des écarts notables, tout comme de nos jours. L'important est de retrouver, à des niveaux qui ne soient pas trop éloignés les uns des autres, les mêmes oscillations thermiques des moyennes mensuelles, la même image graphique des pulsations saisonnières (fig. 3). Or, dans les deux premiers cas envisagés, le test de concordance révèle une identité impressionnante des mouvements des températures.

En 1778, les températures de janvier et de février sont relativement douces : 5° à Nantes, 4° à Saint-Malo, 2° à Saint-Brieuc. Partout, le réchauffement printanier suit le même rythme pour aboutir au maximum d'été double de juillet et d'août, aux canicules records de 23° à 24° à Nantes et à Saint-Brieuc, quelque peu atténuées à Saint-Malo, rafraîchi par la mer (20°). Partout aussi un automne clément, avec un mois de décembre oscillant dans les trois stations autour de 8°.

En 1784, l'allure parallèle des courbes est un peu moins nette. Certes l'hiver est dur, mais les minima de février ne se retrouvent pas à Vannes, où le point le plus bas du thermomètre est atteint dès janvier. Le froid semble d'ailleurs

1. *État actuellement connu des relevés climatiques (températures) chiffrés de la province de Bretagne.*

	1776	1777	1778	1779	1780	1781	1782	1783	1784	1785	1786	1787	1788	1789
Brest	—	—[1]	—	—				+	+					
Nantes	+	+	+	+	+	+	+	+	+					
Saint-Brieuc ..			—[2]	—	+	+	+	+	+	+	+	+	+	+
Saint-Malo ...		+	+	?	?	?	+	+	+	+	+	?	?	?[3]
Vannes									+	+	+			
Divers ...												—[4]		

Données imprimées : + Données manuscrites : — Probables : ?

Sources : 1. S.R.M., 157, etc.
2. B.M. Saint-Brieuc, ms. 2366.
3. S.R.M., 155, etc.
4. S.R.M., 144 (Vieillevigne).

avoir sévi d'une manière assez inégale. Saint-Brieuc et Vannes sont plus touchés que Brest et Saint-Malo. Cependant, ces différences ne sont pas telles qu'elles ne puissent s'expliquer par des considérations locales. En revanche, le double clocher des températures estivales se retrouve partout, en juin et en septembre, séparés entre eux par un léger rafraîchissement des mois de juillet et d'août. La coïncidence du mouvement des courbes se retrouve pendant les années 1785 et 1786 (fig. 3).

La crédibilité de nos observations est donc très grande et l'on peut, en gros, considérer que la tendance générale observée à Saint-Brieuc se retrouve dans l'ensemble de la péninsule, même si l'on ne dispose que des seules données chiffrées du docteur Bagot. Comme il a, d'autre part, opéré une description non chiffrée, mais assez détaillée, du climat briochin des années 1772 à 1777, on dispose donc d'une base régionale solide [1].

Mais avant d'aborder cette définition partielle du climat atlantique breton entre 1770 et 1790, il faut brièvement aborder la délicate question des rapports climat-récoltes-prix.

Les conditions de formation des prix.

L'étude des rapports de l'histoire climatique et de l'histoire économique doit, nous semble-t-il, partir de la consommation, domaine-clef qui commande tous les autres. Laissons la parole aux contemporains. Répondant le 11 septembre 1789 à l'invite pressante de ce qui restait des bureaux du Contrôle général, de fournir un état comparatif des récoltes de l'année 1789 par rapport à celles de l'année précédente, le subdélégué général de Rennes envoyait une longue lettre qui, à bien des égards, répond d'avance à nombre de questions que se pose l'historien contemporain. Il souligne qu'il « ne suffit même pas de connaître le produit de la récolte en grains, il est bon de savoir s'il y a beaucoup de légumes, s'il y aura du cidre, s'il y a beaucoup de fourrages pour les bestiaux, si ceux-ci sont en grand nombre. Ces renseignements sont nécessaires parce qu'ils tendent à faire connaître si la consommation des grains sera plus ou moins considérable dans une année que dans une autre. En consommant moins de grains quand il y a des légumes, quand il y a abondance de cidre, quand la viande n'est pas chère, quand les laitages sont abondants; on n'emploie pas enfin les grains à nourrir les bestiaux quand il y a beaucoup de fourrages. Il ne suffit pas de connaître le produit de la récolte de 1789 et de prévoir la consommation par rapport à celle de 1788, si on ne porte pas en même temps son attention sur ce qu'il y a de vieux grains en 1788, et sur ce qu'il en reste cette année; je crois que si les mois de septembre et d'octobre sont beaux, ce qui est essentiel pour achever la récolte de froment et pour recueillir le sarrasin, la récolte pourra être meilleure que celle de 1788. Mais en 1788, il y avait beaucoup de vieux grains, tandis qu'au contraire il en reste très peu cette année; donc il pourrait résulter qu'avec une récolte

1. Cette connaissance locale n'est qu'une approche et sera complétée par les tableaux de corrélations avec les autres villes importantes de la France.

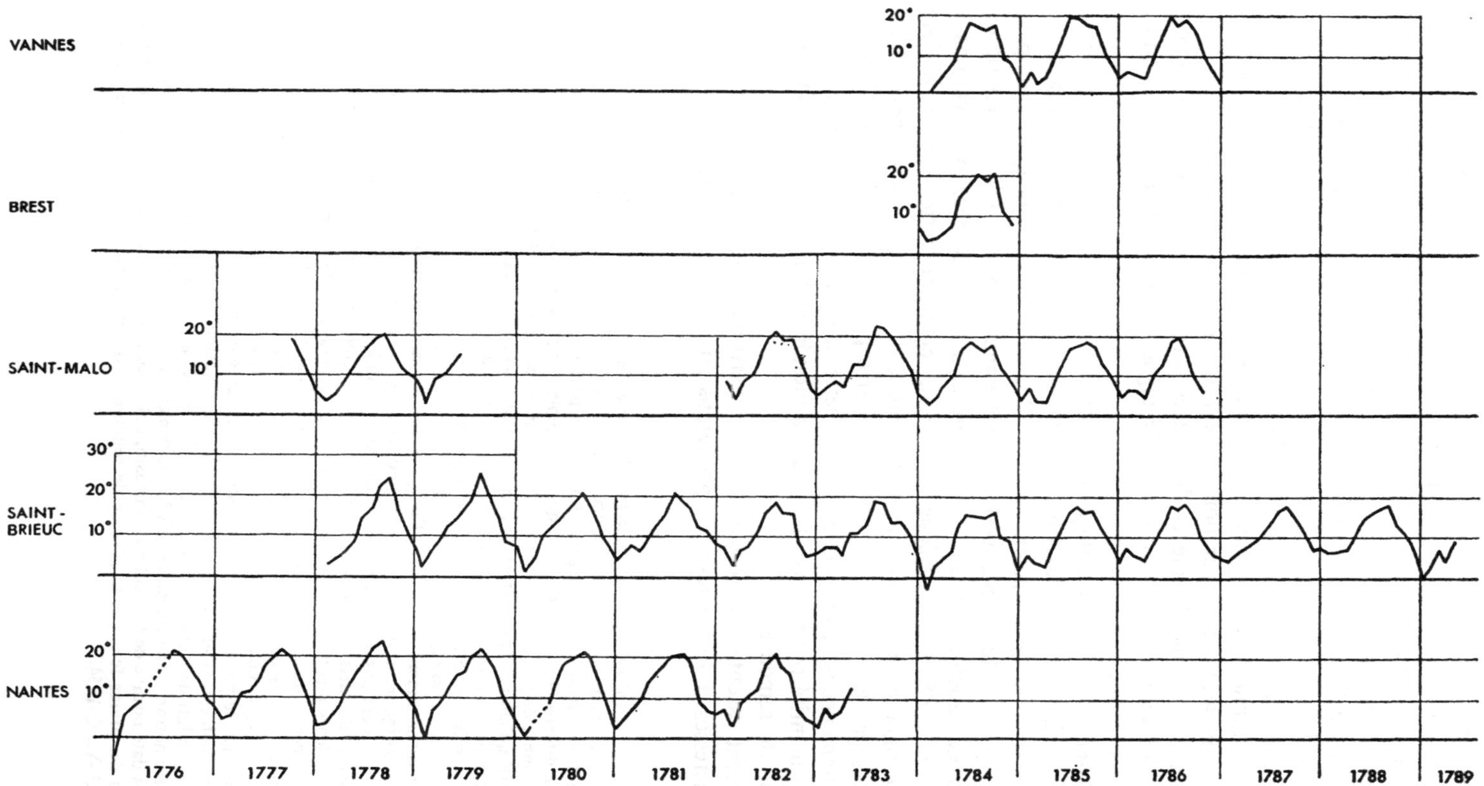

FIG. 3. — Températures annuelles relevées en Bretagne entre 1776 et 1789.

plus abondante, nous aurions effectivement beaucoup moins de grains qu'il n'y en avait en 1788 »[1]. Il ajoutait les précisions suivantes : « Je puis vous observer dès à présent que la récolte en froment, seigle, orge et avoine est très bonne au moins dans les deux tiers de la province et que celle de sarrasin offre la plus belle apparence; mais il faut du beau temps pour achever de recueillir le froment dans tout le nord de la Bretagne, et pour couper ensuite le sarrasin qui est de tous les grains celui qui résiste le moins à la pluie et que la moindre humidité fait germer; si le temps continuait à être mauvais, ce serait un très grand malheur pour cette province. »

La date du battage du blé et des autres céréales a d'ailleurs sont importance : « Dans une grande partie de la Bretagne, les bleds ne sont battus qu'en hiver ou au printemps prochain. »[2]

Venons-en à la partie climatique de ce dossier d'époque. Il faudrait systématiquement relever toutes les observations des divers subdélégués lors de la dernière décennie de l'Ancien Régime. Bornons-nous à quelques exemples. Le 23 mai 1783, celui de Saint-Malo (La Mennais) note : « L'hiver très rigoureux n'a fait aucun tort aux terres ensemencées. » Mêmes observations à Brest[3]. En 1785, le subdélégué de Lorient confirme cette vue : « Malgré l'extrême rigueur de l'hiver que nous venons d'essuyer, les semences ont été conservées par la neige qui a été sur la terre pendant tout l'hiver. Ce n'est qu'au commencement du printemps que cette neige est venue à fondre et produit une quantité prodigieuse d'eau qui a inondé les terrains bas et a fait périr beaucoup de semences. »

L'élément essentiel se révèle être la répartition saisonnière des pluies et des sécheresses. La sécheresse de printemps est catastrophique, surtout si elle

1. A.D.I.-V., C 1654 : brouillon de lettre adressée à Lambert. C'est un véritable traité des prix des récoltes, abrégé à l'usage des nouveaux venus du Contrôle général et qui ne manque pas d'intérêt dans le dossier relations climat-prix. Il précise en passant nombre de notions : « Votre lettre est d'exécution difficile en cette province... quelque simple que paraisse la comparaison que vous proposez du nombre de gerbes recueillies en 1788 sur un arpent mesure de Paris combiné avec le poids et la quantité qu'elles ont produit, et du nombre de gerbes et de la quantité que la même étendue de terre d'égale qualité a pu produire en 1789, je puis vous dire qu'il y a très peu de cultivateurs en Bretagne qui soient en état de donner à cet égard des notions sûres; tous sauront bien dire si leur récolte est meilleure ou moins bonne que l'an passé... mais les laboureurs de Bretagne sont ceux qui font le plus constamment la routine et l'usage et qui raisonnent le moins sur l'agriculture; les dix-neuf vingtièmes ignorent combien ils ont de journaux, parce que ce nombre est écrit dans leurs titres, mais ils ne sauraient pas dire quelle est l'exacte mesure du journal, et encore moins régler leurs calculs sur l'arpent de Paris... La plupart des propriétaires et cultivateurs refusent de donner des renseignements sur leurs récoltes... les impositions étant en général réparties avec beaucoup d'inégalités en cette province. » Aussi tout le système d'estimations des récoltes de l'intendance et des délégués est-elle fondée sur les décimateurs. Mais en 1789, cette possibilité de renseignements diminue. Le 30 janvier 1790, le subdélégué général écrit à Paris : « D'un côté, les décimateurs ont paru moins disposés que par le passé à donner les instructions qui leur ont été demandées et, de l'autre, les cultivateurs semblent avoir fait dans plusieurs cantons quelques difficultés de s'expliquer ouvertement sur le produit de leurs récoltes... ils sont plus portés à la méfiance que par le passé. »

2. Ainsi la notion d'année-récolte doit être sensiblement nuancée en ce qui concerne l'ouest de la France. La date tardive de la récolte du sarrasin, l'absence fréquente de granges, le battage encore plus tardif des grains font que la période de soudure se trouve sensiblement décalée et atténuée.

3. A.D.I.-V., C 1654.

n'est pas suivie de pluies de début d'été suffisantes [1]. En revanche, la maturation des grains ne doit pas être handicapée par des pluies retardant les récoltes, faisant verser les tiges et germer les grains. Au total, la température est considérée, pour l'essentiel, comme un élément relativement secondaire, à l'exception, bien entendu, des températures extrêmes trop basses, comme la gelée intempestive du 9 mai 1783 à Auray [2].

En cas de sécheresse de printemps, les « pluies du début du mois de juin ont redonné de l'espérance ». En définitive, été et début de l'automne décident du sort de la majeure partie des récoltes. C'est au mois de décembre que l'intendance connaît vraiment la situation [3]. Le 15 décembre 1787, Bertrand de Molleville décrit la situation comme suit : « Les récoltes sont en général abondantes, peut-être même n'en eût-on jamais vu une pareille sans les pluies du mois d'août et celles de l'automne; les premières ont porté préjudice aux froments et les secondes ont encore plus endommagé les sarrasins, qui forment l'objet principal de la nourriture des gens de la campagne... au reste, l'abondance des grains ne répand pas une grande aisance parmi les laboureurs et les petits propriétaires parce qu'ils n'ont pas recueilli de cidre et que c'est la troisième année qu'ils sont privés de cette ressource, ce qui n'est pas seulement un malheur pour les propriétaires, mais pour la province en général vu qu'elle s'appauvrit par le numéraire considérable qui passe à Bordeaux pour l'achat des vins... Les bestiaux sont rares, l'on se ressentira encore longtemps des années 1784-1785... Le bon parti que l'on tire du beurre engage les fermiers à vendre leurs bestiaux presque aussitôt qu'ils sont nés pour se procurer promptement le lait des vaches, ce qui n'est pas un petit obstacle à la multiplication des bêtes à cornes. »

Mieux que toutes les réflexions théoriques, ces notations d'époque, qu'il sera aisé de multiplier et de nuancer par d'autres observations du même ordre, permettent de tracer le canevas d'un programme de recherches.

Au surplus, ces problèmes alimentaires intéressent directement les médecins de l'époque. Ils ne cessent, à juste titre, de mettre en cause les habitudes (et les possibilités) alimentaires. Le docteur Degland, de Rennes, comparant les épidémies de dysenterie de 1669-70 à celles du XVIIIe siècle [4], distingue deux grands types : la dysenterie « catharale », réservée aux gens aisés, et la dysenterie bilieuse, spécifique des campagnes, provoquée par « la misère qui afflige le peuple... Les paysans de nos environs se nourrissent fort mal : de la viande

1. *Ibid.;* le subdélégué Bergevin écrit : « Il est rare que dans cette partie [basse Bretagne] les pluies fassent de grands préjudices. Ce sont au contraire la grande sécheresse [*sic*] qui cause des maux irréparables. » Il précise (le 5 mai) que cette sécheresse sévit depuis un mois. A Saint-Malo, La Mennais relève, lui aussi, « la sécheresse continuelle d'avril »; mais à la date du 23 mai, « depuis huit jours, il pleut abondamment ». A Vitré, la récolte est très menacée « par la sécheresse et les grandes chaleurs du mois d'avril et de mai ». Mêmes observations à Tréguier, Auray, etc.

2. *Ibid.*

3. Le Contrôle général demande, on le sait, deux états successifs : le premier, intitulé « État d'apparences des récoltes » en juin-juillet; le second, l'état des récoltes, en septembre.

4. S.R.M., 146. Il fait état de l'opinion de Picot de Presménil. Il parle même de l'épidémie de 1538!

salée, du pain de seigle fort grossier, une pâte de blé-noir qui n'est point levée, et mal cuite, qu'on appelle galette. Voilà la nourriture principale et ordinaire de ceux qui sont le moins mal à leur aise; en été, les enfants mangent beaucoup de fruits verts : les fruits ont abondé pendant l'année 1779 » [1]. Parmi les causes les plus fréquemment invoquées, les médecins citent la mauvaise conservation des grains humides. Le cercle vicieux est ainsi bouclé : l'année humide (au moment de la maturation et de la récolte) est doublement catastrophique puisqu'elle réagit à la fois sur les prix (récolte diminuée), sur la conservation et le stockage (mauvaise conservation n'excédant pas plus de deux ans) et sur la santé (épidémies de dysenterie).

Au total, médecins et administrateurs ont réuni sur toutes ces questions une documentation incommensurable, dont les manuscrits de l'Académie de Médecine contiennent la substance. Elle dépasse, et de loin, la portée d'une simple enquête climatique ou médicale et peut permettre de repenser toute une partie de nos connaissances d'histoire économique et sociale.

Il nous faudra réviser, plus ou moins, un certain nombre de notions. La première est celle de l'année-récolte. Sa délimitation traditionnelle est trop étroite, du moins dans diverses provinces. Deux éléments contribuent à allonger et à décaler l'année-récolte : la part, plus ou moins importante, des petits grains dans l'agriculture céréalière d'une province, celle des petits grains à maturation et à récolte tardive surtout, et les opérations de post-récolte — battage, stockage, mouture — compte tenu de deux facteurs primordiaux : les moyens de stockage, du plus rudimentaire (mulon recouvert de terre) à la grange classique, beaucoup moins fréquente qu'on ne l'imagine; le degré de sécheresse ou d'humidité de la récolte qui influe en même temps sur la santé des consommateurs [2], sur les prix des vieux grains, très variables d'une année

1. Le Dr Bougourd, de Saint-Malo, ne pense guère autrement (*ibid.*, 147) : l'épidémie est provoquée par « le défaut de bons aliments dans le peuple, l'insalubrité générale des maisons qu'il habite, la malpropreté, l'excès du travail auquel la chèreté des denrées l'assujetit nécessairement pour vivre ». Le mémoire de Bougourd lui a valu la médaille d'or de la Société Royale de Médecine en 1783. D'autres médecins accordent la même importance à cette question alimentaire. A Lorient, le médecin de la Compagnie des Indes attribue l'épidémie de 1741 « aux légumes, herbages, fruits et choux que l'on a trouvé cette année remplis de chenilles et d'autres insectes qui n'ont pu produire qu'une mauvaise chile » (A.D.I.-V., C 1331).

2. Les médecins du nord de la France ne cessent de se plaindre de la mauvaise qualité des grains, facteur, selon eux, d'épidémies. Insuffisance de l'alimentation et médiocre qualité des produits font que certains médecins d'épidémies considèrent que le meilleur moyen de lutte qui soit à leur disposition est encore la distribution gratuite d'aliments. De 1772 à 1773, La Boujardière fait distribuer soupes, bouillons de viande, pain et viande grâce aux secours offerts par l'intendance (*ibid.*, C 1338). Le procédé est systématisé en 1775. Il subsiste quelques traces — malheureusement médiocres — d'une enquête réalisée par l'intendance de Bretagne sur les prix des grains et de la viande, opérée dans ce but précis. Dans le même ordre d'idées, la réputation internationale de Benjamin Thomson Rumford provient à l'époque moins de ses recherches théoriques sur la chaleur et la lumière, que de son invention infiniment plus prosaïque — et plus immédiatement utile — du fourneau Rumford, particulièrement apte à cuire les « bouillons Rumford », à partir des os de viande. Le procédé a vivement intéressé le Contrôle général et a été systématisé sous le Ier Empire, lors de la grave crise frumentaire et alimentaire de 1810. On sait que Rumford, partisan de l'Angleterre durant la guerre d'Indépendance américaine, s'est d'abord installé en Bavière, où il a contribué à répandre la culture de la pomme de terre, pour finalement élire domicile en France, où il est mort à Auteuil en 1814.

à l'autre [1], et, enfin, sur la longueur effective du stockage possible, très variable, elle aussi, si l'on en croit les allusions que contiennent les correspondances des négociants. Par là, les prévisions de possibilité de stockage peuvent influer sur les prix des années suivantes. En Bretagne, on peut, dans ces conditions, admettre que l'année-récolte coïncide à très peu de chose près avec l'année civile. Cela s'explique, pour l'essentiel, par l'importance du sarrasin dans la consommation populaire, sa date de récolte tardive (septembre-novembre) et, tout autant, par la médiocrité des moyens de stockage qui se combine, paradoxalement, avec la date, très tardive souvent, du battage. En fait, la période de battage s'échelonne d'août à janvier et s'opère en fonction des besoins des paysans. Ces dates dépendent, d'ailleurs, de la nécessité de faire sécher les grains. Le problème de la conservation des aliments n'a cessé de se trouver au premier plan des préoccupations administratives et médicales de l'époque [2].

Une deuxième remarque nous paraît s'imposer. Il faut revenir sur l'image trop simpliste d'une alimentation populaire exclusivement céréalière. Il n'est certes pas question de nier la prédominance des grains dans l'alimentation française du XVIIIe siècle. Mais on peut commencer à entrevoir une géographie alimentaire nettement plus complexe qu'on ne pouvait le penser. L'agriculture française a été beaucoup moins imperméable aux plantes nouvelles qu'on ne l'a affirmé et, en général, la diversité de cette alimentation augmente sensiblement au cours du XVIIIe siècle [3]. En fait, la situation est très différente dans les villes et les campagnes. La diversification et l'amélioration de la nourriture s'opèrent relativement vite dans les premières et ne sont pas étrangères à la brutale transformation démographique qui se constate, en Bretagne, à partir de 1770 [4]. En campagne, l'évolution est très inégale, mais il semble qu'à cet égard, la diversité ait toujours été plus grande qu'on ne l'a pensé; car, un simple calcul élémentaire montre à l'évidence que les hausses de prix eussent dû se traduire par une mortalité infiniment supérieure à ce qu'elle a réellement été. Les produits de substitution ont joué un rôle considérable.

Au-delà de ces thèmes de recherche, on peut commencer à tenter d'envisager les tendances longues et à essayer d'entrevoir l'action climatique sur le *trend* des prix. Les quelques exemples réunis ci-dessus, et que l'on a volontairement limités aux témoignages des contemporains, montrent déjà la

1. J. MEYER, *La noblesse bretonne...*, *op. cit.*, I, pp. 507-509, ou encore pp. 445-458, 460-465, 483-529, etc.

2. S.R.M., 135. Le Dr Goguelin, de Moncontour, écrit en 1786 : « Les foins sont très abondants, le froment aussi et les seigles très forts, les avoines ont manqué, point de pommes, ce qui ne manquera pas de changer la manière d'être de la santé des habitants de ce canton qui boivent habituellement du cidre. »

En septembre 1782, Bougourd note pour les environs de Saint-Malo : « Les grains sont nouveaux et encore humides, le cidre aigri par les chaleurs, les viandes et les poissons corrompus, les fruits verts et de mauvaise qualité » (*ibid.*, 140). Les dossiers de toutes les intendances regorgent d'envois de recettes de toutes espèces pour sécher les grains.

3. J. MEYER, *La noblesse bretonne...*, *op. cit.*, I, pp. 460-465.

4. Du moins dans les grandes villes : chute de la mortalité des quartiers aisés, transformation de la mortalité infantile, etc.

complexité de la question de l'influence climatique à court terme sur les prix [1]. La grande hausse des prix, qui caractérise en définitive l'ensemble de l'histoire moderne européenne [2], reste mal expliquée. On en a, avec beaucoup d'habileté, isolé les éléments de phases A et B et dégagé les conclusions que l'on connaît. Mais, même si l'on admet, plus ou moins, la validité de l'hypothèse de la théorie quantitative de la monnaie [3], il ne paraît guère vraisemblable que le climat n'ait pas joué, à côté de bien d'autres facteurs, son rôle [4]. Il peut l'avoir joué de deux manières. D'une part, on peut émettre l'hypothèse — qui reste à démontrer — que les oscillations climatiques peuvent coïncider avec les alternances de phases A et B. D'autre part, le climat peut avoir contribué à renforcer la hausse d'ensemble qui nous paraît constituer l'un des traits fondamentaux de l'Occident européen du XVe au XIXe siècle. Ce sont là, répétons-le, simples hypothèses d'un problème qu'il serait, de notre part, infiniment prétentieux de penser, le moins du monde, résoudre. Tout le but de cette enquête ne peut être rien d'autre que de poser des jalons sur une route longue et difficile : aventure collective s'il en fut jamais. Il nous semble, du moins, que l'on puisse aborder, à titre d'approximation, le problème à travers l'expression biblique des vaches grasses et des vaches maigres, reprise par E. Labrousse, et plus récemment — sous une autre forme — par M. Morineau [5]. Plutôt que de climat, c'est de récoltes qu'il convient de parler. A en juger par notre tentative bretonne [6], d'ailleurs pressentie par les administrateurs du XVIIIe siècle, les années médiocres comme les bonnes se regroupent en séries. Elles peuvent

1. On se reportera sur ces questions aux ouvrages classiques de E. Labrousse, J. Meuvret, etc.

2. C'est vrai d'abord en prix « nominatifs »; ce l'est, en moins net, mais tout aussi décisif, si l'on est partisan des prix-or ou, ce qui serait plus logique pour l'époque moderne, des prix-argent, dans la mesure où l'on peut, réellement, calculer les uns sans les autres. Mais ceci est « une autre histoire ».

3. L'adoption de la théorie quantitative de la monnaie aux pays sous-développés et, historiquement parlant, des pays pré-industrialisés demanderait à être sérieusement réétudiée, même sous la forme de la formule de Fischer, transformée ou non. En fait, nous ignorons trop des circuits de paiements parallèles : volume des lettres de change, importance de l'endossement, volume de l'escompte au XVIIIe siècle, circuit des contrats de constituts, « obligations », etc. pour pouvoir admettre sans autre examen, l'hypothèse que tel ou tel membre de la formule autre que M.V. (masse de monnaie métallique multipliée par sa vitesse de circulation) soit égal à 0. C'est, nous semble-t-il, une pétition de principe qu'il s'agirait, d'abord, de démontrer tout comme, d'ailleurs, l'assimilation, un peu rapide, de la situation des pays sous-développés actuels aux économies monétaires des pays pré-industriels. Au surplus, l'utilité pratique de la formule de Fischer restera longtemps limitée, tant que l'on ne disposera pas, au moins pour la fin de la période moderne — la deuxième moitié du XVIIIe siècle — de séries quantitatives admissibles. Ce qui supposerait une transformation totale de nos méthodes de recherches historiques.

4. Il convient de ne pas oublier que le phénomène monétaire n'a pas le caractère d'automatisme absolu qu'on veut parfois lui prêter un peu naïvement. Il s'exerce toujours à travers des mentalités et des psychologies. Les deux facteurs sont nécessaires. C'est pourquoi l'étude climatique doit comporter deux volets : le climat « objectif », dans la mesure où l'on peut le reconstituer et, non moins important, le climat « subjectif », tel qu'il a été ressenti et décrit par les contemporains. Ce qui permettrait de réintégrer dans nos études les notations qualitatives qui sont, du point de vue psychologique, essentielles. A la veille de 1789, les contemporains ont eu la nette impression d'une détérioration du climat. *Cf.* J. MEYER, *La noblesse bretonne...*, *op. cit.*, I, p. 514.

5. M. MORINEAU, « Y a-t-il eu une révolution agricole en France au XVIIIe siècle ? », *Revue historique*, 1968, pp. 299-326.

6. J. MEYER, *La noblesse bretonne...*, *op. cit.*, I, pp. 510-512.

être uniformes, sans interruptions, comme celles de 1779 à 1788 [1]. Elles peuvent aussi être interrompues par une, voire deux années de bonnes récoltes. Tout dépend alors de deux facteurs : la durée antérieure des mauvaises années, c'est-à-dire l'importance ou la faiblesse du volume des stocks susceptibles d'intervenir dans l'accélération ou le ralentissement de la hausse des prix, et la qualité de la bonne récolte, c'est-à-dire la période de temps pendant laquelle la sécheresse du grain permettra de mettre en réserve le surplus disponible. L'épuisement des stocks antérieurs, l'humidité du grain équivaudront à une pause temporaire d'effet limité sur la tendance « cyclique » du prix des grains. L'effet inverse des groupements de bonnes récoltes agira sur la baisse des grains. Mais l'effet à la baisse est toujours plus lent à se produire et il est, très souvent, d'ampleur plus limitée. En d'autres termes, l'efficacité des bonnes récoltes est moindre. Or, dans la deuxième moitié du XVIIIe siècle, le groupement des vaches maigres se révèle passablement défavorable. Une première crise s'étend de 1748 à 1756 (elle avait été précédée par la série de 1737 à 1741); elle est suivie d'une seconde, décisive, qui part de l'année 1767 et dure jusqu'en 1774. Enfin, la Révolution est précédée par une nouvelle phase médiocre, qui débute en fait dès 1781 pour s'étendre jusqu'en 1789. Ainsi les « vaches grasses » se présentent sous la forme de trois périodes : de 1742 à 1746, de 1761 à 1766 et de 1775 à 1780. Chacune de ces périodes est momentanément coupée d'une année exceptionnelle, qui ne suffit pas à interrompre la série. On remarquera, comme il est naturel, que les phases de récoltes médiocres coïncident pour la plupart avec des crises démographiques. « Les habitants de ces endroits sont en grande partie de pauvres laboureurs que le plus petit dérangement imprévu dans l'ordre des saisons réduit bientôt à la disette », constate le docteur Aubry en parlant de la presqu'île de Rhuis [2]. Celle-ci n'est pourtant pas la plus défavorisée des régions bretonnes, tant s'en faut.

On peut, à partir de ce schéma, reconstituer l'incidence psychologique du jugement météorologique sur la courbe des prix. Tout semble se passer comme si, après la hausse inévitable que provoque une série d'années médiocres, la série suivante de bonnes récoltes durait trop peu de temps et n'apportait pas un volume de surplus de récoltes tel que l'effet psychologique de la hausse ait la possibilité de s'effacer. Le calcul — indispensable — des moyennes et des médianes mobiles a l'inconvénient de masquer quelque peu les points de départ. Or, pour l'essentiel, ils se rattachent étroitement à des accidents météorologiques spectaculaires. Ainsi, la phase A du XVIIIe siècle débute tard : après

1. *Ibid.*, p. 497 (A.N., F 20-105 : État des récoltes françaises). La série bretonne est moins pessimiste, en ce sens que les estimations en douzièmes sont plus élevées. Mais, en ce domaine, le volume réel — qui n'est pas connu par les contemporains, le Contrôle général tenant secret jusqu'aux estimations en douzièmes — a beaucoup moins d'importance que le mouvement général. Il est, incontestablement, à la baisse — relative (et c'est ce qui importe en une période d'espérance de vie limitée) — de 1770 à 1789 par rapport à la période précédente. Ce qui ne veut nullement dire que le volume moyen des récoltes du XVIIIe siècle ait sensiblement évolué : en ce domaine, on en est encore aux hypothèses non contrôlées.

2. S.R.M., 139 : lettre du 21 avril 1784.

1740 avec des taux de hausse encore faibles. La hausse s'accélère ensuite dans la décennie de 1750 à 1760, mais surtout à partir de l'hiver et de l'année 1756. Ce qui donne cependant au *trend* séculaire son accent caractéristique est d'abord et avant tout la brutale accélération des années 1768-1771. Le « palier» des prix d'après 1775 — entrecoupé d'ailleurs de brutales hausses en clocher — ne relance pas, en vérité, de véritable retour à la baisse prolongée. Il existe, sans doute, une objection à pareille représentation des faits. Les médiocres récoltes des années 1771-1789 auraient dû, normalement, provoquer une nouvelle flambée des prix. Mais elle intervient, précisément, après une série d'assez bonnes années, de 1775 à 1790, qui atténuent l'effet des déficits alimentaires et, plus encore, égalisent les moyennes de prix. Peut-être faut-il enfin tenir compte des moyens de transports maritimes. On redit, un peu facilement, qu'ils ont été sans incidences majeures sur les prix. Voire! Il faudrait pouvoir déceler leur influence « invisible », c'est-à-dire mesurer quelle eût été la hausse des prix sans l'effet égalisateur et retardataire des importations ou des exportations. Certes, une bonne part des importations commandées en pleine crise était arrivée trop tard, alors que le mouvement de baisse avait déjà amorcé sa décrue. Mais, en revanche, les politiques municipales ont parfois eu des effets heureux, en particulier à Saint-Malo ou à Nantes. Les importations ont certainement évité quelques catastrophes. N'oublions pas, enfin, que la capacité de transport des grandes flottes commerciales européennes n'a cessé de croître tout au long du siècle, au cours de la deuxième moitié du siècle surtout. Enfin, s'il est possible de tracer la courbe d'évolution des variations des récoltes françaises avant 1774, les éléments d'appréciation sont bien minces avant cette date; en sorte que toute tentative de comparaison s'avère, à l'heure actuelle, être des plus fragiles.

Si l'on admet cette série d'hypothèses, ne fût-ce qu'à titre d'inventaire, le rapport climat-prix se présente sous une formule qui, pour ne pas être absolument nouvelle, a l'avantage de tenir compte de la complexité des faits. Les séries d'années « maigres » ou « grasses » ne peuvent, de toute évidence, s'expliquer par un facteur météorologique unique. Le groupement en série peut, certes, avoir son origine dans une constante provisoirement durable. C'est le cas exceptionnel. La plupart du temps, la série de récoltes médiocres s'explique par la succession, d'une année à l'autre et pendant un certain nombre d'années, d'accidents météorologiques très divers aboutissant à un résultat identique : la destruction partielle d'une partie de la récolte, due soit à partir d'un ensemencement insuffisant d'automne provoqué par des pluies ou par une sécheresse anormale, soit à des gels d'hiver insuffisamment compensés par des chutes de neige, soit à des printemps froids et secs ou à des débuts d'été à sécheresse prolongée, soit encore à des mois de juillet et d'août trop humides et trop frais. Mais il suffit parfois que l'accident soit limité à une journée : un gel de fin de mai ou de début juin, ou bien, à l'échelle locale, un orage dévastateur. Le problème qui se pose est donc de savoir dans quelle mesure ces accidents météorologiques divers peuvent se combiner en ensembles cohérents susceptibles d'affecter les régions de climat déterminé, en n'oubliant pas que les plantes sont, dans une certaine mesure, adaptées au climat local. On ne peut, en ce domaine, étendre des conclusions identiques à des climats méditerranéens, atlantiques ou semi-continentaux. Il convient donc d'étudier les modalités climatiques régionales qui nuancent les schémas d'évolution d'ensemble.

Les relevés de températures.

On voit, par conséquent, d'emblée tout ce qui, dans cette publication, n'est qu'un élément d'approche de ce vaste complexe de problèmes. Les relevés des correspondants de l'Académie de Médecine sont principalement des relevés de températures. Il fallait commencer par là, d'autant que ce sont, sans doute, les éléments les plus sûrs. Il conviendra ensuite de les compléter et d'y ajouter les données barométriques pour tâcher de reconstituer les cartes isobariques des années 1776 à 1789.

Mais la lacune fondamentale de l'enquête de Vicq d'Azyr réside dans la faiblesse des données pluviométriques. Un certain nombre de médecins ont tenté l'expérience. Les manuscrits de l'Académie de Médecine contiennent quelques séries — ainsi pour Paris [1]. Il en existe de même pour Vannes [2]; on en trouvera d'autres, sans doute.

Mais il sera difficile de résoudre certains problèmes. Que valent, par exemple, les « udomètres » signalés par certains médecins ? Les régions à vents violents, comme la basse Bretagne, risquent d'être sous-estimées. Ainsi, les moyennes enregistrées entre 1880 et 1945 sont, pour une partie de la péninsule, nettement inférieures à celles relevées d'une manière plus précise depuis cette date [3]. Cette inquiétante imprécision risque d'être infiniment plus grave pour des instruments aussi médiocres qu'ont pu l'être ces udomètres. En revanche, la valeur de l'objection est diminuée par le fait que ce qui importe est, encore une fois, beaucoup moins la validité des chiffres en soi, que le mouvement relatif qu'ils permettent de déceler, vérifiant, une fois de plus, l'affirmation de F. Simiand.

1. Pour ces relevés pluviométriques, *cf.* A. ANGOT, *Annales... op. cit.;* Relevés pluviométriques à Paris : S.R.M., 141 (en pieds, pouces et lignes de 1770 à 1778).

2. S.R.M., 139 : lettre citée; Aubry note : « Depuis le 17 janvier j'ai noté assez exactement la quantité de pluies tombées jusqu'à ce jour. Pour cet effet, je me sers d'un udomètre tel que celui qui est décrit à la page 12 du premier volume de l'histoire de la physique (?). » A. ANGOT *(op. cit.)* connaît ces mesures publiées à la fois dans les *Mémoires de la Société royale de Médecine* pour les années 1785-1786. A. Angot ajoute : « On n'a pas d'autres renseignements sur ces observations, dont la durée a probablement été plus longue. Les manuscrits paraissent perdus. » Cette insuffisance des données pluviométriques pourra être en partie compensée par l'apport des mesures hygrométriques, qui doivent normalement être portées sur les tableaux de la Société royale.

3. La comparaison entre la carte publiée par J. MOUNIER (*Cahiers pédagogiques de l'Académie de Rennes*, Rennes, Centre de Documentation pédagogique régional, 1968, pp. 53-55) et les cartes classiques est révélatrice.

Ces réserves faites, le meilleur moyen d'étudier la question est de voir l'évolution mensuelle station par station, seul moyen de tenir compte de l'hétérogénéité de notre documentation.

Le mois d'août est, normalement, le plus chaud. Si l'on fait abstraction des variétés géographiques (qui ont cependant leur importance propre), la tendance générale paraît assez claire. Une période de chaleur estivale s'étend de 1776 à 1781. Elle atteint son point culminant en 1778 et 1779, qui détient dans quelques

	Saint-Brieuc	Saint-Malo	Nantes	Vannes	Brest
Août 1776			20,6		
— 1777			22,1		
— 1778	24,9	20,1	23,9		
— 1779	25		22,1		
— 1780	20,9		22,2		
— 1781	19		20,9		
— 1782	16,6	19,2			
— 1783	18,6	22			
— 1784	15,1	16,2		16,2	18,4
— 1785	16,7	18,4		17,2	
— 1786	17,7	19		18,4	
— 1787	17,4				
— 1788	17,6				

villes, surtout sur la côte nord de la Bretagne, des records absolus. En revanche, de 1782 à 1788, les mois d'août sont nettement plus frais. Le point le plus bas est atteint en 1784, et peut-être, en 1785. A Saint-Brieuc du moins, la température se relève légèrement de 1786 à 1788.

	Saint-Brieuc	Saint-Malo	Nantes	Vannes	Brest
Juillet 1776			21,7		
— 1777			20,1		
— 1778	23,5	19,6	22,4		
— 1779	19,5		20,6		
— 1780	19,4		20,6		
— 1781	20,7		20,7		
— 1782	18,4	20,9	21,2		
— 1783	19,6	22,6			
— 1784	16	17,2		17,5	20,9
— 1785	17,9	17,4		18,8	
— 1786	17	18,5		17,5	
— 1787	16,4				
— 1788	16,8				

Les tendances précédentes se confirment pour le mois de juillet, avec cependant un peu moins de netteté. L'année 1778 continue de battre les records, mais 1779 ne constitue pas une exception à l'intérieur de la période de chaleurs estivales de 1776 à 1782. On retrouve, de même, les températures moyennes les plus basses pour un mois de juillet en 1784. Et, contrairement au mois d'août, on assiste à un maintien des températures à un niveau relativement bas de 1785 à 1788.

	Saint-Brieuc	Saint-Malo	Nantes	Vannes	Brest
Septembre 1776			16,4		
— 1777		18,9	20,2		
— 1778	18,1	16,4	17,5		
— 1779	20,8		18,5		
— 1780	16,9		18		
— 1781	16,6		18,1		
— 1782	16	18,8	14,9		
— 1783	13,9	18,6			
— 1784	16,2	17,2		17,5	20,2
— 1785	16,4	17,4		17,2	
— 1786	14,6	15,4		15,4	
— 1787	15,4				
— 1788	13,2				

Relevons d'abord, en ce qui concerne le mois de septembre, les températures plus élevées de Brest et de Saint-Malo par rapport à Saint-Brieuc. En dehors de ce fait, que l'on est bien forcé de constater sans pouvoir l'expliquer, l'allure générale du mois de septembre se différencie très nettement de celle des deux autres mois de l'été. Les années 1778 et 1779 ne détiennent plus les températures records, et c'est le mois de septembre de 1788 qui remplace celui de 1784.

	Saint-Brieuc	Saint-Malo	Nantes	Vannes	Brest
Juin 1776					
— 1777			18,5		
— 1778	18,7	18,1	19,5		
— 1779	16,6		16,9		
— 1780	15,4		19,2		
— 1781	16,1		18,4		
— 1782	16,9	19,4	19,5		
— 1783	15,2	18,8			
— 1784	16,2	18,1		18,1	17,7
— 1785	16,2	17,2		19	
— 1786	17,5	17,6		19,4	
— 1787	14,9				
— 1788	15,2				
— 1789	13,4				

L'ensemble des chiffres est plus uniforme, avec des différences locales assez fortes. On retrouve, certes, le recul des températures des années 1783 à 1788, mais l'ampleur du phénomène est plus limitée.

Si l'on considère l'ensemble des trois mois d'été, on peut encore faire observer une autre différence. Les étés ont ordinairement un maximum de températures unique qui se situe en général en août. Les années 1784, 1785 et 1786 font exception à la règle. Ils sont à la fois les plus frais mais de « chaleur » plus longuement répartie, de juin à septembre.

	Saint-Brieuc	Saint-Malo	Nantes	Vannes	Brest
Mai 1776					
— 1777			14,5		
— 1778	15	14,7	16,4		
— 1779	13,9	15,4	15,9		
— 1780	13,9		16,2		
— 1781	14,1		17,1		
— 1782	10,7	13,5	13,1		
— 1783	10,9	13,6			15,6
— 1784	14,4	16,1		13,9	
— 1785	12	13,2		14,9	
— 1786	11,9	13,6		14,9	
— 1787	11,5				
— 1788	14,2				
— 1789	13,5				

Pour le mois de juin, les années 1787-1789 ont, de loin, les températures les plus médiocres. Ainsi le minimum d'été de 1784 est ici remplacé par celui de fin de printemps des années immédiatement antérieures à la période révolu-

	Saint-Brieuc	Saint-Malo	Nantes	Vannes	Brest
Avril 1776			8,8		
— 1777			11,9		
— 1778	10,8	11	12,7		
— 1779	12,5	13,6	14,4		
— 1780	12,2		9,6		
— 1781	11,1		13,5		
— 1782	7,9	9,7	10,4		
— 1783	10,9	13,4	13,5		
— 1784	7,5	10,1		8,4	7,7
— 1785	7,9	9		9,9	
— 1786	8,6	10,5		11,4	
— 1787	8,6				
— 1788	9,7				
— 1789	8,2				

tionnaire. Seule l'année 1778 conserve son indiscutable originalité d'année la plus chaude. Cette chute des températures en fin de printemps à la veille de 1789 a eu, naturellement, ses répercussions sur les récoltes.

Le mois de mai de 1778, s'il ne détient pas le record absolu du mois de mai malouin de 1781, n'en continue pas moins de faire figure très honorable. Les minima se déplacent, en revanche, vers les deux années 1786 et 1787. Mais, ce qui est grave, c'est l'addition des températures de mai et de juin. En 1788 et 1789, la température de juin n'est guère plus élevée que celle de mai.

Cette fois, le groupe des années 1778-1783, si typique des mois de juillet-août, se reconstitue avec ses températures relativement élevées pour la saison. Ce qui n'exclut pas les accidents locaux, comme ceux de Nantes en 1780 et de Saint-Brieuc en 1782. Les températures les plus basses sont enregistrées en 1784-85. Enfin, le relèvement de la moyenne d'avril des années 1786-1789 se retrouve un peu partout, mais tout comme pour le groupement juillet-août, sans pouvoir, et de loin, atteindre les records de la période « chaude ».

Ainsi s'opposent deux séries d'années. De 1777 à 1782 les printemps sont assez homogènes, de température assez régulièrement croissante et, dans l'ensemble, remarquablement tièdes. Ce qui correspond, combiné aux beaux étés de cette période, à des récoltes honorables. En revanche, la série 1784-1789 est marquée par des printemps incertains, dont quelques-uns débutent bien pour aboutir à un mois de juin médiocre, mais dont d'autres sont caractérisés, dès le départ, par des températures trop basses pour favoriser outre mesure la végétation. On trouve donc ici cette « coalescence » des causes hétérogènes agissant comme des « focalisateurs » sur la réduction du volume des récoltes.

	Saint-Brieuc	Saint-Malo	Nantes	Vannes	Brest
Octobre 1776			14,1		
— 1777		15,2	15		
— 1778	12,8	12,2	12,9		
— 1779	15,8		14,6		
— 1780	12,5		13,2		
— 1781	12,5		11,6		
— 1782	11	13	9,4		
— 1783	13,9	14,7		9,6	10,6
— 1784	9,7	10,6		11,9	
— 1785	11,6	12,5		9,7	
— 1786	9	8,8			
— 1787	12,2				
— 1788	11				

Les mois d'octobre 1776, 1777 et 1779 ont des températures très élevées, bien au-dessus de la moyenne mensuelle de chaque station. Cette chaleur d'octobre se maintient tout au long de la série d'années 1776 à 1783. La suite correspond à ce que l'on a déjà vu à plusieurs reprises : de 1784 à 1789, les températures sont nettement plus basses, avec des minima accentués en 1784 et 1786 à Saint-Brieuc, moins forts, mais cependant nets en 1783 et 1785 à Vannes, en 1786 à Saint-Malo.

	Saint-Brieuc	Saint-Malo	Nantes	Vannes	Brest
Novembre 1776			9,5		
— 1777		10,9	9,9		
— 1778	11,2	9,6	10,9		
— 1779	8,1		8,8		
— 1780	8,1		8,1		
— 1781	11		9,2		
— 1782	5,7	7	5,4		
— 1783	9,4	10,9			
— 1784	8,6	7,7		8,4	8,1
— 1785	8,4	8,9		7	
— 1786	6	6,4		6,1	
— 1787	6,9				
— 1788	6,9				

Deux années seulement présentent de fortes anomalies positives : 1778 et 1781 et, dans une mesure moindre, 1777. Grâce à ces trois années, la période 1776 à 1781 présente de nets excédents de température par rapport à la moyenne. Le laps de temps écoulé entre 1782 et 1789 est plus frais, tout en se subdivisant en deux phases : de 1782 à 1785, de température proche de la moyenne et même nettement au-dessus de cette moyenne en novembre 1783, puis, de 1786 à 1788, caractérisée par une fin d'automne plutôt froide.

	Saint-Brieuc	Saint-Malo	Nantes	Vannes	Brest
Décembre 1776			7,2		
— 1777		5,1	3,2		
— 1778	8,5	9	8,1		
— 1779	8,3		5,2		
— 1780	3,4		3,2		
— 1781	8,8		8,9		
— 1782	6	6,3	2,6		
— 1783	4,4	4,6			5,6
— 1784	2,2	2,9		1	
— 1785	4,1	4,9		4,5	
— 1786	5			3,5	
— 1787	7,1				
— 1788	— 0,2				

Le mouvement des températures du mois de décembre est beaucoup plus irrégulier que celui des mois analysés jusqu'à présent. Les années les plus favorisées sont 1776, 1778 et 1779, 1781 et 1787. Les années les plus froides sont 1784 et 1788, seule année où le thermomètre descende au-dessous de O°.

Si l'allure générale des automnes est plus discontinue que celle des deux saisons précédentes, on retrouve ici encore les maxima centrés autour des deux années 1778 et 1779, et les minima qui correspondent, en gros, à la deuxième partie de la décennie 1780-1790.

	Saint-Brieuc	Saint-Malo	Nantes	Vannes	Brest
Janvier 1776			— 0,4		
— 1777			4,7		
— 1778	4,5	3,8	3,5		
— 1779	1,7	3,0	0,6		
— 1780	1,5		1,5		
— 1781	5,6		5,6		
— 1782	6,7	8,5	7,4		
— 1783	7,6	7,5	7,9		
— 1784	— 3,0	3,2			3,8
— 1785	6,3	6,6		6,4	
— 1786	7,1			6,4	
— 1787	4,8				
— 1788	4,1				

L'hiver de la période enregistrée par l'enquête de la Société Royale de Médecine ne semble pas, du moins en Bretagne, correspondre à l'évolution que nous avons constatée jusqu'à présent. L'opposition entre deux phases, l'une de

	Saint-Brieuc	Saint-Malo	Nantes	Vannes	Brest
Février 1776			6,4		
— 1777			5,1		
— 1778	5,2	4,7	5,1		
— 1779	1,7	9	7,6		
— 1780	1,5		2,9		
— 1781	5,6		7,7		
— 1782	6,7	3,6	2,5		
— 1783	7,6	8,9	6,7		
— 1784	3,1	4,1		2,7	4,1
— 1785	3,5	3,5		3	
— 1786	5,6	6,3		5,7	
— 1787	6,4				
— 1788	6,7				
— 1789	7,4				

climat sensiblement réchauffé de 1776 à 1781 et l'autre de refroidissement marqué entre 1782 et 1789, disparaît ici. Les hivers les plus froids se dispersent sur l'ensemble de la période : janviers très froids de 1776, 1779, 1780, 1784. Le record positif du mois de janvier se situe en 1783 ou en 1782.

Le mois de février présente assez souvent la particularité d'être plus froid que le mois de décembre. C'est, par exemple, le cas des années 1776, 1777, 1779, 1782, 1784, 1785, 1786 — du moins dans plusieurs localités. Les années les moins froides sont 1783 et 1789, les années les plus froides 1779, 1780, 1784 et 1785. Les anomalies géographiques sont beaucoup plus marquées en février qu'en n'importe quel autre mois.

	Saint-Brieuc	Saint-Malo	Nantes	Vannes	Brest
Mars 1776			7,5		
— 1777			11,4		
— 1778	7,5	7,9	8,1		
— 1779	8,9	9,9	10,2		
— 1780	10,4				
— 1781	6,9		10,1		
— 1782	7,4	8,9	8,6		
— 1783	5,9	7,7	7,2		
— 1784	5,1	7,5		6,3	5,9
— 1785	2,7	3,4		4	
— 1786	4,6	5,1		4,5	
— 1787	7,4			9	
— 1788	7,2				
— 1789	4,6				

Le mois de mars ne ressemble guère au mois de février; il reste, dans l'ensemble, plutôt frais tout au long de la période considérée. Les années les plus favorisées sont celles de 1777, 1778, 1789 (on retrouve ici encore cet excès de chaleur caractéristique des années 1782, 1787 et 1788). En revanche, les quatre années allant de 1783 à 1786 sont plus irrégulières, franchement froides à Saint-Brieuc en 1783 et 1784 — alors que Vannes, Saint-Malo semblent plus favorisés —, et froides partout en 1785 et 1789. Le mois de mars 1789 retrouve, du moins à Saint-Brieuc, les minima de mars 1786.

Essayons de dégager une analyse globale saisonnière. La méthode est, certes, très critiquable du point de vue du volume des récoltes. Les plantes ne vivent pas de moyennes. Leur existence est conditionnée par les extrêmes. Mais nous n'en sommes qu'à une première approximation (*Cf.* tabl. III).

La conclusion d'ensemble qui s'impose est assez nette et vient confirmer ce que nous laissions pressentir dans une étape d'analyse antérieure. On peut considérer comme un résultat définitivement acquis l'existence de deux phases climatiques : la première de 1776 à 1781, phase relativement chaude, qui succède elle-même à une phase antérieure d'étés frais ou pourris et d'années de

TABLEAU III

Températures moyennes saisonnières.

Station	Année	Saison*			
		Été	Printemps	Automne	Hiver
Saint-Malo	1777			8,7	
	1778	18,7	14,6	10,2	5,5
	1779				7,3
	1782	19,6	14,2	8,9	7
	1783	21,1	15,2	9,9	8
	1784	16,8	14,8	7	4,9
	1785	17,7	13,1	8,7	4,5
	1786	17,6	13,9		6
Nantes	1776	19,6		10,2	4,5
	1777	20,8	14,6	9,4	7
	1778	21,2	16,2	10,8	5,5
	1779	20,4	15,7	9,5	5,7
	1780	22,2	15	8,2	
	1781	19,9	16,3	9,9	7,8
	1782	17,9	14,3	5,8	6,1
	1783				7,2
Saint-Brieuc	1778	22,1	14,8	10,9	5,7
	1779	21,8	14,3	10,7	6,8
	1780	19,4	13,8	8	5,4
	1781	18,8	13,4	10,7	6,8
	1782	17	11,8	7,7	5,8
	1783	17,4	12,3	9,2	7
	1784	15,8	12,7	6,8	1,7
	1785	17	12	8	4,2
	1786	17,1	12,6	6,6	4,1
	1787	16,4	12,3	8,7	6,2
	1788	15,9	13	5,9	6,6
	1789		11,7		5,4

* La définition des saisons est traditionnelle. On a placé ces saisons par ordre d'importance des variations enregistrées.

températures plus basses de 1772 à 1775; la seconde de 1782 à 1789, nettement plus fraîche — ou plus proche de la moyenne générale. Cette différence de température provient beaucoup moins d'un refroidissement de l'hiver que d'une baisse générale des températures des trois autres saisons. Le phénomène est particulièrement net à Saint-Brieuc, où les oscillations extrêmes moyennes du thermomètre vont de 22,1° à 15,8° pour les étés (soit une différence de

6,3°), de 14,8° à 11,7° pour les printemps (soit une différence de 3,1°), de 10,9° à 5,9° (soit une différence de 5°) pour les automnes. L'insuffisance des séries ne permet pas d'établir des conclusions aussi précises pour les autres stations. Ce que l'on possède pour Nantes concorde cependant bien avec la courbe d'évolution briochine. Les différences des moyennes sont sensiblement atténuées à Saint-Malo. L'année 1778 ne donne pas de canicule marquée dans la cité malouine. En revanche, les chiffres des années 1782 à 1786 (à l'exception de l'été de 1783) sont très semblables à ceux des observations du docteur Bagot.

On ne peut, cependant, traduire d'emblée ces constatations par des recoupements avec le mouvement apparent du volume des récoltes. La température ne constitue pas un phénomène d'une causalité suffisante. Il conviendrait de connaître les autres phénomènes météorologiques : pluies et pressions. Comme on l'a vu, ce ne sera sans doute pas tout à fait impossible. Mais à l'étude quantitative des données fournies par les médecins français devra s'ajouter celle de leurs renseignements non chiffrés. Ils contiennent de quoi bouleverser notre connaissance de la société à la fin de l'Ancien Régime.

C. BILAN PROVISOIRE

On a pu écrire des pages fort intéressantes sur les « espaces et classes » que dévoilent — ou dévoileraient — les œuvres des médecins d'avant 1789. Les dossiers de l'Académie de Médecine permettent d'émettre à cet égard quelques observations. La première est que la notion d'épidémie, que l'on voudrait restreindre au seul sens géographique, est, à la lecture de nombre de mémoires, plus que sous-jacente. Visiblement, certains médecins, comme La Boujardière, ne sont plus très éloignés du sens actuel du terme [1]. En second lieu — et c'est l'essentiel — toute recherche au sens scientifique finit par déboucher un jour sur des perspectives que les auteurs du travail peuvent parfaitement ne pas soupçonner d'emblée. C'est un fait qui n'est pas spécifique au XVIIIe siècle. Enfin, il ne suffit pas de se borner aux seules œuvres imprimées, surtout à la fin du XVIIIe siècle. Les événements de 1789 à 1799 ont certes contribué à révéler des personnalités, à mettre en vedette des talents, ce qui a permis à quelques-uns de publier des livres. Mais ils ont aussi empêché la publication d'un certain nombre d'œuvres en gestation et ont de ce fait, qu'on le veuille ou non, stérilisé une partie de l'immense travail en cours avant 1789. Ceci est particulièrement vrai de tout le secteur de recherches médicales, étroitement lié à l'administration du Contrôle général, et permet sans doute d'entrevoir quelques raisons de l'échec et de l'oubli de la grande enquête de Vicq d'Azyr. La Révolution supprima les Académies (8 août 1793) : c'était inévitable dans la mesure même où elles avaient toutes, peu ou prou, joué le rôle d'organismes paragouverne-

1. M. FOUCAULT, *Naissance de la clinique*, pp. 1-40. Pour La Boujardière, *cf.* S.R.M., 143, (1784).

mentaux sous l'Ancien Régime. Et pourtant, l'enquête s'est poursuivie jusqu'en 1793-94. Le paradoxe n'est qu'apparent. Par son programme humanitaire, par son rôle joué dans la lutte contre les épidémies, par les prises de position politiques de la plupart des médecins qui furent souvent étroitement mêlés à la politique municipale, l'enquête s'intégrait bien dans les préoccupations de la Révolution. Mais dès 1790, les relevés deviennent moins abondants, plus incomplets. Progressivement les sources de renseignements se tarissent. Certains conseillers de Vicq d'Azyr, comme Lavoisier, disparaissent. Au surplus, nous ne connaissons pas l'évolution des opinions politiques du corps médical. Il semble cependant qu'il n'ait pas été unanimement favorable à la politique montagnarde de 1793-1794 [1]. Ajoutons encore les difficultés de communication, les frais de correspondance, les troubles politiques isolant plus ou moins longtemps certaines régions.

Surtout, Vicq d'Azyr meurt en 1794, jeune encore, à 52 ans. Il était l'âme de l'enquête : elle s'arrêta avec lui [2]. Enfin, et peut-être surtout, le climat médical se transformait. La nosologie « météorologique » qui avait connu une telle vogue au XVIIIe siècle, se voit éclipsée par les techniques nouvelles des observations cliniques. L'étude météorologique dérivait de la notion, bien reconnue, de contagion. Mais on supposait un lien de causalité directe entre climat et épidémies. Les doutes, on l'a vu, commençaient cependant à poindre. L'énormité du travail météorologique a très vite semblé hors de proportion avec les résultats concrets qu'il pouvait donner en l'absence de toute connaissance microbiologique. Sans abandonner la géographie pathologique, la médecine progressa plus vite dans d'autres domaines.

N'y a-t-il pas enfin dans cet abandon de la recherche statistique, qui n'est pas isolé, une méfiance généralisée de l'ensemble de la société française — révolutionnaire ou contre-révolutionnaire — vis-à-vis des recherches économiques et sociales de l'administration financière de l'Ancien Régime ? L'atmosphère bourgeoise de la première moitié du XIXe siècle se prête mal au développement de certaines sciences humaines [3], telles que les avait ébauchées le XVIIIe siècle finissant. Notre schéma est certes infiniment trop grossier et demanderait à être sensiblement nuancé. Il faudra attendre la guerre de Crimée pour que Le Verrier ébauche un réseau météorologique et même la décennie 1880-1890 pour aboutir à des observations comparables à celles du siècle antérieur [4].

1. Le corps médical a fourni très tôt quelques-uns de ses représentants les plus connus à l'émigration.

2. Ou, du moins, la centralisation qu'il opérait. Car des médecins isolés ont peut-être pu continuer leurs observations.

3. En réalité, les attitudes sont souvent contradictoires; le rôle de la période impériale, à la fois bénéfique et destructif, demanderait à être mieux précisé.

4. Les renseignements météorologiques réguliers pour l'ensemble de la France ont été publiés à partir du 21 décembre 1857 pour le *Bulletin international;* de 1871 à 1876 pour le *Bulletin mensuel météorologique de l'Association scientifique de France;* de 1877 à 1920 pour les *Annales du Bureau central météorologique.* Pour les périodes antérieures, des données beaucoup plus fragmentaires ont été publiées d'abord dans l'*Annuaire météorologique de la France* (1849), continué en 1853 par

Les relevés des Ponts et Chaussées, *La France septentrionale* de Raulin [1], les diverses initiatives privées, pour précieuses qu'elles soient, comblent bien imparfaitement le hiatus de la première moitié du XIXe siècle.

'*Annuaire de la Société météorologique de France*. On trouve des séries encore moins complètes dans les comptes rendus de l'Académie des Sciences à partir de 1835. C'est à partir et 1878 que les observations commencent à devenir suffisantes pour soutenir la comparaison avec l'enquête de 1778.

1. V. RAULIN, *Observations pluviométriques faites dans la France méridionale (Sud-Ouest, Centre et Sud-Est) de* 1740 *à* 1870, Bordeaux-V•, Chaumas, 1876; et du même auteur : *Observations pluviométriques faites dans la France septentrionale (Est, Neustrie* (sic) *et Bretagne), de 1688 à 1780*, Bordeaux, 1881.

CHAPITRE II

LE PHÉNOMÈNE ÉPIDÉMIQUE EN BRETAGNE A LA FIN DU XVIIIe SIÈCLE (1770-1787)*

par J.-P. GOUBERT

Un certain nombre d'articles de valeur, les uns assez anciens [1], les autres relativement récents [2], aident à dégager un problème démographique de la fin du XVIIIe siècle : face à une France démographiquement excédentaire, une généralité de Bretagne largement déficitaire; de 1770 à 1784, les baptêmes bretons enregistrés sont inférieurs de 81 409 au nombre des sépultures, soit un déficit naturel annuel moyen de 5 427 [3]; au contraire, l'ensemble français (Bretagne comprise) connaît, pour la même période, un excédent naturel annuel moyen, supérieur à 110 000 (110 392, si l'enregistrement est bon). En d'autres termes, la Bretagne aurait perdu en quinze ans 3,7 % de sa population [4], tandis que le royaume progressait de près de 6 % [5], migrations exclues.

L'ampleur du déficit breton étant reconnue, l'établissement de quelques graphiques simples permet d'apprécier la vigueur des « crises », des « mortalités », de 1770 à 1787. Ces seules opérations préliminaires suggèrent l'hypothèse d'un anachronisme, d'un retard breton, face à la vitalité de la moyenne du royaume, face aussi au dynamisme vigoureux d'autres généralités, comme celles de Valenciennes, Strasbourg et Montauban, du moins si l'on accepte les chiffres publiés [6].

Une masse d'archives, essentiellement rassemblées dans le fonds de l'Intendance de Rennes [7], déjà partiellement étudiées d'ailleurs, permit, avec

* Article publié dans *Annales E.S.C.*, nov.-déc. 1969, pp. 1562-1588.

1. A. DUPUY, « La misère et les épidémies en Bretagne », *Annales de Bretagne*, t. I et II. H. SÉE, *Études sur la vie économique en Bretagne, 1772-an III* (1930).
2. E. ESMONIN, « Statistiques du mouvement de la population... », *in Études et chroniques de démographie historique*, 1964.
Y. BLAYO et L. HENRY, « Données démographiques sur la Bretagne et l'Anjou de 1740 à 1829 », *Annales de Démographie historique*, 1967.
3. Si l'on prend les 18 années qui vont de 1770 à 1787, le déficit global dépasse 103 000 (1 580 279 baptêmes et 1 683 625 sépultures décomptés officiellement); et le déficit annuel moyen se hausserait alors à 5 741.
4. Si on accepte l'évaluation globale de 2 200 000 habitants vers 1770 (à laquelle s'est rallié Jean MEYER dans sa thèse sur la noblesse bretonne, p. 466; si l'on considérait les 18 années 1770-1787, le déficit global atteindrait 4,5 %.
5. Si l'on admet les évaluations habituelles (26 à 27 millions vers 1787).
6. France : en gros 113 baptêmes pour 100 sépultures; 130 baptêmes pour 100 sépultures pour les trois généralités citées, ce qui paraît vraiment beaucoup.
7. Série C des Archives départementales d'Ille-et-Vilaine (désormais citées A.D.I.-V.).

d'autres sources, de chercher l'une des solutions possibles du « problème breton » : l'allure des courbes démographiques, l'insistance des contemporains, les mémoires de quelques médecins aboutirent à mettre en relief le phénomène épidémique à la fin du XVIIIe siècle.

A cette étude s'opposaient un certain nombre d'obstacles; on évoquera d'abord ceux qui soulignent la précarité de nos connaissances et l'ampleur de la tâche qui reste à accomplir; malgré cela, il a été possible de présenter quelques conclusions, d'avancer quelques hypothèses, et même de suggérer de possibles directions de recherche.

A.

Le plus bel ensemble de sources globales dérive de l'envoi effectué par La Michodière à l'intendant Caze de la Bove, le 31 décembre 1784, d'une copie des statistiques générales de baptêmes, mariages et sépultures pour toute la généralité de Bretagne, de 1770 à 1784 [1]; l'intérêt de telles statistiques, découlant de la méthode établie par Terray, a été à nouveau souligné par le dernier article d'E. Esmonin [2].

Dans le cas de la Bretagne, seconde province de France par la superficie selon Necker, première pour la population selon Moheau (raisonnant sur le nombre des baptêmes), le travail imposé aux subdélégués et aux recteurs [3] fut véritablement immense. S'il entraîne quelques retards et quelques négligences, le refus complet de collaboration resta l'exception. Il convient de rendre hommage à ces centaines d' « hommes de bonne volonté », et à la vogue ancienne des études de population.

Il se trouve, en outre, qu'on possède les dossiers par subdélégation des baptêmes, mariages et sépultures, conservés dans les riches fonds administratifs de l'intendance de Bretagne; pour 1774 et 1775 il ne manque que les réponses des subdélégués de Brest et de Guéméné [4].

Une dernière enquête générale a échoué dans un fonds privé [5]; elle récapitule, paroisse par paroisse, puis diocèse par diocèse, villes et campagnes séparées, la totalité du matériel chiffré. Elle a permis de dresser, paroisse par paroisse, une carte détaillée de la mortalité bretonne en 1772, année de « mortalité » au sens ancien du mot et de mortalité « épidémique ».

Après ces statistiques générales particulièrement fournies, l'intérêt s'est porté naturellement vers les abondants « dossiers des épidémies » que recèle encore la série C des Archives d'Ille-et-Vilaine [6]. Non seulement ils renseignent

1. A.D.I.-V., C 1400.
2. *Supra*, note 2.
3. Environ 1 600 paroisses.
4. A.D.I.-V., C 1404 et suivants; années spécialement étudiées : 1774 et 1775.
5. *Ibid.*, 2 Ea 8, fonds de Coniac, 1770-1771-1772.
6. A.D.I.-V., C 2536 à 2540; C, 2e supplément, n°s 119 à 125.

sur le nombre des « pauvres malades » secourus, des malades et des décédés par « maladie épidémique », mais ils aident aussi à éclairer la nature, la durée, l'origine, la gravité de l'épidémie, les conditions de l'hygiène, de l'alimentation, de l'habitation. Dans ces dossiers, les lettres des recteurs et des vicaires qui demandent secours à l'Intendant pour « ces misérables qui n'ont pas un denier de revenu » [1] se mêlent aux rapports des médecins et chirurgiens dits « des épidémies », envoyés par l'Intendant de Rennes. Ces documents de première main, remarquables par leur abondance au moins autant que par leur qualité, témoignent amplement à leur façon de l'importance des phénomènes épidémiques à la fin de l'Ancien Régime, et de l'intérêt qui leur était porté. Dans le cas le plus favorable, ces liasses offrent à la fois plusieurs lettres du recteur au subdélégué ou à l'Intendant, leurs réponses, un rapport du subdélégué, un mémoire du médecin chargé de l'épidémie, et un autre du chirurgien [2]. Inversement, il arrive qu'on ne dispose que des prix des remèdes et des soins ordonnés par l'Intendance, ou du billet laconique d'un vicaire. Cependant, l'énormité de la documentation a conduit à réaliser seulement quelques sondages [3], pour la période 1775-1789.

Directement en rapport avec l'étude des « maladies épidémiques », une petite liasse venue d'un fonds de famille [4] fournit quelques renseignements intéressants, principalement pour les années 1779-1780 et 1785-1786. Ils concernent les hôpitaux militaires de Brest, le Folgoët, Morlaix, Lorient, Port-Louis, Quimper, donnent quelques chiffres et contiennent plusieurs mémoires émanant d'inspecteurs d'hôpitaux militaires. Enfin, le comte de Langeron, qui effectua, en 1787, une inspection générale des hôpitaux de charité, des hôpitaux de vénériens et des Hôtels-Dieu à Brest, Landerneau, Morlaix, Saint-Malo, Rennes, Lorient, Port-Louis et Belle-Ile-en-Mer, se signale par un rapport à la fois succinct et assez complet.

Il faut faire une place toute particulière au manuscrit d'un médecin de l'époque, le docteur Bagot [5], correspondant de la Société Royale de Médecine. Dans son mémoire, Bagot répondait en fait à deux questionnaires : l'un, publié par la Société Royale de Médecine, en 1781, l'autre issu de l'Académie des Sciences, en 1775. L'on possède ainsi, rassemblés, des observations médicales et météorologiques (conformément aux questionnaires) ainsi que le relevé mensuel des baptêmes, mariages et sépultures de la paroisse de Bagot, Saint-Michel de Saint-Brieuc, de 1778 à 1788. A partir de 1783, ce médecin aisé et réputé indique l'âge au décès, et mentionne toujours le nombre d'enfants mort-nés, morts en naissant, ainsi que les sépultures d'étrangers (anglais, soldats, marins, religieux, religieuses).

1. A.D.I.-V., C 2536 (1770), recteur de Corps-Nuds (I.-V.).
2. La multitude des détails permet, dans quelques cas, de dresser un croquis de l'extension et du cheminement d'épidémies locales. *Cf.* cartes 1, 2 et 3 (pp. 233, 245, 247).
3. Toute utilisation de la liste de remèdes prescrits pour l'identification de la maladie serait pour le moins aventurée.
4. Fonds Andrault de Langeron, A.D.I.-V., 2 Ea 8.
5. A.D.C.-d.-N., ms. 2366, plus de 500 pages, souvent utilisé.

Parmi les médecins qui ont répondu aux enquêtes médicales ordonnées par la Société Royale de Médecine, Bagot fut l'un des plus assidus. Il rappelle, à plus d'un titre, un autre correspondant de la même Société, Jean-Gabriel Gallot, récemment étudié par le docteur Louis Merle [1]. Nommé, en outre, médecin des épidémies pour la région de Saint-Brieuc en 1779 [2], Bagot a laissé une mine de renseignements démographiques qui permettent notamment de dresser un tableau des principales maladies, épidémiques ou non, qui affectaient la région briochine entre 1775 et 1788.

Publiques ou privées, un grand nombre de sources d'archives apportent encore une foule d'autres renseignements qu'on ne peut qu'énumérer partiellement : sur les régimes alimentaires, les conditions sanitaires, l'obstétrique, les enfants trouvés, etc.

A partir d'une masse, et parfois d'un fatras de documents encore peu utilisés, l'enquête était donc possible, à condition de se limiter, d'aller à l'essentiel, et de connaître aussi les faiblesses de cette abondance.

La plus forte, qui dérive des sources mêmes, provient du vocabulaire, et du niveau atteint par la médecine du XVIIIe siècle, en dépit des lents progrès accomplis à la veille de la Révolution. En ce qui concerne les épidémies, force nous est de reprendre à notre compte l'expression de l'époque, celle de « maladie épidémique », malgré l'ambiguïté du terme quant à ses contenus. Voyons ce qu'en dit Bagot dans son journal médical, en octobre 1778 : après avoir mentionné dans son relevé mensuel plusieurs cas de petite vérole, d'apoplexie, de fièvres putrides et enfin quelques fluxions de poitrine, le médecin briochin conclut : « D'ailleurs, aucune de ces maladies n'a été assez générale pour être réputée épidémique [3]. » Presque à chaque page du gros mémoire de Bagot, on relève l'influence de la doctrine hippocratique, et celle des théories de son temps : « constitution médicale » mensuelle, saisonnière ou même annuelle, et théorie des miasmes, par exemple. Le propre de la profession de médecin, qui « est de connaître les caractères des maladies » [4], aboutit certes à maintes descriptions des symptômes de telle ou telle maladie, remarquables peut-être pour l'époque, mais bien difficiles à interpréter à la nôtre. « La maladie qui désola ces deux paroisses (Ploué et Plénée-Jugon), en 1773, était une fièvre putride vermineuse plus ou moins compliquée de malignité. Une fièvre très vive accompagnée de violentes douleurs dans la tête, de nausées, de vomissements, se faisait sentir pendant les premiers jours. Survenait ensuite une diarrhée putride accompagnée d'anxiétés, de délire, faiblesse, mouvements convulsifs, ce qui durait ordinairement jusqu'au vingt-deuxième jour. La convalescence était très longue. A peine au bout de deux mois les malades étaient-ils remis [5]. »

1. L. Merle, *La vie et l'œuvre du docteur Jean-Gabriel Gallot (1744-1794)*, Poitiers, Société des Antiquaires de l'Ouest, 1962.
2. A.D.I.-V., C 1357; *cf.* H. Sée, *La santé publique dans le diocèse de Saint-Brieuc*, pp. 23-35 de Comité des trav. hist. et scientif., Section Hist. Mod. Notices, inventaires et documents, t. VIII (s.d.).
3. Ms. cité de Bagot, p. 366 (A.D.C.-d.-N., ms. 2 366).
4. Texte cité d'après A.D.I.-V., C 64 par Dupuy, *art. cit., in : Annales de Bretagne*, t. II, p. 194, n. 2.
5. Bagot, ms. cité, p. 164.

Décrite en ces termes, la nature réelle de la maladie, baptisée par ailleurs « dysenterie épidémique », reste difficile à cerner. Encore s'agit-il ici d'un médecin prudent et fort éclairé. Les chirurgiens, quant à eux, ont été fort décriés. Cependant, on rencontre parmi eux d'excellents praticiens, moins cultivés mais bons observateurs : tel Couasnou, nommé chirurgien de l'épidémie régnant à Martigné-Ferchaud [1], qui décrit ainsi « la maladie épidémique (qui) a commencé à la fin du mois de juillet par une fièvre tierce; ... dans le mois de septembre, elle a pris le caractère de fièvre double-tierce. Les symptômes s'annoncent par un froid général, manifesté par la couleur pâle et livide des doigts, des ongles et des lèvres, qui précède immédiatement le frisson, accompagné de toux, et quelquefois avec un mal de tête et envie de vomir, la langue blanche et le pouls fort fréquent ». Établir, au xxe siècle, un diagnostic à partir de tels documents semble souvent tenir de la gageure.

Le principal progrès médical, c'est alors l'inoculation. Le sieur Gilbert, médecin à Morlaix, commence à la pratiquer en 1786; le docteur Lavergne, correspondant de la Société Royale de Médecine à Lamballe, note en 1787 que « l'inoculation de la petite vérole n'a encore été adoptée que par trois à quatre familles de distinction [2] »; mais Bagot avait « inoculé », dès 1773, sa femme et ses deux enfants, devançant ainsi de treize ans les préceptes et les ordres de l'Intendance de Bretagne et du gouvernement [3]. Un seul subdélégué, celui de Guingamp, dès 1775, fait état de l'inoculation, « remède à une maladie qui, de jour en jour, fait des progrès dont l'humanité frémit » [4], mais s'empresse d'ajouter qu'il faudrait « aussi désabuser le peuple et MM. les Recteurs que ce n'est point un crime contre la loi divine » que de l'utiliser contre la variole.

Il convenait de souligner d'abord les difficultés auxquelles se heurtait une pareille étude : tributaire de la méthode employée, trop générale pour être assez précise; tributaire aussi des documents utilisés, trop de leur temps pour répondre aux exigences scientifiques de notre siècle. Il faut bien reconnaître aussi la médiocrité du « bagage » médical de quelques bons historiens aujourd'hui disparus, comme Dupuy (vers 1880) et même Henri Sée (vers 1930), ne serait-ce que pour mettre en relief la qualité des études, souvent restées manuscrites, d'un ancien professeur à l'École de Médecine de Rennes, le docteur Hardoüin [5], qui s'intéressa à l'histoire médicale voici une vingtaine d'années : il fut l'un des premiers à mettre la médecine du xxe siècle au service de l'histoire démographique du xviiie siècle.

Hormis ce pionnier peu connu, et quelques études déjà signalées, l'histoire démographique de la Bretagne, même restreinte à l'époque dite « moderne »,

1. A.D.I.-V., C 1394, lettre du 18 octobre 1786, à M. de la Hardrouyère, médecin-chef des épidémies de la généralité de Bretagne.

2. Louis-Marie Lavergne (1756-1831), *in* : « *Topographie médicale de Lamballe et de ses environs en 1787* », archives privées appartenant à l'un de ses descendants.

3. On les retrouve à A.D.I.-V., C 1325, 1786.

4. *Ibid.*, C 1404.

5. A.D.I.-V., 1 F 2 238 à 2 244, fonds du docteur Hardoüin.

en est encore au stade des grandes hypothèses de travail et de recherche [1].

On s'est enfin heurté à l'éternel problème des « causes » de la mort. S'il est facile de repérer statistiquement un certain nombre de « mortalités », il est bien délicat de les expliquer, même et surtout à l'aide des archives du temps; les difficultés commencent en même temps que croît l'intérêt des problèmes soulevés. Car, enfin, il fallait bien mourir de quelque chose! Mourir de faim ? Non plus, heureusement, en Bretagne à pareille époque! Mourir d'accident, de malformation, de vieillesse ? Cas fréquents, à peu près identifiables, mais qui laissent tout de même quelque incertitude (pour un homme âgé, quelle est la vraie cause ? et même pour un jeune enfant...). Le cas le plus répandu, et de beaucoup, est la mort pour cause de maladie. Se pose alors l'éternelle question : quelle maladie, ou quelle catégorie de maladie ? Répondre clairement est actuellement impossible, même pour la seule Bretagne des vingt dernières années de l'Ancien Régime : il faudrait un défrichement laborieux d'archives exceptionnellement abondantes, et beaucoup de monographies locales.

On ne peut présentement que tenter de réaliser l'objectif suivant : par un essai de typologie des maladies épidémiques, par l'étude plus détaillée de quelques-unes, et en « croisant » les exemples généraux et locaux, tenter d'expliquer en partie, dans le court terme 1770-1787, la décroissance démographique de la Bretagne, face à la croissance démographique de la France.

B

Le problème des relations entre les « crises de subsistances » et les « maladies épidémiques » doit d'abord être repris, même dans le cadre apparemment tardif des dernières années de l'Ancien Régime.

La Bretagne n'étant ni la basse Provence ni la Normandie, pour lesquelles on a prétendu que les crises de subsistances furent faibles ou nulles (même au XVIIe siècle), le rapport étroit entre le prix des grains et la mortalité s'y observe encore entre 1770 et 1787. De l'abondant matériel de mercuriales découvert et utilisé par Letaconnoux, E. Labrousse et J. Meyer [2], on a choisi de détacher la céréale bretonne par excellence, le sarrasin. D'une observation simple se dégagent aisément quelques remarques sûres.

D'abord, l'extrême sensibilité des prix du sarrasin, puisque leurs oscillations inter-annuelles vont couramment du simple au triple (et plus encore si l'on considérait les prix trimestriels). Ensuite et surtout, le fait que, sur quatre « pointes » du nombre des décès, trois se placent strictement au lendemain de

1. Permettent d'avancer quelque peu dans cette voie l'article de Y. Blayo et L. Henry signalé *supra* p. 225, n. 2 (application des méthodes de sondage de l'I.N.E.D.). P. Goubert, « Legitimate fecundity and infant mortality in France during the Eighteenth century : a comparison », *Daedalus*, 1968, pp. 593-603.

2. Nous utilisons les pp. 208-213 de la classique *Esquisse...*, d'E. Labrousse, et le début de la 2e partie de la thèse de J. Meyer.

fortes hausses des prix, en 1773, 1782 et 1786 (toujours plus de 100 000 décès contre 80 à 85 000 en temps « normal »). Cependant le « record » de mortalité (plus de 130 000 décès en 1779) comme l'exédent de sépultures relativement "modéré" (plus de 10 000) en 1787, relèvent d'une autre explication, qui semble bien être le phénomène épidémique [1]. Enfin, baptêmes et mariages varient certes beaucoup moins en temps de « crise » qu'à des époques plus anciennes; ils marquent tout de même de légers « creux » en 1773, 1782, 1786; « creux » assez profonds même pour les baptêmes, en 1773, et les mariages, en 1786 (sensiblement 81 000 et 17 000). En revanche, la terrible épidémie statistiquement repérée, en 1779, n'entraîne aucun phénomène de cet ordre (près de 90 000 baptêmes et de 25 000 mariages). Le cas de 1787 doit être réservé; il paraît à la fois plus modéré et plus complexe : un peu plus de 84 000 baptêmes, un peu moins de 20 000 mariages.

Ces observations générales risquent de s'éclairer par un essai de régionalisation.

On aurait désiré opérer cette régionalisation pour l'année 1773, si caractéristique; les archives la refusent. Mais elles permettent ce travail, grâce au fonds de Coniac [2], pour l'année 1772, année de crise moins forte, mais tout de même accusée (déficit global proche de 9 000), année de cherté aussi.

Les limites des diocèses, malgré leur caractère assez artificiel, permettent déjà une première approche. En cette année de crise encore modérée, un seul grand évêché, celui de Nantes, se révèle largement excédentaire : 15 689 baptêmes, 13 514 sépultures. Deux autres, l'un petit, l'autre minuscule, le sont légèrement : Saint-Pol-de-Léon, + 109 (B = 7 260; S = 7 151); Dol, + 289 (B = 2 214; S = 1 925). Les deux évêchés de Vannes et Saint-Brieuc n'accusent qu'un léger déficit. Ce sont les quatre derniers évêchés, Saint-Malo et Tréguier, et et surtout Quimper et Rennes qui offrent les pertes les plus graves :

Saint-Malo :	B = 8 992;	S = 10 511;	déficit : 1 503;
Tréguier :	B = 6 727;	S = 8 103;	déficit : 1 376;
Quimper :	B = 12 003;	S = 15 934;	déficit : 3 931;
Rennes :	B = 11 014;	S = 15 145;	déficit : 4 131.

Le déficit breton n'est donc imputable, en 1772, qu'à quatre diocèses sur neuf. Aussi faut-il prendre garde de considérer la Bretagne comme un « bloc » démographique, alors qu'elle se divise en plusieurs régions démographiques sensiblement différentes. Même les totaux diocésains permettent déjà de les distinguer. D'une part, une Bretagne méridionale et maritime, excédentaire même en période de crise encore modérée, en gros les évêchés de Nantes et de Vannes; d'autre part, une Bretagne intérieure et semi-continentale largement

1. En 1779, le déficit « naturel » s'éleva à 48 000 environ. D'après le « *Tableau de la dépense occasionnée par la Dyssenterie épidémique pendant l'année 1779* », A.D.I.-V., C 2543, le nombre des « pauvres malades » secourus par l'Intendance fut de 34 205, dont « 29 808 guéris et 4 397 morts ».

2. A.D.I.-V., 2 Ea 8, fonds de Coniac, déjà cité.

déficitaire (évêchés de Rennes et de Quimper); enfin une troisième région, aux caractères moins accusés, le long de la côte nord : les diocèses de Dol, Saint-Brieuc et Saint-Pol-de-Léon y paraissent assurés d'une relative prospérité démographique, même si ceux de Saint-Malo et Tréguier accusent encore de légers déficits.

Pour mieux appréhender la réalité, on n'a pas craint de descendre jusqu'au niveau de la paroisse. Pour l'année 1772, on a pu dresser *une carte par paroisse* de la surmortalité bretonne.

L'opposition majeure déjà décelée y apparaît avec plus de netteté et d'exactitude : l'énorme « dépression » de la Bretagne intérieure, face à une seconde Bretagne essentiellement maritime, ou littorale, avec deux variantes, l'une septentrionale, l'autre méridionale.

Cependant, l'opposition côte-intérieur semble surtout marquée en Basse-Bretagne; elle se complique et s'atténue progressivement à mesure qu'on parvient en Haute-Bretagne, par Pontivy, Rennes, Vitré et La Guerche.

Enfin, on gardera présente à l'esprit la géographie littorale bretonne, si caractéristique par ses « abers » pénétrant profondément l'intérieur du pays Doivent donc être rattachées à la « tendance » maritime les « tentacules excédentaires » de la côte nord (de Saint-Malo à Montauban et Rennes; de Pleine-Fougères à Hédé), de la côte ouest (bassin de Châteaulin) et de la côte sud (un tentacule en direction de Ploërmel, l'autre vers Guer).

Cette opposition côte-intérieur n'est guère valable pour la Bretagne méridionale. En effet, par le golfe du Morbihan, la basse Vilaine, les différents « marais » et surtout la basse Loire, les influences maritimes pénètrent facilement jusqu'à 100 kilomètres à l'intérieur. A l'exception de Nantes et de treize paroisses, un bloc excédentaire méridional, à la fois maritime et terrien, se dégage donc avec une force particulière.

On meurt beaucoup à l'intérieur. On meurt beaucoup moins dans les zones côtières ou mixtes, si l'on met à part le cas des principales villes, presque toutes situées sur la périphérie littorale ou intérieure, presque toutes déficitaires pour des raisons hospitalières [1].

Il aurait été désirable de reprendre la même analyse pour 1773 : les sources ne le permettent pas. On l'a reprise pour l'année 1774, grâce aux données chiffrées fournies par les subdélégués bretons [2].

En 1774, le total des baptêmes atteint le minimum absolu pour la période 1770-1787, avec 80 219 (80 954 en 1773), moyenne générale proche de 87 800); le nombre des sépultures reste au-dessus de la moyenne : 95 448 contre une moyenne générale d'environ 93 500). Pour 1774 encore, les limites de subdélégations ne coïncident naturellement pas avec les limites diocésaines et paroissiales successivement considérées pour 1772; à l'échelle d'une grande province,

1. Par leur habituel excédent — sauf le rocher d'Ouessant — les îles bretonnes se rattachent au type maritime.
2. A.D.I.-V., C 1404, 62 subdélégations sur 64 (manquent celles de Brest et de Guéméné).

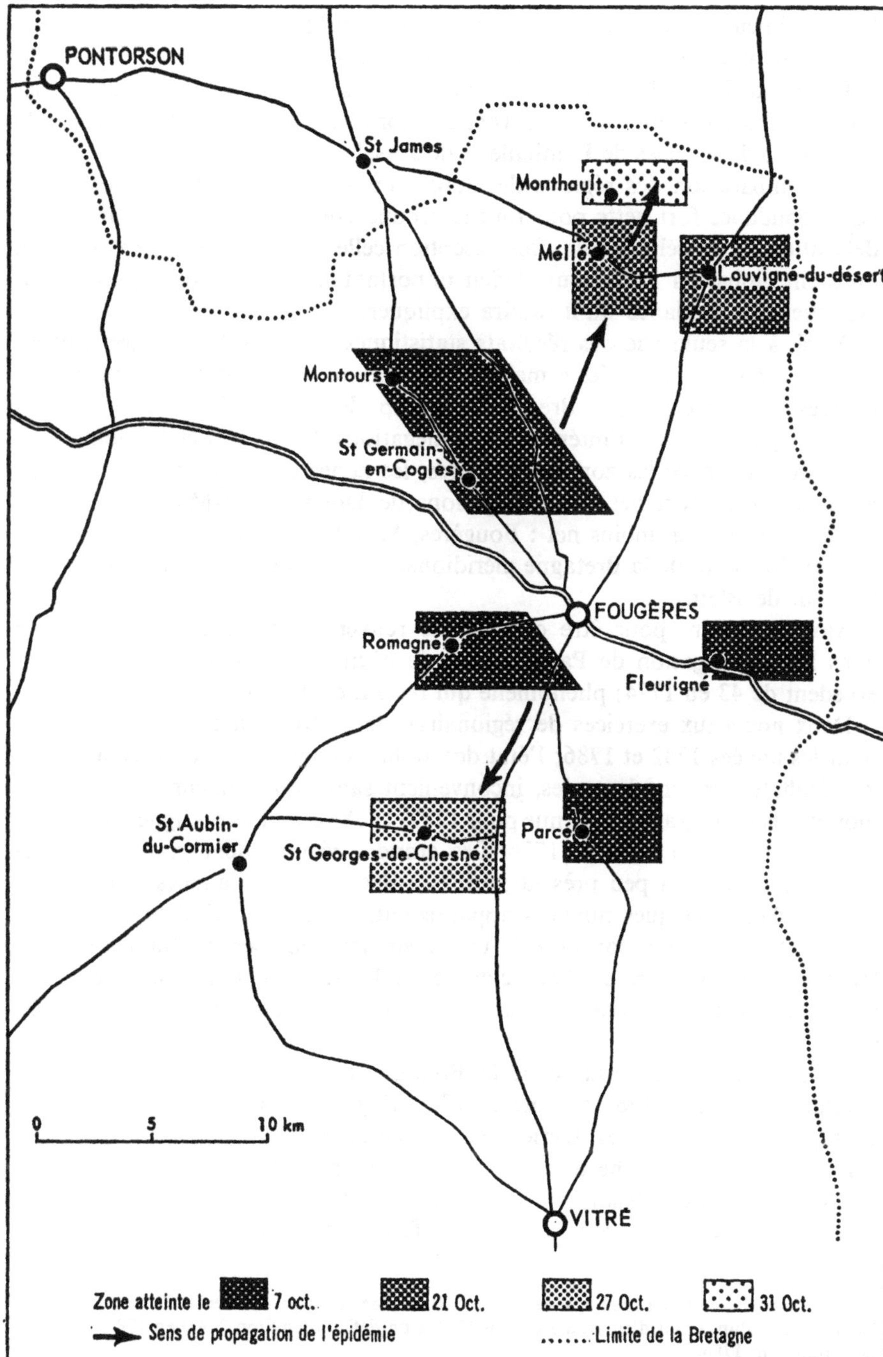

CARTE 1. — Propagation d'une « dysenterie épidémique » dans les campagnes de la subdélégation de Fougères, en 1775.

Source : A.D.I.-V., *in : Dossier des épidémies, secours apporté aux pauvres malades.*

l'inconvénient n'est peut-être pas grave. Quoi qu'il en soit, voici les résultats d'une cartographie par subdélégation pour 1774.

Deux « taches » déficitaires frappent. L'une s'étend, d'ouest en est, sur les quatre subdélégations de Landerneau, Morlaix, Lannion et Guingamp; la seconde englobe celles de Lamballe et de Josselin.

La comparaison des régions déficitaires en 1772 et 1774 fait ressortir une correspondance fort nette pour tout le groupe Ouest, assez nette pour la subdélégation de Josselin. Seule, fait exception celle de Landerneau, passée d'un excédent global en 1772, à un déficit important, en 1774 (moins 1 304); renversement de tendance qu'il faudra expliquer.

Ainsi, à la seule vue des résultats statistiques cartographiés, il apparaîtrait que les « mortalités » et les « maladies épidémiques » n'ont pas diminué leurs ravages sur la côte nord, de Brest à Guingamp, de 1772 à 1774, et se sont répandues et aggravées vers l'intérieur (subdélégations de Josselin et Lamballe).

Contrastant avec les zones déficitaires, les zones excédentaires. Un groupe nord-est côtier, fort net : subdélégations de Dinan, Saint-Malo et Dol; un groupe central bien moins net : Fougères, Montfort, Plélan; et enfin le grand bloc excédentaire de la Bretagne méridionale (à la seule exception de la subdélégation de Blain).

Ajoutons enfin, pour être complet, le renversement de tendance observé dans la subdélégation de Paimpol, passée d'un déficit de 107 en 1772 à un excédent de 43 en 1774; phénomène qui reste à expliquer.

Deux nouveaux exercices de régionalisation cartographique ont été opérés pour les années 1782 et 1786; l'état des archives contraint, cette fois, à classer les résultats par sénéchaussées, inconvénient sans doute mineur. Disons, d'un mot, que la cartographie obtenue pour 1782 et 1786 est, dans ses lignes générales, la même que pour 1772 et 1774. Les grandes régions démographiques bretonnes demeurent à peu près identiques à dix ou quinze années d'intervalle.

Cependant, quelques nuances apparaissent, dont l'une n'est pas légère, et mérite attention. Elle concerne la très vaste sénéchaussée de Nantes qui, de largement excédentaire en 1772 comme en 1774, devient déficitaire en 1782 (moins 1 264) et le restera jusqu'en 1786. Un tel renversement requerra explication.

En effet, si la surmortalité de la Bretagne intérieure est patente en 1772 comme en 1774, en 1782 comme en 1786, l'aggravation de la situation de la Bretagne « méridionale et ligérienne », même dans ses districts les plus favorisés [1], exige une recherche attentive de « causes profondes ».

C'est justement à l'analyse d'un certain nombre de « causes du progrès ou de la décadence de la population » [2] qu'il faut désormais s'attaquer [3], essentiel-

1. Guérande : + 513 en 1782 et seulement + 70 en 1786; Rhuis : + 43 en 1787, + 23 en 1788; Nantes glisse d'un déficit d'environ 1 000 en 1781 à un déficit d'environ 2 000 en 1787, avec une exception pour 1786.

2. Propres termes de MOHEAU, titre du Livre II de ses « *Recherches...* ».

3. En exceptant toujours les mouvements migratoires.

lement par deux voies. D'abord, par l'étude, même rapide, du régime alimentaire et des « maladies épidémiques » d'origine nutritive; en second lieu, en tentant une classification des épidémies, principalement d'origine infectieuse. Le but serait d'aboutir, si possible, à une évaluation chiffrée de l'importance démographique des diverses « maladies épidémiques », et à une mesure de leur rôle exact dans l'opposition du « cas breton » à l'ensemble français comme dans la détermination des grandes nuances régionales, dans leur constance, leurs aggravations et leurs renversements.

C

L'origine alimentaire de certaines maladies, souvent qualifiées d' « épidémiques », est rapportée par de nombreuses pièces d'archives qui émanent d'administrateurs et surtout de médecins. On se limitera à une analyse par sondage, à partir des dossiers des épidémies, des rapports des subdélégués, et de quelques mémoires émanant de médecins ou de chirurgiens des épidémies, surtout pour les années 1774, 1775, 1779 et 1786.

Trente-neuf subdélégués [1] ont bien voulu consigner leurs observations en 1774 et 1775. Un tiers, treize, signalent la mauvaise qualité, et même le déficit de la nourriture, principalement chez les « gens de la campagne ». Et tous font allusion à la « cherté des grains » et à la « misère », mis à part les subdélégués de la zone littorale sud [2]. Les rapports ayant trait aux subdélégations de l'intérieur présentent unanimement un régime alimentaire pauvre, peu diversifié, souvent remarquable par sa mauvaise qualité.

Le subdélégué de Moncontour attribue la « dépopulation », comme beaucoup de ses collègues, aux « maladies épidémiques qui ont désolé presque toutes les paroisses », mais, à son sens, « depuis la mauvaise qualité des grains de 1771..., leur rareté..., et leur cherté dans les années subséquentes ». La subdélégué de Guingamp déclare : « Il serait peut-être nécessaire de prévenir dans le temps les laboureurs d'avoir attention à ne point précipiter la récolte et à ne couper les grains que dans leur maturité; cette précipitation est très nuisible et cause des maladies mortelles. » A Derval, le subdélégué conclut : « On n'attribue les maladies épidémiques qui ont désolé et désolent la province, surtout dans ce canton, qu'à la mauvaise qualité des grains dont les peuples ont été forcés de faire l'usage dans ces années de disette et de calamité. » Dans la subdélégation de Corlay, le subdélégué attire spécialement l'attention sur le sarrasin :

« Le bled noir, dont on fait une grande consommation dans le pays, promet beaucoup, si les vents du Midy ne le brûlent pas lorsqu'il fera son grain et qu'aussi la saison soit favorable pour le recueillir. »

1. Sur un total de 62 qui ont envoyé les « États de population » pour 1774, A.D.I.-V., C 1404.
2. Belle-Isle-en-Mer, Châteaulin, Clisson, Guérande, Lorient, Paimbœuf, Pontcroix (et Saint-Malo, dans la zone nord).

C'est qu'en effet « le blé noir reste de beaucoup l'aliment essentiel... le seul grain que le laboureur conserve », même si « dans quelques cantons, après le sarrasin, le seigle est l'espèce de grains dont on consomme le plus » [1]. Or, le blé noir dépend, plus encore que les autres céréales, des conditions climatiques variables de chaque année-récolte. Non seulement son rendement est lié à une humidité ou une sécheresse trop considérable, mais sa récolte et surtout sa conservation demandent un temps clément [2]. En 1769, dans un « Mémoire concernant les maladies qui règnent dans les paroisses qui environnent la ville de Landerneau », le médecin Vigier écrit à l'Intendant :

« ... Si vous me demandez, Monseigneur, quelle est la cause de ces maladies [3] qui désolent nos campagnes ? Je vous avouerai que je ne peux les attribuer qu'à la mauvaise qualité de nos bleds. L'année dernière a été trop pluvieuse; on n'a pas bien pu sécher les blés avant de les ramasser et de les renfermer dans ces grands coffres de bois qui servent de magasin pour cette denrée à tous les habitants de la campagne. Ce bled s'est échauffé, a germé, a pris un goût de moisi; il s'est gâté, il s'est corrompu en grande partie. Les laboureurs ont vendu le meilleur bled, et ont gardé le plus mauvais pour eux, dont ils ont fait du pain ou de la farine pour faire de la bouillie [4].» En 1775, le recteur de Parcé (près de Fougères) envoie une demande de secours aux bureaux de l'Intendance : « Une cruelle dysenterie, des fièvres pourprées et malignes affligent mes chers paroissiens depuis plus d'un mois, et le nombre de nos malades égale presque celui de nos habitants... La plus grande partie de nos blés noirs est restée à battre, et périt dans les champs par l'abondance des pluies, et par la disette des ouvriers et des moissonneurs qui sont au lit [5].»

Un « placet » signé de plusieurs recteurs, du procureur fiscal et des notables de Messac, et adressé par eux à leur subdélégué (celui de Derval) en 1775, vient confirmer l'importance de la qualité des « bleds » dans l'alimentation et par conséquent dans les maladies d'origine alimentaire, au sens large : « Depuis plusieurs années, les laboureurs voient avec douleur que leurs travaux sont entièrement infructueux... En 1774, ils se virent presque au moment de recevoir une récolte de seigles qui paraissait leur assurer une vie moins indigente que les précédentes années... (mais) la contrariété de la saison dans les mois de juin et juillet... et les pluies firent fouler les épis en fleurs, et inondèrent les terres... Un reste d'espoir fut fondé sur les sarrasins ou blé noir, qui est leur seconde récolte, mais il fut presque aussitôt détruit que formé : une sécheresse succéda tout à coup aux pluies (qui venaient de noyer les seigles). Elle rendit les terres arides au point que les sarrasins manquèrent presque entièrement... Plus d'un quart de

1. Selon LETACONNOUX, *Les subsistances et le commerce des grains en Bretagne au XVIIIe siècle*, Rennes, 1909.
2. Rappelons la grande rareté des « granges à blé » en Bretagne.
3. Vigier les appelle « fièvres putrides et fièvres malignes pourprées », et note qu'elles furent « très meurtrières ».
4. A.D.I.-V., C 2536, 1769.
5. A.D.I.-V., C 2540, lettre du 6 octobre 1775, signée F. Landormy.

malheureux va encore être réduit à faire sa principale nourriture de choux bouillis et autres semblables légumes, heureux s'ils n'en manquent point. » Non seulement l'alimentation de ces paysans est mauvaise et insuffisante, mais elle est aussi à l'origine « depuis deux années... d'une maladie qu'on peut dire épidémique », ici baptisée « fièvre putride et maligne » : pendant trois à six semaines, elle tient les malades dans un état quasi désespéré, et une minorité, après plusieurs rechutes, « paie définitivement son tribut ». Les précisions introduites dans la conclusion de ce placet offrent une importance assez considérable : « Ceux qui peuvent se procurer quelque secours échappent, *et il ne périt pour ainsi dire que les pauvres*... Ce qui prouve que ce sont les mauvais aliments qui produisent cette maladie, c'est qu'il est évident que ceux qui sont les plus indigents sont par préférence maltraités. »

En 1774, le subdélégué de Pontivy apporte un témoignage qui va dans le même sens : « Je connais des pères chargés d'enfants qui, pour procurer du pain de seigle à leur famille, ne mangent que du pain de son, d'où proviennent ces fièvres malignes et putrides qui ont emporté beaucoup de monde et ont régné jusqu'à présent [1].»

La consommation de « bleds » encore verts, ou bien pourris et ergotés, semble assez courante, spécialement en temps de disette et de cherté. Le 7 octobre 1770, l'Intendant écrit au Conseiller d'État Cochin (à Paris) : « La disette que la Bretagne vient d'essuyer a forcé les peuples à faire usage des aliments les plus grossiers et, malgré les arrêts du Parlement, ils ont coupé les seigles avant leur maturité et en ont fait usage après les avoir passés au four; on a, de plus, observé que dans quelques cantons il y a des seigles ergotés, dont l'usage est très dangereux; voilà, Monsieur, les causes de la maladie dont mon Département est affligé » [2].

Le seigle ergoté reparaît en 1772 dans la campagne de Morlaix. Le médecin Bagot en fait mention également dans ses réponses à un questionnaire proposé, en 1775, par l'Académie Royale des Sciences [3] : « Les maladies épidémiques qui ont régné dans les paroisses de Plénée et de Jugon ont été attribuées par bien des gens à l'usage du pain de seigle dont on se nourrit dans ce canton, et qui était mêlé d'ergot dans les années 1772 et 1773. Je ne sais si cette idée est fondée; c'est encore un problème de savoir si l'ergot est aussi malfaisant qu'on l'assure. » D'après Bagot encore, une moitié du diocèse de Saint-Brieuc, ne consommant que du pain de seigle, aurait été affectée par cette « maladie dissentérique ». Malgré les doutes de ce médecin pourtant « éclairé », l'on sait bien que l'ergot de seigle est fort dangereux pour le système nerveux, qu'il provoque le « mal des ardents » (et qu'on en tire aujourd'hui le L.S.D.). Mais comment mesurer le rôle des seigles ergotés dans la mortalité bretonne ?

1. A.D.I.-V., C 1404; en 1774, dans la subdélégation de Pontivy, on compta 2 084 baptêmes pour 2 364 sépultures.
2. A.D.I.-V., C 2536, 1770.
3. A.D.C.-d.-N., ms. cité, réponse à la 5e question : « A quelles causes attribue-t-on les maladies populaires qui ont régné dans le canton ? »

La mauvaise qualité des eaux s'ajoute couramment à la mauvaise qualité des grains. Leur nocivité, déjà soulignée par Dupuy [1], est assez bien décrite dans deux mémoires manuscrits, celui de Bagot pour Saint-Brieuc, déjà signalé, et celui de Réaud, « Médecin du Roy, Inspecteur pour les Maladies épidémiques » [2]. Distinguons, pour plus de commodité, le cas des villes et celui des campagnes.

Dans ses « Observations médicinales faites à Saint-Brieuc pendant l'année 1778 et suivantes », Bagot insiste sur le problème des eaux dans la ville et ses faubourgs : « Les fontaines et les puits y sont fort multipliés; quelques-uns fournissent de l'eau potable d'une bonne qualité; le plus grand nombre ne contient que des eaux dures et chargées de sélénite. L'on ne trouve aucun marais à une distance fort considérable des habitations [3]; partout il y a de l'écoulement et les eaux stagnantes y sont fort rares... (cependant) il coule dans (la plupart des rues, étroites et mal pavées) des ruisseaux d'eau vive qui ne sèchent jamais ». Dans ces conditions, pourtant relativement moins défavorables qu'ailleurs, Bagot recommande à ses malades atteints d' « engorgement au foie » des « Eaux de Vichi... à la fin du traitement » [4]. En décembre 1781, l'usage des « Eaux de Vichi » est signalé pour les « coliques inflammatoires », lorsque « l'état du foie était suspect ». D'une façon générale, et toujours d'après le Mémoire de Bagot, il semble que les personnes aisées de Saint-Brieuc aient régulièrement consommé des « eaux minérales » à partir de la mi-juin; cette habitude dut leur éviter la « dysenterie épidémique », dont il est difficile de préciser la nature médicale.

Quant au médecin Réaud, il donne de plus amples détails dans son « Mémoire sur les causes et le traitement des dissenteries épidémiques », qu'il adresse, en 1779, à l'intendant de Bretagne : « Sans prétendre attribuer exclusivement à la dépravation des eaux les dysenteries épidémiques de la Bretagne, je crois que cette cause joue un grand rôle dans cette épidémie [5], les observations que j'ai faites dans quelques villes et villages de cette province me fortifiant dans cette opinion... Je prends pour exemple la ville de Saint-Malo. Leur salubrité (celle des habitants) dépend de la propreté des canaux conducteurs, et de la solidité de la caisse de maçonnerie qui forme ces citernes... [6] L'eau... s'infecte, et devient une source de maladies graves... Les évacuations continuelles et putrides des dysentériques augmentent tous les jours le foyer de l'infection. L'épidémie a dû faire des progrès, et se nourrir... de sa propre substance [7]... Le blanchissage des linges des malades à la fontaine, ou dans l'intérieur des maisons, a concouru avec les autres causes à l'extension du principe morbifique, dont une grande

1. *Op. cit.*, Ann. de Bretagne, t. I, p. 132.
2. A.D.I.-V., C 1357, 1779.
3. Ces remarques concernent les eaux potables, mais aussi les « fièvres des marais ».
4. Bagot, ms. cité, juillet 1781, p. 371.
5. Très probablement, ici, la fièvre typhoïde.
6. La ville close de Saint-Malo ne possède aucune source.
7. Des observations analogues ont été effectuées dans d'autres petites villes bretonnes (notamment à Montfort-sur-Meu); toutes ces remarques demeurent valables pour une partie du XXe siècle.

partie filtre dans le terrain et entretient les courants qui se rendent dans le voisinage des citernes... ».

Ainsi, à partir de quelques cas isolés de typhoïde, l'on aperçoit clairement le mécanisme de la contagion (qui n'a guère changé) : les eaux souillées par les malades se mêlaient aux eaux de boisson, et répandaient aisément le bacille. Comme seule une minorité aisée pouvait acheter des eaux minérales ou du cidre et du vin de bonne qualité, il est aisé de comprendre pourquoi les masses populaires étaient si facilement atteintes par la redoutable typhoïde, si répandue, bien que malaisée souvent à identifier. Une étude sociale des épidémies s'impose donc. Il convient cependant de souligner que la Bretagne recelait plusieurs bonnes sources d'eaux minérales, comme celle de Plancoët (Côtes-du-Nord) connue bien avant le XVIIIe siècle, et gratuite.

Dans la plupart des cas rencontrés (nous ne les citons pas tous; il est sûr que Montfort-sur-Meu et La Guerche sont du nombre), la communication entre les eaux réputées « potables » et les eaux « usées » (et souillées), dans des villes et bourgades vétustes et insalubres, semble bien fournir un important élément d'explication à la surmortalité bretonne.

Quant aux campagnes, le problème des eaux s'y pose avec une acuité d'autant plus redoutable qu'y est absente toute distinction réelle entre eaux potables et eaux usées. Eaux de rivières, de puits, de fontaines, seule une vague tradition locale indiquait leurs bienfaits, ou plus souvent leurs dangers. Mieux encore, les causes d'infection de l'eau s'y multipliaient : fumiers et « routoirs » (trous pour rouir) à lin ou à chanvre avoisinaient les « eaux potables ». Lisons plutôt ce que conte le docteur Réaud dans son mémoire :

« En voyageant de Saint-Malo à Saint-Brieuc, je trouvai une partie du chemin, entre cette première ville et le village de Pléguen, bordée de routoirs qui exhalaient une odeur putride. Je vis plusieurs de ces routoirs dans l'intérieur de ce village, qui est un de ceux qui ont été les plus dévastés par la dysenterie. Je trouvai pareillement des mares pleines de chanvre roui dans l'enceinte de Plérin, village à demi-lieue de Saint-Brieuc, qui a perdu, depuis le 3 août jusqu'en novembre, 160 habitants morts de la dysenterie... » [1].

Comment ne pas souscrire à la conclusion du docteur Réaud ? « L'exécution du règlement d'une police relative aux fumiers, et au rouissage du lin et du chanvre, conserverait tous les ans à l'État, et particulièrement dans la Bretagne, un nombre considérable d'habitants... [2] ». Cette réglementation des eaux, et surtout son application, devait demander encore bien plus d'un siècle, avec la construction d'un réseau d'eau potable, puis d'un « tout-à-l'égoût », au moins dans les villes, sinon dans les campagnes [3].

Surtout en cas de typhoïde, la rapidité de la contagion s'explique encore mieux si l'on se représente l'état « hygiénique » et sanitaire de la Bretagne vers

1. Observations du même ordre par Bagot, pour Saint-Michel de Saint-Brieuc, août-septembre 1779.
2. A.D.I.-V., C 1357, 1779.
3. A Montfort-sur-Meu, la typhoïde a causé des décès jusque vers 1930 (témoignages oraux).

la fin du XVIIIe siècle. Voici ce que note le docteur Vigier, le 17 mars 1769 : « Les gens qui se portent bien ne prennent aucunes précautions pour se garantir *(sic)* de la maladie; ils mangent au même plat, et souvent les restes des aliments dont les malades ont usé; ils boivent dans les mêmes vases, sans les laver; ils couchent avec les malades dans les mêmes lits; ne changent pas la paille de leur lit aussi souvent qu'elle est gâtée; occupent les lits de ceux qui sont morts de maladie, dès le même jour qu'on a tiré le cadavre, sans prendre aucune précaution pour purifier l'air de ces lits, qui sont fermés de toutes parts comme des coffres... » [1].

De son côté, Bagot insistait aussi sur les risques de contagion, et concluait comme son confrère à « la nécessité d'envoyer aux pauvres gens de la campagne des personnes qui soient en état de les instruire des précautions qu'il faut prendre pour se garantir des maladies épidémiques, et de la manière de se conduire lorsqu'ils sont malades » [2]. On verra les épidémies devenir générales et durer des années, parce que, dans le fait, un malade qui n'est pas isolé, qui souvent couche avec deux personnes saines, qui est dans l'appartement où mange et dort sa famille, ne peut manquer de communiquer en peu de jours, souvent en peu d'heures, les miasmes et la maladie à tous ceux qui l'environnent » [3]. Même en laissant de côté la théorie des miasmes, les conditions sanitaires et les habitudes alimentaires suffisent à expliquer la rapide extension des épidémies, par exemple de la fièvre typhoïde (par l'eau), ou des dysenteries bacillaires à caractère épidémique, remarquables par leur puissante contagiosité.

D

Après avoir isolé, fut-ce un peu artificiellement, les « maladies épidémiques » d'origine alimentaire, il peut s'avérer utile de tenter une classification provisoire des autres épidémies, qui repose sur la difficile interprétation de nombreux documents d'archives et sur l'utilisation systématique de la monographie de Bagot. L'on se contentera de propositions basées sur des sondages; mais on s'attachera à étudier, pour chaque groupe épidémique, son origine géographique, son extension, éventuellement sa disparition. En fin de compte, on posera plus de questions qu'on ne donnera de réponses.

Il paraît raisonnable de classer à part les maladies vénériennes.

1. Maladies vénériennes.

Leur étude (partielle) peut être entreprise à partir de deux types d'archives : les rapports des administrateurs civils, les rapports des militaires.

Ainsi, les subdélégués de Vitré et de Landerneau [4] mentionnent, parmi les

1. Il s'agit des fameux « lits-clos ».
2. A.D.I.-V., C 2536, 1769.
3. Bagot, ms. cité, 1775; *cf.* A. Dupuy, « La misère et les épidémies... », art. cité t. I, pp. 139-140.
4. A.D.I.-V., C 1404, 1774 et 1775.

« causes qui préjudicient à la Population... en second lieu, le goût du libertinage que les militaires réformés ou congédiés emportent dans les paroisses (et qui) y a introduit et y perpétue des maladies vénériennes depuis plusieurs années, qui rendent les bonnes nourrices très rares ». L'on sait en effet que, par les nourrices contaminées, les maladies vénériennes sont transmissibles aux nourrissons, ce qui pourrait contribuer à expliquer l'excessive mortalité infantile de la Bretagne de l'époque [1]. Le subdélégué de Vitré attribue le « libertinage et la dépravation des mœurs » au « séjour continuel des troupes... qui détruit l'espèce et forme un obstacle à la population » [2]. La même accusation est portée contre les troupes lors de leur passage à Montfort-sur-Meu, à Saint-Brieuc [3], ailleurs encore. Dans les plus importantes villes de garnison, Morlaix, Saint-Malo, Landerneau, Rennes, Brest [4], les mêmes observations sont présentées. Les hôpitaux militaires de vénériens sont habituellement pleins : à Morlaix et Kervaou, avec 140 malades; Saint-Malo est même débordé avec 189 malades, le 9 août 1779... Le cas le plus important, celui de Brest, est bien évoqué par le comte de Langeron, qui souligne que le nombre des « filles de joye » et l'absence de « maison de force » en Bretagne y favorisent l'extension des maladies vénériennes. Ne pouvant être punies que de « quelques jours de prison », les filles recommencent vite à « infecter toutes les troupes des environs... ». D'autre part, les maladies vénériennes sont « plus dangereuses qu'ailleurs par la complication du scorbut », et aussi à cause de « l'ancienneté des symptômes dont le plus grand nombre des malades sont affectés ». Selon les officiers de santé de l'hôpital militaire du Folgoet, « ceci pourrait être facilement prévu par l'effet des visites des chirurgiens-majors des régiments, en obligeant les soldats vénériens d'entrer à l'hôpital aussitôt que la maladie se déclare ». Selon un rapport du 1er juillet 1785, dressé par le médecin et le chirurgien-major-en-chef du même hôpital du Folgoet, « la plupart des vénériens entrés depuis le premier de janvier dernier avaient des bubons inflammatoires qui ont généralement terminé par la suppuration et la gangrène...; le traitement en a été long et difficile, le scorbut survenu en bien des cas en ayant beaucoup retardé la guérison... ».

Or, un procès-verbal d'assemblée nous livre (pour une fois!) quelques chiffres :

« Du 1er janvier au 1er juillet 1785 : nombre des vénériens entrés : 195; nombre des vénériens sortis : 101; mort : 1; restants au 1er juillet 1785 : 93. »

Or, il est mort pendant ces six premiers mois 32 soldats dans « les salles des fiévreux et blessés ».

1. Celle-ci est attestée par des travaux récents, comme ceux cités à la note 2 et à la note 3 de la p. 225 et aussi des D.E.S. inédits de Rennes.

2. A.D.I.-V., C 1404, 1774.

3. L'augmentation des naissances illégitimes a été observée à Montfort et à Saint-Brieuc; l'échantillon de Y. Blayo et L. Henry, art. cité, ne couvre aucune ville. A Saint-Germain de Rennes, comme à Saint-Aubin, le pourcentage des naissances illégitimes, en très forte augmentation depuis 1770, se situe entre 20 et 30 % du total des naissances. En revanche, dans les petites villes comme Vitré, son taux, pratiquement stable tout au long du XVIIIe siècle, ne dépasse pas 5 à 8 % suivant les années (sondages effectués sous la direction de J. Meyer).

4. Inspections du comte de Langeron, 1779 à 1787, A.D.I.-V., 2 Ea 8, fonds Andrault de Langeron.

La mortalité par maladie vénérienne semble donc peu importante à l'âge adulte, mais probablement bien plus considérable à l'âge infantile [1]. Quoi qu'il en soit, le comte de Langeron conclut ainsi son mémoire de 1787 : « Depuis que je sers, je n'ai pas vu la maladie vénérienne aussi commune et aussi désastreuse qu'à Brest; il y a aujourd'hui, sur trois régiments, 146 soldats qui en sont infectés » [2].

Sur ce point, une étude reste à entreprendre, particulièrement pour les maladies vénéro-héréditaires.

2. Fièvres éruptives.

Elles comptent parmi les affections principales, bien qu'à l'époque la distinction entre rougeole, scarlatine et rubéole soit encore mal opérée, et difficilement repérable. Cependant, pour 1774, les observations et les statistiques envoyées par 34 des subdélégués bretons permettent une analyse assez complète : ils citent 21 fois des maladies épidémiques de ce type, le plus souvent la « petite vérole ». Ainsi, dans la subdélégation d'Antrain (déficit : 170), les paroisses de Bazouges-la-Pérouse et de Chauvigné ont été les plus affligées. Dans celle de Callac (déficit : 170), la petite vérole a enlevé « plusieurs enfants et même quelques grandes personnes », de même que dans celles de Guingamp (déficit : 778) et de Châteaulin (déficit : 521). Selon le subdélégué de Pontcroix (déficit : 290), « la maladie la plus commune l'an dernier a été la petite vérole, qui a enlevé à peu près le tiers des nombres portés à la colonne des morts des deux sexes » (1 061). Dans la subdélégation de Lorient, « rougeole et petite vérole ont régné pendant l'année 1774, surtout sur les enfants».

En 1783, le docteur Bagot calcule que « la petite vérole, qui a commencé à la fin de mars, a enlevé 140 individus dont une vingtaine d'adultes »; or, le déficit de l'année s'élève à 46 (dont 43 « étrangers »), pour un nombre total de 350 sépultures dans la paroisse Saint-Michel de Saint-Brieuc. Pour l'année suivante 1784, toujours selon Bagot, « l'excès de mortalité (7 personnes de déficit) est dû à la variole et à la rougeole qui ont régné durant les six premiers mois de l'année ».

D'après ces quelques renseignements, pourtant bien fragmentaires, la *variole*, qui atteint principalement les enfants dans les quelques cas étudiés, apparaît bien comme un facteur important de mortalité épidémique. En 1774 particulièrement, de nombreux subdélégués, comme on l'a vu, l'ont signalée; elle a régné aussi à l'hôpital militaire du Folgoet; il ne paraît pas douteux qu'elle ait constitué l'une des causes les plus graves du déficit démographique breton, d'autant qu'elle frappait surtout les enfants.

La *rougeole*, signalée moins souvent (une fois à Lorient, en 1774, une fois à Quimper, en 1785), s'attaque aussi aux enfants, généralement au printemps et en été, au moins dans les exemples connus. Elle a particulièrement sévi dans la

1. Sur ce point particulier, des recherches seraient souhaitables.
2. En 1787, soit trois ans après la fin de la guerre d'Amérique.

région briochine en 1774-1775, en 1779-1780, en 1784-1785, en 1787. Elle a causé « des ravages étonnants dans la partie sud du diocèse », en 1774-1775; elle est restée « bénigne, mais très répandue », en 1784 et 1787 (Bagot).

La *scarlatine* ou « fièvre escarlatine » n'est signalée par Bagot qu'à partir de 1780. Elle semble avoir été meurtrière pour les enfants en juillet 1786 et janvier 1787, au moins à Saint-Brieuc et aux environs. Comme pour la rougeole, les précisions chiffrées quant à son rôle dans la mortalité font défaut.

La « petite vérole volante » ou *varicelle*, selon les observations de Bagot, n'est mentionnée que pour mémoire, car elle ne cause alors aucun décès dans les localités où elle fut étudiée.

Encore inconnue, la *rubéole* pourrait bien être désignée par les « fièvres miliaires » décrites par Bagot : « A la suite de cette maladie, j'ai vu plusieurs enfants tomber dans la leucophlegmatie avec perte de pouls et oppression vive » [1]. Bagot semble avoir aussi saisi son influence sur certaines naissances prématurées ou malheureuses, notamment en mai 1786.

De tout cet ensemble émerge la *variole*. Dans la région de Saint-Brieuc, elle fut épidémique 11 années sur 16; particulièrement grave en 1783, elle semble passer à l'état endémique : « Voilà trente mois qu'elle ne quitte pas cette ville; auparavant, elle ne paraissait que tous les cinq ans », note le docteur Bagot. Voici le tableau chronologique de ses apparitions dans la région de Saint-Brieuc, d'après Bagot : août 1772; décembre 1773; 1775 (aux environs); juillet 1777; août-décembre 1778; 1779 : janvier-avril, septembre aux environs, décembre dans le nord du diocèse; 1781 : « fièvre rouge et varicelle »; 1782 : « fièvre rouge »; 1783 : mai-juin, maximum; septembre-décembre, déclin; 1784 : janvier-novembre, bénigne, passe aux environs en décembre; 1785 : juin, bénigne et peu répandue, juillet-août, mortalité aux environs de la ville, septembre-décembre à nouveau bénigne; 1786 : bénigne en janvier, dans les environs; 1787 janvier-juin, bénigne, plus répandue à partir d'avril.

La gravité et la continuité de la variole expliquent l'extension de l'*inoculation*, principalement à partir de l'épidémie de 1783. Dès 1773, on l'a déjà signalé, Bagot avait inoculé sa femme et deux de ses enfants. A partir de 1780, il inocula un nombre croissant d'enfants de familles cultivées et aisées (noblesse locale, officiers supérieurs en garnison à Saint-Brieuc). Deux subdélégués (Morlaix, 1786, Guingamp dès 1775) avaient prôné l'utilité de cette pratique, et signalé, contre elle, « les grands préjugés... du peuple et surtout de MM. les recteurs... » [1], et soutenaient que la variole enlevait « la moitié des enfants qui voient le jour » [2].

3. Affections des voies respiratoires et pulmonaires.

La monographie briochine de Bagot permet de repérer quelques « maladies

1. Bagot, ms. cité, juillet 1781, p. 371.
2. A.D.I.-V., C 1404 et C 1325, à Morlaix, le docteur Gilbert.
3. Rapport déjà cité de Raveault, subdélégué de Morlaix, 18 mai 1775.

catharalles », et d'indiquer quelques-uns de leurs caractères médicaux et démographiques. Ne voyons là qu'un premier sondage.

La « *gripe* » apparaît épidémiquement en 1776 (juillet et août, avec plus de 300 malades à l'hôpital), mais aussi en 1782 et 1788. En 1776, Bagot la relie (ainsi que d'autres affections pulmonaires) à un hiver particulièrement rigoureux et à une épidémie qui a désolé presque toute l'Europe : « La mer a gelé dans notre port et aux environs, à demi-lieue autour des côtes... [1]. Beaucoup de gens ont été trouvés morts de froid dans les chemins, et nombre d'enfants, surtout des nouveau-nés, ont été trouvés glacés dans leurs langes... Il n'y a rien d'exagéré dans ces faits; j'ai vu de mes yeux ce que j'avance ici... » [2]. Toujours selon Bagot, un sixième de la population a été touché par la grippe de novembre 1775 à la mi-mai 1776; beaucoup d'enfants et de vieillards ont péri, mais peu d'adultes (il a compté 260 décès contre 247 baptêmes).

Règnent à l'état endémique les *esquinancies* diverses (1777, 1779, 1781, 1784, 1786-87-88) et la *coqueluche*, bien connue (1774, 1779, 1780, 1782, 1783, 1784, 1787). Deux années « épidémiques » se détachent de l'ensemble pour les esquinancies; 1779, spécialement à Plélo, et novembre 1786.

En novembre 1787, « il y a encore eu des coqueluches, dont quelques-unes du genre inflammatoire qui ont été généralement mortelles... Cette maladie a beaucoup de ressemblance avec l'angine membraneuse que les Anglais ont nommée le Croup [3], et qui paraît dépendre de l'inflammation de la membrane interne du larinx et de la trachée artère. L'ouverture des cadavres des enfants morts a confirmé cette éthiologie » [4].

De 1776 à 1788, point d'année, et surtout point d'hiver sans « affections catharalles », péripneumonies, pleurésies, « rhumes d'estomac » et « phtisies du plus mauvais caractère ».

Il paraît à peu près assuré que ce type de maladies a principalement atteint les êtres fragiles, vieillards et enfants qui chaque année leur paient un tribut important, qu'il est malheureusement impossible de chiffrer avec précision, même à Saint-Brieuc. Pourtant, les maladies les plus graves, bien souvent mortelles semblent bien être, d'une part, les pneumonies, pleurésies et tuberculoses; d'autre part, les scarlatines, angines et coqueluches, les premières atteignant principalement les vieillards, les secondes les enfants.

4. Épidémies a caractère typhique.

Si l'on interprète correctement les archives consultées, il semble que les épidémies à caractère typhique aient été fréquentes. Le typhus caractérisé peut être parfois isolé; on doit joindre à ce groupe les typhoïdes, le (ou les) typhus du genre Rickettsia, et les shigelles.

1. La moyenne des températures de février fut de — 11,5°, (observations de Bagot).
2. C'est toujours Bagot qui parle.
3. En 1765, l'Écossais Francis Home baptisa du nom de « croup » toutes les laryngites suffocantes, dont la diphtérie (R. Fasquelle, *Éléments de bactériologie médicale*, Paris, Flammarion, 1957, p. 203 sq.).
4. Témoignage de Bagot, à la date.

En 1774, 20 subdélégués sur 34 remarquent que « la mortalité » a eu pour cause principale « la maladie épidémique », une « fièvre putride », ou « la dysenterie épidémique ». Dans l'état de nos connaissances, deux régions ont alors été particulièrement touchées : le nord-est breton, comprenant les cinq subdélégations d'Antrain, Rennes, Vitré, Lamballe et Moncontour; l'intérieur, réunissant les subdélégations de Callac, Carhaix, Châteaulin, Hennebont, Josselin et Guingamp; en outre, celles de Pontcroix et Lorient sur la côte sud [1]. A y regarder de plus près, on constate que la gravité et l'extension de ces « maladies épidémiques » varient assez fortement au niveau de la sous-région et de la paroisse. Si les deux régions précitées sont, dans leur ensemble, déficitaires, quelques subdélégations de l'intérieur restent cependant excédentaires, ainsi que tout le comté nantais. (Exemples : Derval, — 38; Ploermel, — 32; Plélan, + 17; Saint-Pol-de-Léon, + 95; Tréguier, + 128; Châteaubriant, + 194; Clisson, + 189; Ancenis, + 547).

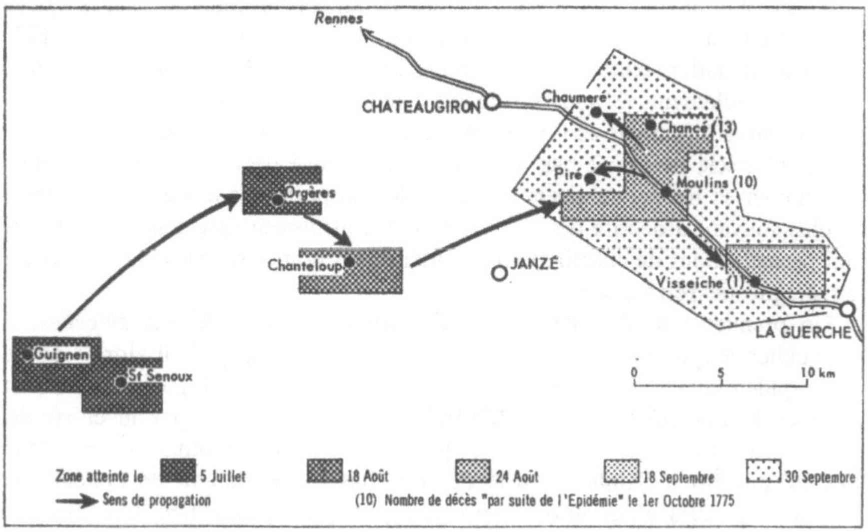

CARTE 2. — Propagation d'une « dysenterie épidémique » dans la subdélégation de la Guerche, de juillet à octobre 1775.
Source : *A.D.I.-V., C* 1392 *à* 1404.

Une rapide recherche dans les dossiers des épidémies [2] a permis d'étudier les modes de propagation des épidémies dites de « dysenterie » ou de « fièvre putride » dans 18 paroisses en 1770, dans 9 autres en 1772, 33 autres en 1773;

1. Toutes subdélégations où, selon Letaconnoux, on consomme le seigle « presque exclusivement » ou « plus de seigle que de froment »; y aurait-il eu de l'ergotisme ? les conditions sanitaires font plutôt penser aux shigelles.
2. A.D.I.-V., C 2536 à 2540, 1770 à 1774.

puis on a concentré l'enquête sur 14 paroisses de la subdélégation de Moncontour, et sur 60 réparties dans celles de Josselin, La Guerche et Châteaubriant. A partir de nombre de « pauvres malades » secourus par les fonds de l'Intendance et des statistiques de décès, on a dressé quelques croquis. Dans l'état actuel de la recherche ils paraissent indiquer :

— en premier lieu, l'existence de « foyers » épidémiques importants : Chancé et Moulins en 1775, Martigné-Ferchaud en 1779 et 1786, Saint-Vincent-des-Landes et Issé pour 1777, Derval en 1785-1786, Soudan en 1786-1787;

— en second lieu, le rôle des routes principales [1] et des chemins vicinaux pour la propagation de ces « maladies épidémiques ».

Le même sondage permet aussi de chiffrer le rôle considérable de la « dysenterie épidémique » dans la mortalité, au moins certaines années. Ainsi, en 1770, pour 9 paroisses de la subdélégation de Rennes, sur 832 sépultures, 519 ont été attribuées à la « dysenterie épidémique », soit 62 % [2]. En 1772, dans la paroisse de Gourin (évêché de Quimper), le subdélégué attribue environ 150 décès à l'épidémie, de février 1772 au 4 août, sur un total de 338 : la « fièvre putride épidémique » en aurait donc provoqué près de la moitié. En 1773, la même maladie (semble-t-il) provoque 219 morts à Plonéour-Menez [3]; mais en 1774, seulement 32 pour un déficit « naturel » de 204.

Si la place tenue par ce type d'épidémie dans la mortalité bretonne de la fin du XVIIIe siècle ne paraît pas douteuse, on éprouve beaucoup plus de peine à déterminer sa nature médicale. En effet, les rapports des médecins se bornent le plus souvent à décrire des symptômes, et fournissent rarement des éléments qui permettraient de choisir pour l'épidémie un nom « scientifique », d'opérer un diagnostic rétrospectif.

Un premier type d'épidémies paraît bien être apparenté aux *shigelles*, en particulier ce que médecins et chirurgiens de Bretagne appellent alors « dysenterie épidémique ». Les mémoires rédigés par le docteur Goguelin correspondant de la Société Royale de Médecine à Moncontour [4], par le chirurgien Couasnou à Martigné-Ferchaud [5] et par cet autre correspondant de la célèbre Société que fut à Saint-Brieuc le docteur Bagot, permettent de systématiser comme suit leurs observations, appuyées par des « ouvertures de cadavres » pratiquées à Saint-Brieuc :

— début brutal, marqué par de la diarrhée et des « douleurs d'estomac et dans le bas-ventre »;

— état du malade : signes d'intoxication (asthénie, anorexie, amaigrisse-

1. En particulier pour le déplacement des troupes; cas le plus connu, la route de Normandie à Brest, soit par Rennes, soit par Dol, puis par Lamballe, Saint-Brieuc, Morlaix, Landerneau. *Cf.* carte 4.

2. 70 décès par dysenterie sur 80 en tout, observés par Bagot dans sa paroisse briochine de janvier à septembre 1789.

3. On ne possède malheureusement pas pour cette localité le nombre total des sépultures.

4. A.D.I.-V., C 2537, mars 1786.

5. *Ibid.*, C 1394, octobre 1786.

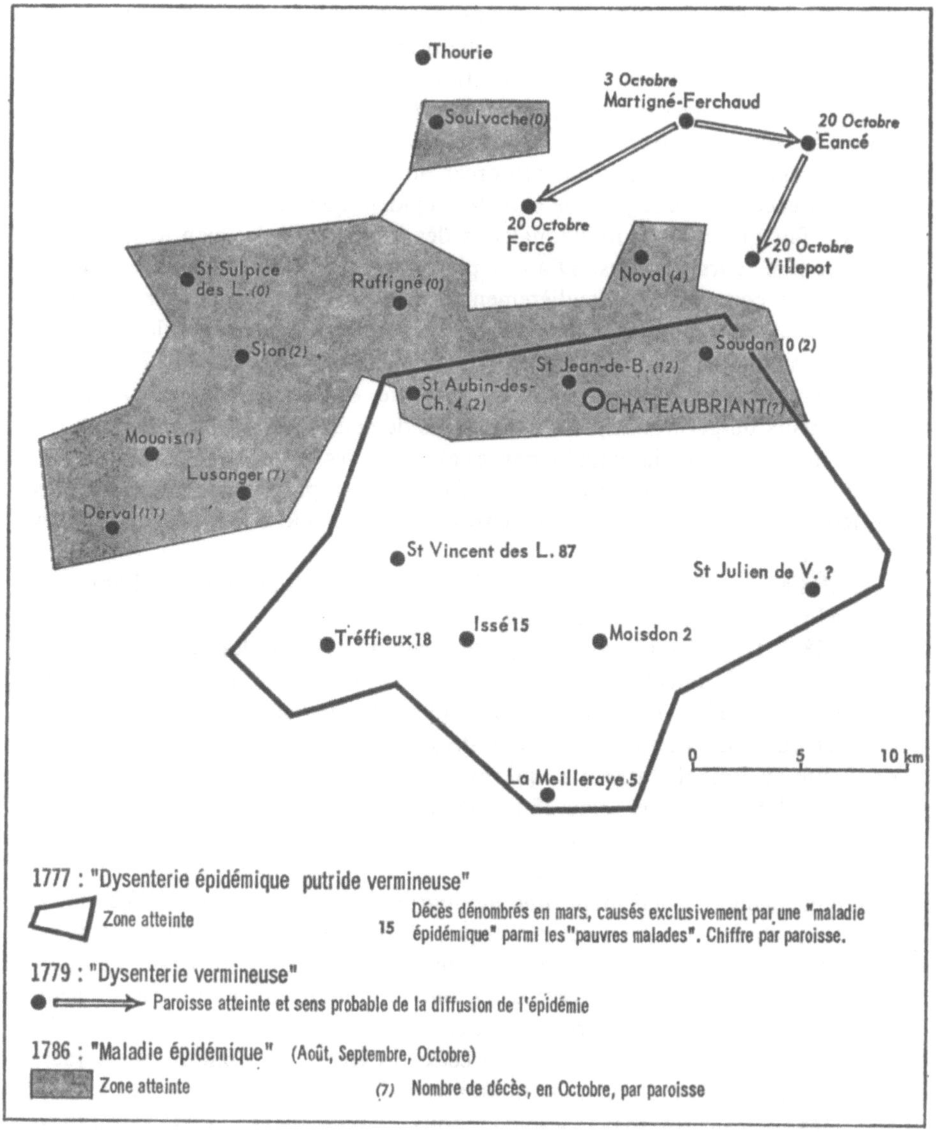

CARTE 3. — Un foyer épidémique : la campagne de Châteaubriant (1777-1786).

1777 : 163 morts, au total, dans 8 paroisses;
87 morts sur 750 communiants à Saint-Vincent-des-Landes.

1779 : 12 morts, le 3 octobre; 19 morts, fin novembre, à Eancé, Villepot et Fercé.

1783 : 29 morts, à Thourie, et 9, à Soulvache, par suite de maladie épidémique.

1785 : 55 morts, à Derval et Lusanger, par suite de maladie épidémique, de novembre 1784 à juin 1785.

Source : A.D.I.-V. *Dossier des épidémies*, C 1394 et suivants.

ment, fièvre), état dit de typhos; signes intestinaux : nombreuses selles quotidiennes ressemblant à des « crachats glaireux »;

— évolution : guérison, ou complications « catharales », ou mort (souvent);

— autopsie : intestin atteint, avec ulcérations superficielles.

Le fait que ces dysenteries sévissent particulièrement l'été, notamment dans la région briochine, vient renforcer notre hypothèse. D'autres éléments l'étayent encore. D'une part, le caractère épidémique de ces dysenteries bacillaires a fait qu'on les a individualisées dès le XVIIIe siècle, bien avant qu'on ne découvre leurs origines. D'autre part, leur caractère endémique [1] paraît tenir à une contagion particulièrement vive, et souvent directe, des malades à leur entourage. En effet, l'élimination des bacilles de *Shiga* par les porteurs de germes peut se prolonger durant des mois et même des années; la maladie peut sévir sous une forme presque inapparente, dite « bénigne », mais le rôle des porteurs de germes apparemment sains demeure cependant important.

La transmission de la maladie par les aliments, les selles, l'eau [2], par la mauvaise hygiène qui régnait aussi bien au fond des campagnes que sur les navires du Roi, tout cela contribue à l'extension de l'épidémie et confirme son identification.

A plusieurs reprises cependant, il dut s'agir du *véritable typhus*. Il apparaît en quelque sorte comme une *importation américaine*.

Dès 1886, Dupuy avait souligné que les matelots et les soldats de « la Royale » avaient importé, dans la Bretagne de la fin du XVIIIe siècle, une très grave épidémie dans laquelle on a reconnu le typhus exanthématique [3]. Dupuy pensait en effet qu'il fut d'abord apporté à Brest, en novembre 1757, par l'escadre du comte du Bois de la Motte, qui revenait de Louisbourg; il avait compté à Brest, du 4 novembre 1757 au 25 janvier 1758, 3 104 décès (2 171 de matelots, 933 de Brestois); et l'épidémie « ne s'apaisa à Brest que pour s'étendre sur le reste de la province » en 1759 [4].

Tenter, même partiellement, une monographie brestoise entre 1770 et 1787, aboutit à vérifier, en gros, les remarques de La Michodière, qui écrivait, en 1784, à l'Intendant de Bretagne : « Vous y verrez, Monsieur (dans l'état de population de 1782 pour la Bretagne), que le nombre des morts excède celui des naissances de 15 424 personnes. Cette diminution considérable ne tombe pas entièrement sur les habitants de cette province : le nombre des soldats décédés dans les hôpitaux tant militaires qu'ordinaires peut monter à environ 5 000 » [5]. Sur les 25 000 soldats établis en permanence en Bretagne (évaluation fournie par le même document), 5 000 (marins compris) seraient donc

1. Elles sévissaient toujours, chaque année, dans plusieurs cantons de Bretagne.

2. Rappelons que eaux « neuves » et eaux « usées » communiquaient couramment, et sûrement à Montfort et Saint-Malo, favorisant évidemment l'extension des typhoïdes et shigelles.

3. Opinion nette du docteur Hardouin, ancien professeur à l'École de Médecine de Rennes (consignée dans ses papiers personnels).

4. A. Dupuy, « La misère et les épidémies en Bretagne », *Annales de Bretagne*, t. I et II, *passim*.

5. A.D.I.-V., C 1400, lettre du 16 janvier 1784.

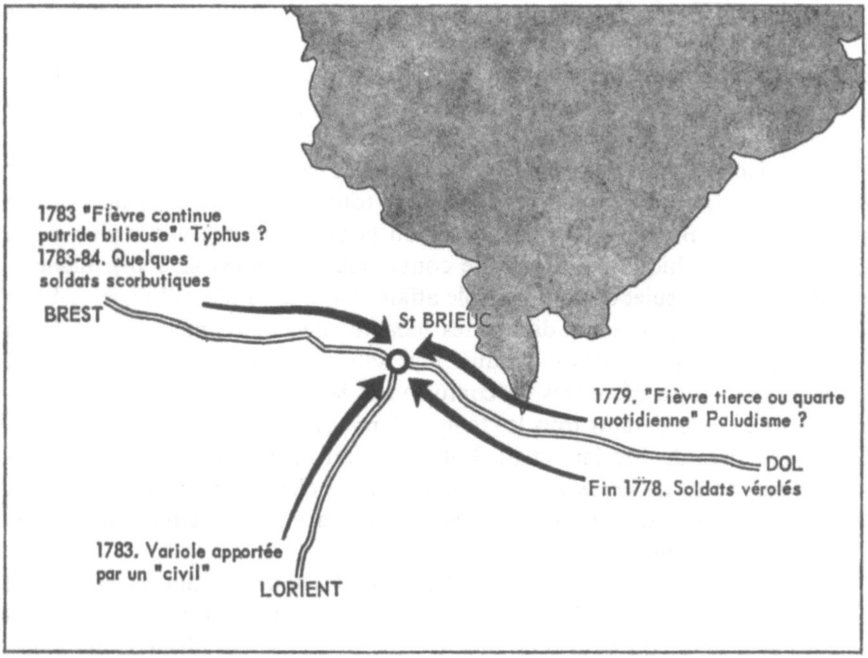

CARTE 4. — Mouvements de troupes et « mortalités », Saint-Brieuc, 1770-1783.
Source : *A.D.C.-d.-N., Ms. Bagot.*
Référence : *Paroisse Saint-Michel de Saint-Brieuc (d'après Bagot) :* 256 *baptêmes,* 351 *sépultures dont* 43 *étrangers et* 140 *décès par la variole (*120 *enfants,* 20 *adultes).*

décédés en une seule année de la guerre d'Amérique, en 1782. Il conviendrait de leur ajouter les prisonniers anglais décédés dans les hôpitaux et prisons où ils furent envoyés, et où les épidémies firent des ravages [1].

Quelques résultats provisoires se détachent de ces recherches à la fois militaires, maritimes et brestoises. D'abord, la surmortalité masculine est patente, notamment à Brest, pendant plusieurs années de la guerre d'Amérique, notamment en 1781, 1782 et 1783. Mais il faut tout de même préciser que l'excédent de mortalité qu'elle occasionna ne put dépasser, pour toute la Bretagne, 15 000 personnes. A Brest, 383 morts à l'hôpital militaire en 1770, 237 en 1772, 1 300 en 1781, à peu près autant en 1782, environ 700 en 1783. Nulle de 1784 à 1786, cette « surcharge » marino-militaire est évidemment liée aux mouvements de troupes et de navires provoqués par la guerre d'Amérique. Elle est importante, contribue au déficit d'ensemble, mais est loin de suffire à l'expliquer. Quelques mémoires du temps décrivent le phénomène. Ainsi, Lasserre, commissaire des guerres au département de Morlaix, le 15 août 1786 :

1. Seul témoignage actuellement connu, celui du ms. de Bagot.

« A la rentrée de l'armée de MM. les comtes d'Orvilliers et de Guichen (1779), on a payé bien cher l'inconvénient de ne pas avoir un grand hôpital à Brest. Des milliers de malades ont été débarqués dans l'état le plus déplorable; l'épidémie était constatée. Brest encombrée de marins et de soldats... » Selon un autre contemporain, quand l'escadre rentra à Brest, elle y apporte 8 000 malades [1]. La très rapide propagation de ce typhus par les marins et les soldats débarqués permet de saisir dans toute son ampleur le phénomène épidémique en Bretagne, l'année même où la province ressentit le plus grand déficit démographique de la période considérée (au moins 42 000!). Lasserre notait encore, au sujet de cette terrible affaire : « ... il a fallu s'éloigner par des évacuations précipitées sur différentes localités de la province, et sacrifier à la nécessité une partie des individus pour sauver la portion la plus saine de l'armée... De là les désordres, la confusion et la mortalité... Le transport des malades de l'armée, dans tous les temps, dans toutes les saisons, sur les hôpitaux auxiliaires de Morlaix et du Folgoet a fait souffrir les malades et occasionné beaucoup de décès ». Une étude locale précise permettrait de vérifier ces assertions. Les soldats et les voyageurs sont des agents habituels de transmission des épidémies les plus graves.

Ainsi sont signalés, arrivant à Saint-Brieuc, des soldats malades en « grand nombre » en octobre 1777; en octobre 1779 (ils viennent de Dol et apportent une « fièvre tierce ou quarte remittente », peut-être le paludisme); des « soldats scorbutiques » en avril 1783, ainsi que ceux qui viennent en masse de Brest, sans passer par les hôpitaux, et apportent la « fièvre continue bilieuse et putride », probablement le typhus [2]. Un mois plus tard (mai 1783), Bagot voit réapparaître la variole « de façon épidémique... apportée par un jeune homme parti de Lorient, où elle régnait depuis six mois... Quelques jours après être arrivé ici, il a été pris d'une confluente qui, malheureusement, n'a pas tardé de se communiquer d'abord dans la pension où il demeurait, ensuite à tout le quartier. Un cinquième de ceux qui en ont été attaqués ont péri ».

5. Conclusion

Ainsi, soit par des voyageurs isolés et parfois repérables, soit par des soldats et marins bretons (ou non) pressés de rejoindre leur famille, principalement par « translation » des militaires malades, faute d'hôpitaux appropriés, les épidémies effectuent en Bretagne une ponction irrégulière mais importante à la fin du XVIIIe siècle; des crises de subsistance répétées, liées à des conditions météorologiques défavorables [3], une situation alimentaire et sanitaire plus que

1. Mautort, dans ses *Mémoires*, cités par G. Lacour-Gayet, dans *Histoire de la marine militaire de la France sous le règne de Louis XVI* ,1905, p. 282.
2. Bagot signale « l'arrivée de plusieurs détachements de divers régiments débarqués à Brest de l'escadre de Cadix », mai 1783. *Cf.* carte 4.
3. *Cf.* chapitres précédents.

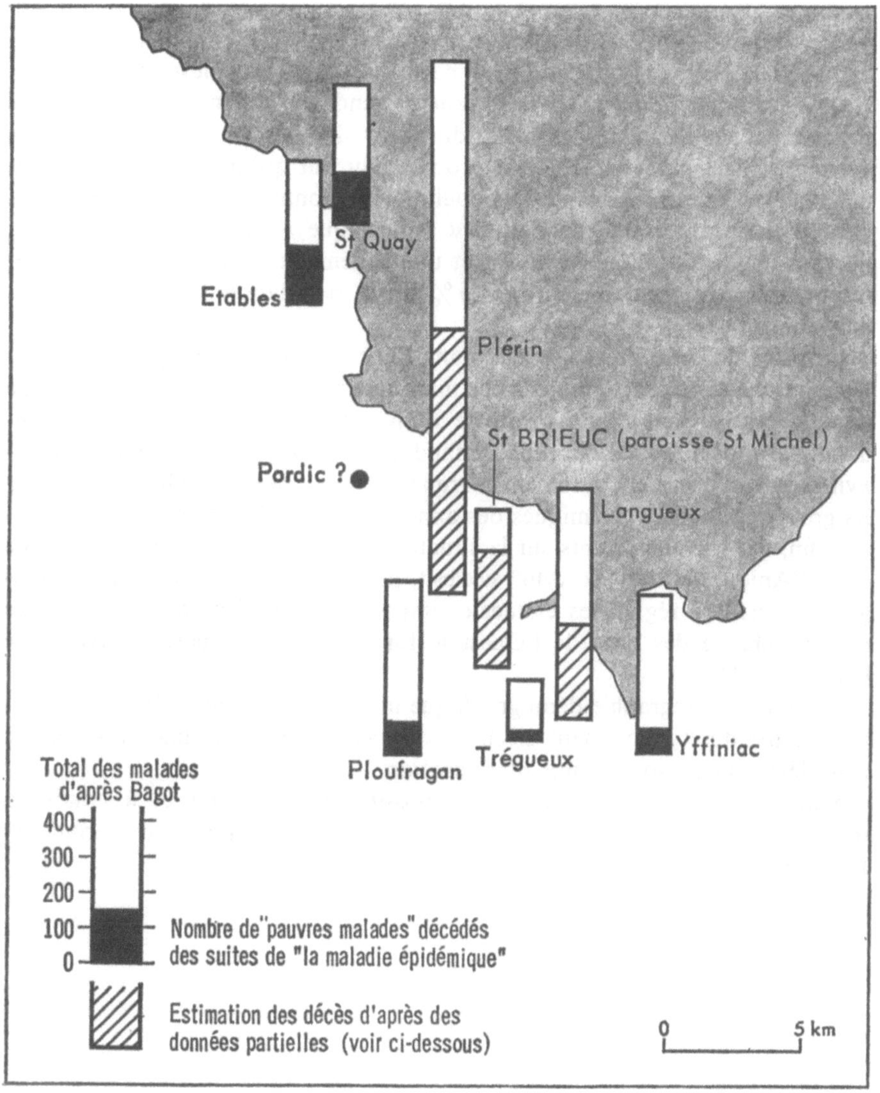

CARTE 5. — L'importance démographique de la « dysenterie épidémique »
Un exemple : la région briochine d'août à septembre 1779.

Sources : *A.D.I.-V., C* 1392 *à* 1404. *A.D.C.-d.-N., ms. du docteur Bagot.*

Saint-Brieuc, ville (paroisse Saint-Michel) :

« 70 *décès sur* 80 » *par dysenterie, de janvier à septembre;*

43 *décès sur* 52 *du* 1er *septembre au* 29 *octobre (d'après Bagot).*

Langueux :

51 *décès en* 1779, *dont* 22 *par dysenterie de fin novembre à fin décembre.*

Plérin :

347 *décès en* 1779 *dont* 163 *par dysenterie du* 3 *août au* 9 *novembre.*

médiocre expliquent les ravages causés par les épidémies, à une époque où, malgré la politique d'assistance aux « pauvres malades » appliquée par l'Intendance de Bretagne [1], la médecine ne peut enrayer leur développement.

On le sait : le grand « renversement de tendance » démographique ne se produit pas en Bretagne dès la fin du XVIIIe siècle; même l'atténuation des « crises » n'est pas véritablement prouvée (du fait qu'on connaît mal celles du XVIIe siècle). La baisse de la population bretonne, de 1770 à 1787, provient d'une surmortalité de nature « épidémique »; des épidémies locales, quelques épidémies d'*importation* [2], et une endémie à caractère typhique sont responsables du recul d'environ 4,5 % de la population bretonne (en dix-huit ans).

La place de cette brève période dans l'histoire démographique de la Bretagne reste encore à déterminer : elle marquerait une crise relativement longue dans la reprise sans doute médiocre d'un « XVIIIe siècle » ... réduit à cinquante ans, de 1720 à 1770. Encore faudrait-il savoir précisément si ce demi-XVIIIe siècle n'a pas été durement marqué par la « crise » de 1741-1742 et par les graves accidents épidémiques des années 1758, 1759 et 1760 [3].

Enfin, des travaux récents sur la situation démographique de la Normandie et de l'Anjou aux XVIIe et XVIIIe siècles [4], permettent de se demander si, malgré des nuances régionales et locales importantes, il n'existe pas un « bloc démographique des pays de l'Ouest », fort différent des pays du Nord, de l'Est et du Midi.

Ainsi, l'historiographie démographique actuelle paraît bien détruire un certain mythe du « beau XVIIIe siècle », ou, pour le moins, conduit à réduire considérablement son champ d'application.

Seules, de nouvelles recherches si possible convergentes et à condition d'être vraiment « pluridisciplinaires » permettront d'affermir ou d'infirmer ces hypothèses.

1. En 1779, la dépense pour les « pauvres malades » atteints de « dyssenterie épidémique » se monta à 117 382 livres (A.D.I.-V., C 2543).

2. Le rôle de la *guerre d'Amérique* dans la mortalité bretonne sera précisé ultérieurement.

3. Y. BLAYO et L. HENRY (art. cité p. 102) marquent profondément la grave crise de 1741 : environ 1 800 décès pour 1 000 baptêmes l'année suivante. A. DUPUY a souligné en son temps les épidémies de typhus (?) de 1758, 1759 et 1760, peu nettes dans l'échantillon tiré au sort par l'I.N.E.D.

4. *Cf.* le Cahier 6 des *Annales de Normandie*, « A travers la Normandie des XVIIe et XVIIIe siècles », Caen, 1968; les *Annales de Démographie historique*, 1969, « Villes et villages de l'ancienne France »; et F. LEBRUN, *Les hommes et la mort en Anjou aux XVIIe et XVIIIe siècles. Essai de démographie et de psychologie historiques*, Paris-La Haye, Mouton, 1971.

TABLE DES MATIÈRES

IMPRIMERIE-RELIURE MAISON MAME, TOURS.
DÉPÔT LÉGAL : 3946 - 2e TRIMESTRE 1972.

Bei Fragen zur Produktsicherheit wenden Sie sich bitte an:
If you have any questions regarding product safety,
please contact:

Walter de Gruyter GmbH
Genthiner Straße 13
10785 Berlin
productsafety@degruyterbrill.com